科学出版社"十四五"普通高等教育研究生规划教材

冲击波医学

主　审　李子荣

主　编　孙　伟

副主编　刘亚军　高福强

编　委（按姓氏拼音排序）

陈献韬（河南省洛阳正骨医院）	董益阳（北京化工大学）
范骁宇（中日友好医院）	冯智英（浙江大学医学院附属第一医院）
高福强（中日友好医院）	葛瑞东（中日友好医院）
何　青（北京医院）	李　培（沈阳医学院附属中心医院）
李　杨（北京大学第三医院）	李腾奇（北京大学首钢医院）
李云霞（复旦大学附属华山医院）	李子荣（中日友好医院）
林婉敏（佛山市第一人民医院同济康复医院）	刘　健（中日友好医院）
刘保兴（中日友好医院）	刘立华（首都医科大学附属北京世纪坛医院）
刘亚军（北京积水潭医院）	刘中宁（北京大学口腔医院）
龙建军（深圳市第二人民医院）	马金辉（中日友好医院）
马祥伟（中国船舶集团有限公司第七研究院）	满立波（北京积水潭医院）
牛文全（中日友好医院）	彭小文（佛山市第一人民医院）
时利军（郑州大学第一附属医院）	孙　伟（中日友好医院）
孙玺淳（宁夏回族自治区人民医院）	孙银娣（西安市红会医院）
王　鑫（中国人民解放军总医院）	王文雅（北京化工大学）
王艳华（北京大学人民医院）	席占国（河南省洛阳正骨医院）
邢　丹（北京大学人民医院）	徐　啸（北京积水潭医院）
杨　旭（中日友好医院）	杨雨润（中日友好医院）
张利恒（吉林省人民医院）	张庆宇（山东第一医科大学附属省立医院）
张志杰（河南省洛阳正骨医院）	周　宇（中日友好医院）
朱前拯（中日友好医院）	

编写秘书　吴鑫杰　徐　鑫　王培旭　夏润之　瞿润东　宋德慧　蔡剑飞

科学出版社

北　京

内 容 简 介

近年来冲击波在医学领域发展迅猛，已引起海内外研究专家的高度关注，因其具有无创、便捷、高效等技术优势而备受多学科临床应用的青睐。本书由国内该领域知名权威专家孙伟教授主编，是一部涵盖体外冲击波跨学科应用的教材。本书共 20 章，从基础原理到临床应用，介绍了常见病如股骨头缺血性坏死、骨关节炎、骨不连与骨折延迟愈合等骨科相关疾病的治疗，同时也涉及运动系统慢性损伤如滑囊炎、腱鞘炎、肩袖损伤等疾病的治疗。介绍了冲击波治疗不仅为淋巴水肿的治疗提供了新思路，而且对口腔疾病如涎石病、牙周炎、颞下颌关节紊乱等的治疗效果同样显著。本书内容全面系统，强调理论与实践并重，通过跨学科的临床应用鼓励读者从多角度看待问题，对于未来充分挖掘冲击波疗法的潜力，进一步拓展其适应证、推广其应用范围，均能起到积极作用。

相信读者无论是否了解冲击波，都会被书中的内容所吸引，对康复科、疼痛科、骨科、泌尿外科等科室的工作人员来说，本书有重要的参考价值。

图书在版编目（CIP）数据

冲击波医学 / 孙伟主编 . -- 北京：科学出版社，2025. 4. -- (科学出版社"十四五"普通高等教育研究生规划教材). -- ISBN 978-7-03-081782-2

Ⅰ . R312

中国国家版本馆 CIP 数据核字第 202586BN62 号

责任编辑：胡治国　李思佳 / 责任校对：宁辉彩
责任印制：赵　博 / 封面设计：陈　敬

科学出版社 出版
北京东黄城根北街 16 号
邮政编码：100717
http://www.sciencep.com

中煤（北京）印务有限公司印刷
科学出版社发行　各地新华书店经销
*
2025 年 4 月第 一 版　开本：787×1092　1/16
2025 年 9 月第二次印刷　印张：13 3/4
字数：392 000

定价：98.00 元
（如有印装质量问题，我社负责调换）

序　一

在医学领域的漫长历史长河中，创新技术的出现总能为人类的健康事业带来质的飞跃。冲击波治疗技术的发展历程便是这样一个光辉的例证。此项技术不仅在临床上治愈了无数患者，还在科学的道路上另辟蹊径。我们见证了从最初的概念萌芽，到科研探索，再到技术成熟，最终走向标准化医疗的全过程。当回顾冲击波治疗技术的发展历程时，我们可以清晰地看到一个由偶然想象诞生的奇妙发明，是如何经历无数挑战，最终转化成现代医学中的一个标准化治疗方法的。这一过程不仅是技术进步的缩影，更是基础科学逐步融入临床实践的生动例证。因此，我非常荣幸能为《冲击波医学》研究生教材撰写序言。

冲击波技术是一种新型的物理治疗方法，它通过产生强大的机械波能量，作用于人体病变部位，从而达到组织修复的治疗目的。自1980年第一台体外冲击波碎石机诞生以来，40多年的时间里，我们见证了外科手术从传统的有创手术，发展到轻微创伤，最终到无创治疗技术。在这个演变过程中，冲击波治疗以其独特的治疗方式，在治愈疾病的同时，最大限度地减少了对患者身体的伤害，提高了其生活质量。

近年来，依托现代科学技术的高速发展，相关基础与临床试验研究的不断探索，冲击波医学已经逐渐发展成为一种成熟的治疗手段，尤其在肌骨疾病的治疗中发挥着举足轻重的作用。在骨科领域，通过非侵入性的方式治疗骨折延迟愈合、股骨头坏死、骨关节炎等多种疾病，具有便捷、创伤小、恢复快等优点。同时，冲击波技术还可以促进骨组织再生，对于骨损伤的修复和重建具有重要意义。除了治疗骨科疾病，冲击波技术在其他医学领域也具有广泛的应用。为了满足研究生教育的需求，孙伟教授牵头组织了一批优秀的冲击波医学专家和学者，共同编写了该教材。书中每个章节都基于当前最新的科研成果和临床实践，不仅包含丰富的理论知识，还提供并总结了大量的临床案例。该书的出版是在追求医疗卓越和知识传承道路上迈出的一大步。

教材的实用性体现在每一章节的深入讨论和治疗技巧上，这些都是为了帮助医学研究生更好地理解和掌握冲击波技术，并将其应用于临床实践中，从而更有效地服务于患者。我相信，随着冲击波技术的不断发展和完善，它将为更多疾病的治疗提供新的思路和方法。

最后，我对所有参与该教材编写的同仁表示衷心的感谢。《冲击波医学》的出版，对于推动我国乃至全球的医学教育和临床实践具有不可估量的价值，我期待该教材能够激发更多的医学专业研究生对冲击波医学的兴趣，并引领他们在医学道路上不断探索和前行。鉴于首次编写此类教材，难免存在疏漏之处，衷心希望广大师生在日常教学和学习中对该教材提出宝贵意见，以便编者不断改进和完善，为推动我国医疗事业发展作出贡献。

邢更彦

2024 年 11 月

序　二

经过近四年的筹备，在 2025 年的春季，初版《冲击波医学》即将付梓出版，和广大的研究生同学及读者朋友们见面。冲击波医学作为一门新兴的交叉学科，凭借近年来的不断发展，已经成为现代医学领域的热点，并获得越来越多的关注。中国医药卫生事业的未来在于青年，一个学科的发展同样离不开对青年人才的培养。作为北京协和医学院"十四五"规划研究生教材的一部分，《冲击波医学》将为研究生同学提供全面的、专业的学习指导，填补冲击波医学在研究生领域的教育空白，进一步促进冲击波医学在我国的蓬勃发展。

冲击波作为一种能在瞬间产生高压、高能量的机械波，在医学研究及应用领域同样蕴含无限潜能。自 1980 年第一台冲击波碎石机问世以来，冲击波已经被广泛应用于碎石、骨折及软组织损伤治疗、肿瘤治疗、神经康复、心血管疾病等多个领域，其疗效获得了业界的广泛认可，切实为广大患者带来了健康与希望。由此，我很荣幸能为《冲击波医学》作序。

冲击波医学的发展离不开多学科的融合与合作。我们邀请多位专家从物理学、生物学、治疗设备及技术、医学人文，以及诸如骨科、泌尿外科、口腔医学、心血管外科等多个临床学科的角度，对冲击波医学进行了介绍。全书内容全面系统、理论与实践并重，从多个切入点展示了冲击波医学的多学科交叉性和广泛的综合应用性。对于冲击波医学的研究学习、发展及推广均具有积极作用。

本书既是一本研究生教材，更是一本权威、实用的参考书。无论是对于各领域的研究生同学、从事医学工作的专业人员、抑或是深耕相关领域的研究人员，本书都具有很高的参考价值。相信通过阅读本书，广大同学、读者朋友可以全面了解冲击波技术在医学领域的应用和发展趋势；深入理解冲击波技术的物理和生物化学效应及其在各种疾病治疗中的作用；熟悉冲击波设备的操作和维护方法；充分掌握冲击波治疗不同疾病的技巧；多方位获悉冲击波技术在医学领域的最新研究成果和发展动态。我相信，本书的出版将有助于研究生同学在冲击波领域的学习和实践，有利于推动冲击波技术在医学领域的研究和应用，从而为人类健康事业的发展和进步作出贡献。

最后，我想感谢所有为这本书作出贡献的作者和编辑。正是你们的辛勤付出让我们有机会窥见冲击波医学的奥秘。同时，我也要感谢出版社的领导和工作人员，有了你们的支持和帮助，本书才得以顺利出版。

在未来的日子里，让我们共同期待冲击波医学能够取得更多的突破和进步，为我国医药卫生事业发展和人民健康福祉作出重要贡献，成为世界冲击波医学探索的动力源；希望本书能够成为广大研究生同学及读者学习和研究冲击波医学的重要参考书，成为我国青年医学人才培养的教育基石。

我衷心祝愿《冲击波医学》能够取得成功，为广大研究生同学及读者带来启发和帮助。

李子荣

2024 年 11 月

前　言

随着 21 世纪医学技术的快速发展和跨学科研究的不断深入，冲击波医学作为一门新兴的交叉学科，引起了学术界的广泛关注和重视。为深入贯彻"实施科教兴国战略，强化现代化建设人才支撑"的战略部署，大力推动教育、科技、人才一体化协同发展，同时满足医学相关专业研究生教学需求，我们精心组织业内优秀专家、学者，共同编写了这本《冲击波医学》。本书于 2021 年10 月，正式获批为北京协和医学院"十四五"规划研究生教材，旨在帮助相关专业研究生学习冲击波医学领域专业知识、研究进展和最新成果，帮助他们提升专业素养、增强创新能力，为今后的学习和工作打下坚实基础。

冲击波医学以冲击波技术为基础，通过非侵入性方式进行疾病治疗，具有安全、有效、无痛等优点，涉及物理学、生物学、医学等多个领域。随着技术的不断进步，冲击波医学已经成为当今医学领域的重要分支。它不仅可以治疗骨骼肌肉系统疾病，还可以应用于心血管、泌尿等系统疾病及口腔疾病的治疗。因此，掌握冲击波医学的基本知识和技能，对于医学专业研究生来说具有重要意义。

《冲击波医学》全书共分为 20 章，包括冲击波的产生与传播、冲击波对组织的生物学效应、冲击波治疗的适应证与禁忌证、冲击波治疗的操作流程、冲击波设备的维护与保养等，涵盖冲击波医学的基本原理、设备、治疗技术、多领域应用及相关研究进展等多方面内容。在编写过程中，每章均由本领域经验丰富的专家编写，不仅注重理论与实践相结合，还运用大量的图表和案例生动形象地进行阐述和说明，本教材经过多次审校和修改，确保了内容的准确性和可读性。此外，我们还增加了相关研究进展的最新内容，以帮助读者了解冲击波医学领域的最新研究成果和发展趋势。因此，本书作为研究生专业教材的同时，我们诚挚推荐临床医师将本书用作工作参考书籍。

在本书的成书过程中，得到了多位专家、学者的鼎力支持和帮助，所有参与编写、审校和出版的人员也做了大量细致、有效的工作。他们的专业知识和经验为本书的编写提供了宝贵的支持，同时他们的辛勤工作和付出使本书得以顺利出版。在此，我们诚挚感谢他们的无私奉献和专业精神，让读者能够更好地了解和掌握书中的内容。我们相信这本汇众智凝众力的倾心之作，必将助力新一代医疗事业接班人的成长成才，并推进我国医学事业在新时代取得新发展、实现新跃升！

孙　伟

2024 年 11 月

目　　录

第一章 绪 论

第一节 冲击波医学的发展简史

冲击波是能量突然释放产生的瞬间高压以机械波形式在介质中的传播过程，是自然界常见的能量传递形式。在漫长的人类文明中，伴随着对地震、雷电等自然过程产生的冲击波，人类在对其产生畏惧的同时，也充满了好奇，对冲击波的研究也从未停止。早在20世纪50年代，人们就开始深入研究气态冲击波对活体的破坏作用，当时也附带研究了液态冲击波对实验动物的生物效应。结果表明，冲击波对肺、肠有一定影响，但基本不会伤及肾、膀胱和肌肉。同时，人们还发现，液电引发的冲击波能击碎浸入水中的陶瓷。关于对体外冲击波的深入研究，真正具有划时代意义的研究起源于联邦德国。但德国人最初研究冲击波只是出于军事目的。在第二次世界大战期间，人们观察到，一些海上遇难者没有遇到直接外部暴力，其肺部组织也可因深水炸弹的爆炸而破裂，并在当时首次进行了文献报道。另一个常见的典型实例是，当炮弹击中坦克炮塔时，内部机组人员往往会受到各种损伤，主要与伤员的位置、冲击波穿透炮塔的入点和分布有关。这是科学家第一次观察并了解到炸弹爆炸产生的冲击波对人体组织的作用。另外，超声速飞机在飞行时也会产生气态冲击波，如果这种冲击波被机身某一部位的轮廓异常聚焦后，再透射到机身的另一部位时，则会加速该处异样性金属疲劳，最终导致飞行器毁坏。为此，研究人员在实验室环境中用轻气枪来模拟这些物理效应，最终认为，冲击波产生的"水锤式压力"是破坏飞行材料的"元凶"。1960年，联邦德国萨尔布吕肯大学的Häusler教授小组还着手研究了弹性波在固体、液体中传播的物理现象及其对液中固体应力行为的影响。当时证明，固体物质的体积和脆性是影响冲击波粉碎效果的主要参数。联邦德国的多尼尔公司拥有一批专门从事航空航天研究的物理学家和工程师，1963年，他们在研究超声速飞行器材料损伤的机制时，发现了冲击波的影响。例如，天空中的雨滴和宇宙中的尘埃撞到卫星或宇宙飞船后，反弹时的压强可达16 000MPa，同时还可产生一种冲击波。冲击波可传播至远离撞击之处，虽然飞船的表面似乎完好无损，但深部已产生裂纹。固态冲击波对人体的作用是偶然被发现的，在1966年，多尼尔公司的一位工程师在一次实验研究中，在一高速抛物体穿透钢靶时，他的手臂恰好触靶，该工程师当即就有一种触电的感觉，不过，他观察自己手臂上的接触部位并无受损痕迹。因此，当时只是怀疑是电作用所致，但随后的测试并未发现任何电荷。其实电击感正是冲击波穿过这位工程师的手臂所造成的。这一偶然的发现使研究人员在随后数年里特别留意这种情况，并逐渐认识到这是冲击波对人体组织产生的效应。1969年，在一次多尼尔公司的内部职员平常的家庭沙龙上，一位工程师的妻子——一位内科医生，突发奇想，提出能否利用冲击波来粉碎人体的肾结石。于是，物理学家们便萌发了利用冲击波产生的能量治疗肾结石的大胆设想。同年，在联邦德国国防部资助下，萨尔布吕肯大学的Häusler教授和多尼尔公司的Hoff博士领导的小组联手开始了冲击波在医学上应用的研究，他们当时的研究课题是冲击波与动物组织之间的相互关系。起初的实验表明，在水中产生的冲击波经水传播到动物体内，经过肌肉组织、脂肪组织或筋膜时，冲击不会引起明显的损伤，能量也并无明显衰减。然而，对声阻差异很大的实质性脏器（如肺）较为敏感。放在体内的脆性材料，如压力传感器探针，也易被冲击波击碎。在进行了以生物学实验为基础的冲击波用于人体的可行性研究之后，Häusler教授接着用冲击波在玻璃器皿中进行体外肾结石粉碎实验。而在随后1971年的德国物理学会研讨会上，他报告了自己的初期研究结果：高速水滴产生的冲击波经水传导能够破坏肾结石。随后不久，利用冲击波能量粉碎结石的想法进一步被求证，Häusler教授用自行研制的多能级轻气枪来产生冲击波，最初花了一整天时间却只产生了 4 个冲击波。后来以 5km/s 的速度向放置在水中的金属目标射击，射击产生的冲击波以直射波和聚焦波的形式进入放置结石的水中，最终的实验结果发现，直射波只在肾结石上打了一条缝，不能令人满意，而聚焦波却能够粉碎结石。

人类寻求利用冲击波治疗结石的设想并没有就此终止。在 1972 年的一天，多尼尔公司的工程师找到慕尼黑大学泌尿外科主任 Schmiedt 教授，寻求在医学上合作研究，可惜 Schmiedt 教授因其实验室不具备所需的动物实验条件而只得放弃了这一机会。但他预言，利用冲击波粉碎肾结石将是泌尿外科尿石病史上的一次革命性创举。同时，他还热忱地将这些工程师推荐给大学内的外科研究所所长 Brendel 教授。双方经过一年多的努力，联手制订了体外冲击波碎石从实验研究到临床应用的一系列研究计划，同时，他们还精心制订了时间进度表，按计划应在 1976 年进行首次人体实验。然而，实施这项计划却困难重重。在开始向联邦研究与技术部申请资助时，医科和理工科的跨学科合作就面临着严峻考验。诚然，主要依靠一个从未涉足医疗技术的公司来为这项难度极大的危险项目进行论证和答辩，其难度可想而知。为了使这一项目经得起联邦研究与技术部专家委员会的检验，合作小组又在认真咨询了有关专家后精心制订了一系列工作计划和成本预算方案。尽管如此，在其整个立项阶段，这项计划还是受到了严重质疑。几经波折，直到 1974 年 1 月，体外冲击波碎石才被正式纳入联邦德国联邦研究与技术部的课题。同年 10 月底，多尼尔公司的 Hoff 博士与慕尼黑大学泌尿外科主任 Schmiedt 教授和外科研究所的 Brendel 正式签署技术合作协议。在这项联合研究工作中，多尼尔公司提供冲击波碎石设备；外科研究所承担基础实验研究；最后由泌尿外科进行临床应用研究。

冲击波真正登上医学实践发展的舞台是在 1980 年，当时在德国慕尼黑，多尼尔（Dornier）公司制造出世界上第一台 HM1 型碎石机样机（图 1-1），并第一次在临床上将冲击波用于治疗肾结石患者。事实上，当时如何运用冲击波进行肾结石的碎石方案并不一致。Häusler 小组认为，应先经手术暴露出肾脏之后，再用冲击波粉碎其内的结石；而 Munich 小组则认为，只有采用从体外产生的冲击波来击碎体内的肾结石，彻底取代传统的手术取石，才能算是突破性成功。为此，他们进行了一系列的技术实验和生物学实验，以研究非接触式体外碎石方法。1982 年 5 月，多尼尔公司又开发出 HM2 型碎石机样机，并在慕尼黑建立了世界上第一个体外冲击波碎石中心，开始进行更为广泛的临床试验。与 HM1 型碎石机相比，HM2 型碎石机的操作相对简单，不必在更换电极时将患者从水槽中移出，较为省时省力。HM2 型碎石机的应用指征仍然非常严格，仅限于体积小于樱桃且无梗阻的肾盂结石。但令人振奋的是，冲击波治疗的无石率已达 90%。虽然 HM2 型碎石机还不够完善，有待进一步改进，但在慕尼黑大学医院的临床应用中，已证明了大多数体外冲击波碎石的有效性、安全性和可重复性。自从冲击波碎石中心在慕尼黑建成之后，世界各地的结石患者纷纷慕名而来，希望用这一新的疗法来解除病痛。在 1983 年，也就是在慕尼黑应用冲击波碎石 3 年后，多尼尔公司将 HM2 型碎石机稍加改进，研制出了 HM3 型碎石机。早期从事冲击波碎石研究，后来又调入斯图加特大学医院泌尿外科的 Eisenberger 教授在泌尿外科安装了 HM3 型碎石机，并成立了世界上第二个体外冲击波碎石中心。从此以后，冲击波碎石技术很快就在德国得到广泛推广和应用。1984 年 3 月，美国印第安纳大学泌尿外科也购置和使用了一台多尼尔 HM3 型碎石机，这标志着第一台商品化多尼尔 HM3 型碎石机正式进入医疗市场。同年 12 月，多尼尔 HM3 型碎石机得到美国食品药品监督管理局（FDA）的认证。从此，冲击波碎石技术开始以"冲击波"的力度在全球推广开来。尽管冲击波碎石技术还未达到理想的效果，但人们对完美的追求是永不停息的，到 1990 年时，冲击波碎石术已经历了 10 年发展，到达发展顶峰时期。此时，据多尼尔公司统计，全世界已有 800 多家碎石中心，治疗指征已经相当宽泛，大约治疗了 2 000 000 例尿石病患者，在发达国家，传统的各种泌尿系开放式取石手术大约已经下降到 1%。到 20 世纪 90 年代中期，全球的碎石机厂商已达 17 家，机型大约 37 种，据 2001 年第一届国际尿石病咨询会报道，全球碎石机约有 1700 台。在发达国家，冲击波碎石机的市场已经近乎饱和。

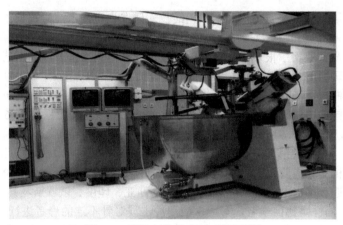

图 1-1　世界上首台 HM1 型碎石机

　　我国冲击波碎石机的研制工作于 1983 年初正式起步，距联邦德国宣布世界上首次冲击波碎石术诞生整 3 年。在我国国家计划委员会（现国家发展和改革委员会）的资助下，中国科学院电工研究所的张禄荪研究员和当时的北医人民医院的何申戍医师等组成了课题研究组，在国内最早开始了水槽式冲击波碎石机的研制工作。1984 年 10 月我国成功研制出中国第一台液电式人体实用样机，取名为 E8410 型冲击波碎石机（图 1-2）。在随后的半年中，用这台碎石机对 50 条犬进行了系统的医学实验，其中，包括对 18 条犬体内埋石后的碎石实验。经实验室分析和病理学检查，证明我国第一台冲击波碎石机工作性能良好，碎石效率与安全性接近国外碎石机的有关报道。1985 年 7 月 18 日，在一次临床应用前的技术鉴定会上，与会专家对研究结果表示满意，同意进行临床试验。1985 年 8 月 19 日，用中国第一台冲击波碎石机成功进行了第一次人体试验。一个 13mm×10mm 的肾结石，在经过 175 次冲击后，就被完全粉碎了。尽管采用的剂量较大（105J），但临床治疗是成功的。随后又连续进行了 60 例人体试验，证明中国第一台 E8410 冲击波碎石机的疗效是可靠的。1985 年 12 月 14 日，由中华人民共和国卫生部主持了技术鉴定，评价认为：临床效果良好，整体研究工作已达国际先进水平，填补了我国医学领域的一项空白。为此，张禄荪和何申戍获得了 1986 年度中华人民共和国卫生部甲级成果奖和 1987 年度中国国家科技进步奖一等奖。随后，在 E8410 冲击波碎石机的基础上几经改进，又研发出系列型号的液电式冲击波碎石机。1985 年 12 月上海交通大学电机系与上海医科大学附属中山医院合作研制的样机也成功应用

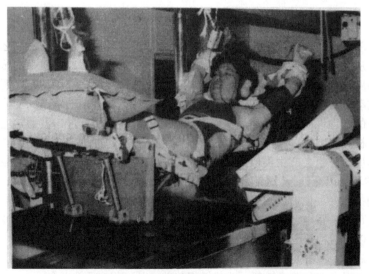

图 1-2　我国 1984 年研制的第一台应用于临床的碎石机

于临床。随后，全国十数家科研单位和企业相继投入研发生产冲击波碎石机。到 20 世纪 90 年代中期，国内工程技术人员和临床医生在总结经验的基础上，做了大量的努力，使国产冲击波碎石机的技术工艺和品质都取得了根本的改观。他们改进了液电式冲击波源的工艺，不再盲目追求高能量冲击波碎石，研制出了电磁式冲击波碎石机；研制出 X 线/B 超双定位系统，而且图像的分辨率也大大提高；研制出第三代冲击波碎石机，它标志着中国冲击波碎石机的研制水平逐步接近发达国家。如今，中国冲击波碎石技术的发展已经走过了三十多年的历程。2006 年以前，国内约有 20 家制造企业，出厂产品约 9150 台。自 2006 年以来，生产企业逐渐减少。目前，国内只有十余家碎石机制造企业，每年约销售 1000 台碎石机，其中约 2/3 为替换旧机。据此估计，自碎石机问世以来，中国碎石机的制造量约 22 000 台。目前国内有 12 000 台碎石机正在临床使用。此外，个别国产品牌碎石机近十年也出口至越南、韩国、马来西亚、印度、俄罗斯及其他欧洲国家和地区。

早在 1988 年，同样是德国学者，第一次应用冲击波对骨不连的患者进行了相对成功的治疗。从那时候开始，冲击波技术除了治疗肾及尿路结石之外，还成功应用于改善肌肉骨骼疾病，引起了人们对它的极大重视和进一步的探索。自从多尼尔公司制造出第一台可应用于临床的碎石机器之后，多个国家的科学家和工程技术人员开始纷纷进入这一领域。除德国外，中国、法国、美国、以色列、意大利、日本等也都先后开发并生产出同类设备，并逐步在临床上获得应用。目前，体外冲击波碎石已成为大多数肾结石患者的常规治疗方式。30 余年来，冲击波治疗技术在实践中得到不断发展和完善，临床疾病的治疗范围也不断得到扩展。尤其是低强度冲击波的临床应用，更展现了新的、更为广泛的医学应用前景。基于科学技术快速发展和医学进步的大背景，在 2011 年 1 月 4 日召开的美国科学促进会年会上发表的一份白皮书中，提出了"生命科学、物理学、工程学的融合将形成生命科学的第三次革命，并将改变我们的世界"这一前瞻性论断。

纵观整个冲击波治疗的发展史，我们可以看到这一奇妙的发明是如何从一次偶然萌发的奇想逐步走向一门现代标准式医疗技术的艰辛历程。而这一发展历程同样充分体现了基础自然科学如何一步步在临床医学中实现成功应用的。冲击波疗法的发展史也典型地反映出当今科学的一个重要发展趋势——学科间的相互交叉和渗透。从世界上第一台体外冲击波碎石机器问世至今，历经四十多年的临床实践证明，体外冲击波疗法是外科领域从有创到轻创再到无创技术发展中的一个成功范例。

第二节 冲击波医学的基本概念和学科范围

一、冲击波的物理效应

从物理的角度来说，冲击波是一种具有力学特性的声波，通过振动、高速运动等方式使介质发生极速压缩，从而产生并聚集能量。同时冲击波是一种不连续峰在介质中的传播，这个峰导致介质的压强、温度、密度等物理性质发生跳跃式改变。任何波源，当运动速度超过了其波的传播速度时，这种波动形式都可以成为冲击波或者激波。其特点是波前的跳跃式变化，即产生一个锋面。锋面处介质的物理性质发生跃变，从而造成强烈的破坏作用。冲击波通常通过介质传播。举个例子来说，飞机、炮弹等以超声速飞行时，会在空气中激起冲击波；又如当船只的航行速度超过水波的传播速度时，也会产生类似的冲击波，此时随着船的前进，在水面上激起以船头为顶端的 V 形波，通常称为"舷波"，这都是生活中很容易观察到的现象。然而过强的冲击波能使掠过地区的物体遭到损坏（如使玻璃窗震碎等），这种现象称为"声暴"。因此，冲击波其实在我们的日常生活中随处可见，雷电、爆炸、超声速航空器均可产生具有一定能量的声波，从而产生一系列的物理效应，以下四种效应最为常见：

第一，机械效应。冲击波震动可产生细胞质运动，引起细胞质颗粒震荡，刺激细胞膜的弥散，促进新陈代谢，加强血液和淋巴循环，改善组织营养，从而提高再生机能。

第二，空化效应。空化效应是冲击波独有的特性，有利于疏通闭塞的微细血管，松解软组织粘连。

第三，声学效应。冲击波衰减小、传播远、穿透力强。

第四，热效应。增强血液循环，降低肌肉和结缔组织张力，缓解痉挛，降低神经兴奋性，减轻疼痛。

冲击波的物理特性如同超声波一样，能在空气、水等介质中传播，但是由于各种介质的声阻抗不一样，以致其衰减性也不一样。冲击波是由各种频率、波长和波速的许多个波叠加而成的波群，它包含着一个宽而连续的频谱，从200kHz到20MHz。通常，冲击波前沿的尖峰部分主要由高频波组成，其余部分则由低频波组成。冲击波在生物组织中传播时，衰减系数基本随频率的平方而增加，因此高频波比低频波衰减大。这种频率分布的差异也决定了冲击波的破坏能力和对组织的穿透力。一般而言，高频波的破坏能力较强，但对组织的穿透能力较差；而低频波对组织的穿透能力较强，但聚焦性能较差，焦点的能流密度较低。这里我们提到了"能流密度"这一概念，所谓"能流密度"，指的是垂直于冲击波传播方向的单位面积内通过的总冲击波能量。它是用来衡量冲击波在单位面积内产生效应的一个重要指标。此外，冲击波在传播过程中可能遇到不同的材料交界面。当冲击波从一个材料进入另一个材料时，冲击波将在两种材料的交界面发生反射和透射，透射波仍然是冲击波，而反射波的性质主要依赖于两种材料的冲击阻抗的相对大小。

二、冲击波的生物效应

自20世纪80年代以来，冲击波在医学领域的应用越来越多，其中最具有代表性的是在泌尿系统结石的治疗中取得革命性的进展，而自20世纪90年代起，冲击波也被应用于促进骨折愈合、肌腱末端病、心肌缺血损伤等，通过不断的研究及完善，冲击波治疗已成为一种新疗法——体外冲击波治疗（extracorporeal shock wave therapy，ESWT）。

事实上，当冲击波作用于机体的不同部位时，会产生不同的生物学效应：作用于肌肉和纤维组织时，促进血管生长及增殖相关因子的表达；作用于溃疡创面时，增加创面愈合速度；作用于受损神经时，促进损伤神经轴突再生；作用于骨组织时，在骨的表面释放机械能，触发骨折愈合机制，促进骨折愈合；作用于钙化肌腱组织时，促进钙化灶分解、吸收；作用于淋巴组织时，通过降解脂肪组织、减少氧化应激等改善淋巴水肿。冲击波导致细胞、组织的改变可能与以下生物学效应有关。

（1）空化效应：已知空化效应既是结石破碎的主导机制，也是它发挥生物学效应的主要因素，但它的产生有赖于气泡的存在及冲击波气泡的相互作用。空化效应可增加细胞膜的通透性，也可使细胞即刻溶解或延迟性死亡。在体内实验或临床观察中，超声检查在胆汁或肝、肾等实质器官的组织可见冲击波可产生短暂的、表示气泡形成的高回声区，当冲击波的频率或电压升高时，回声增强更为明显，表明空化效应强度增加。有学者曾在冲击的同时向体内注射气泡，结果发现组织损伤明显加重，损伤范围也有所扩大。

（2）自由基的产生：如同肾缺血-再灌注损伤一样，冲击波作用后，肾组织内的氧自由基含量显著增加，1周后氧自由基水平才逐渐恢复正常。这和肾组织形态学改变是同步的。实际上，自由基的产生和肾缺血-再灌注损伤的病理变化很相近。体外实验也证实了自由基的清除剂能增加受冲击细胞的存活率。这些研究结果提示我们，自由基团很有可能参与了冲击波对组织及细胞的损伤及修复过程。但目前其详细的发生机制尚不清楚。

（3）应力效应：独立于空化气泡崩解之外的机械应力可能是冲击波产生生物学效应的另一个重要因素。冲击波在非均一性物体（如人体大部分的实质性器官）中传播时，因介质声学特性和其机械特性的差异，会在介质中形成拉力梯度，在物体（介质）内部产生剪切力（应力），这种生物学应力也会对细胞和组织的损伤与修复产生重要作用。但到目前为止，尚无直接的生物学研究证据可以证明这种剪切应力的存在和强度。

以冲击波治疗骨肌疾病为例，体外冲击波在骨肌疾病临床治疗中的应用目前已经有较长的历史，并且取得了很好的疗效，但其相关效应机制相当复杂，其确切机制仍未被充分认识。其基本原理是通过冲击波的相关物理效应作用于人体后产生相应的生物化学效应，从而改变细胞微环境，再通过不同的信号转导及细胞因子相互作用改变细胞代谢及分化状态，来影响疾病的发生发展。20 世纪 80 年代中期，自从人们发现冲击波有促进成骨作用以来，不少动物及细胞生物研究已经证实了体外冲击波对信号通路和生长因子合成方面的作用。据此，体外冲击波疗法已经成为骨不连、跖筋膜炎、肌腱病、股骨头坏死等疾病重要的非手术治疗手段。

一项基础试验研究了体外冲击波干预人成骨细胞的增殖、分化及基因表达：试验通过从松质骨中分离培养成骨细胞，分别对细胞进行 $0.06mJ/mm^2$、$0.18mJ/mm^2$、$0.36mJ/mm^2$ 和 $0.5mJ/mm^2$ 不同能量等级的 500 次干预，在干预后 24 小时和 96 小时进行细胞增殖、ALP 活性和矿化分析，并在 96 小时对细胞进行基因芯片微矩阵分析，实验证实了冲击波促进成骨细胞增殖分化效应，并且指出其具有剂量依赖刺激效应，类似这样的体外研究为冲击波治疗骨肌疾病的基础理论研究提供了很好的价值。目前体外冲击波机械应力对治疗骨科疾病的生理效应研究主要集中在以下相关细胞：成体干细胞（骨髓、脂肪原干细胞）、成骨样细胞、破骨样细胞、肌纤维细胞、软骨细胞和肌腱细胞等，由于人体骨细胞提取困难，对其研究相对很少，但近期也有最新的相关基础研究证实了体外冲击波治疗股骨头坏死的机制，可能与人体骨组织中的骨微血管内皮细胞有关。笔者认为，体外冲击波治疗骨骼相关疾病的主要作用细胞或者说直接效应细胞与骨内微循环血管可能有非常密切的关系。此外，体外冲击波也同样广泛应用于骨不连的治疗，其治疗的相关机制及临床应用的安全性和有效性都被广泛研究和验证，在短短的数十年里也表现出了该疗法的优越性。但一些学者仍然没有放弃对其进一步研究，有些学者提出，既然体外冲击波在治疗骨不连、促进骨愈合方面有如此优越的效果，那么我们是否可以在骨折后早期给予患者冲击波干预来促进其愈合，从而减少患者的卧床时间，提高患者的工作、生活能力。但目前为止仍未发现有相关方面的研究报道。

三、冲击波医学的多学科应用

事实上，体外冲击波疗法目前已在多个学科范围内有相关报道证实其治疗的有效性和安全性。

体外冲击波治疗（ESWT）能够加速创面愈合的临床报道已经不少，但其真正的生物学效应机制至今仍没有被科学充分证实。有研究显示冲击波可以激活 C3H10T1/2（间充质干细胞）ATP 的释放，激活嘌呤受体，从而通过下游的 Erk1/2 信号通路增强细胞增殖，从而为体外冲击波治疗创伤愈合的临床应用提供了很好的分子生物学方面的证据。还有研究报道体外冲击波可以通过改变局部血流灌注，加速血液循环，从而加速烧伤后伤口愈合。冲击波还能促进溃疡皮肤愈合，在一项随机、前瞻性、对照研究中，研究者发现 ESWT 对糖尿病患者下肢溃疡不愈合具有治疗效果。在动物实验中，体外冲击波联合骨髓源性内皮祖细胞在治疗严重肢体缺血坏死方面具有优势。冲击波还有助于加快烧伤皮肤的愈合速度，一项前瞻性随机 II 期临床试验表明，采用体外冲击波治疗浅 II 度烧伤创面，能够加速上皮细胞再生。即使对严重烧伤患者，ESWT 也有一定的治疗效果。它能增加缺血组织的血流灌注，刺激生长因子释放，降低炎症反应，加快伤口愈合速度。还有报道称 ESWT 有助于烧伤后瘢痕的修复。同时，通过早期上调血管生成相关因子的表达及促进新生血管形成及降低炎症反应，ESWT 能够降低皮瓣的缺血-再灌注损伤，增加皮瓣存活概率。即使术前使用 ESWT，也能对预防皮瓣坏死起到一定的预防作用。

勃起功能障碍（erectile dysfunction，ED）是一种常见的身心疾病，由于其在人类生活中的特殊角色，ED 往往会影响患者的家庭及社会生活，许多 ED 患者背上了沉重的思想包袱，影响了正常的家庭生活，他们往往变得性格孤僻和易于暴躁，从而影响到人际关系。目前对于治疗 ED 的方法很多,基本上包括:海绵体药物注射、尿道给药、性心理治疗、手术治疗等方法,但其效果都颇有争议,体外冲击波作为近年来快速发展起来的一种新兴微创的物理治疗方法,无疑给 ED 患者带来了健康的福音。人类对 ED 的认识也经历了漫长的过程,ED 病因直到 20 世纪 70 年代前仍被视为与雄激素量的减少,自然年龄老化和心理因素有关,20 世纪 70 年代后由于勃起生理和病理研究的进展,人们认识到固然心理因素确实可以引起 ED,但对大多数男性来说,ED 与许多疾病(糖尿病、心血管疾病)、药物、外伤及手术等有关,因为勃起机制是阴茎海绵体平滑肌松弛,阴茎动脉扩张,血流增加和静脉回流受阻等完整血流动力学过程。低能量冲击波在男科最为可喜的应用是能够治疗 ED。美国学者的研究发现,低能量冲击波治疗能改善大鼠糖尿病性勃起功能障碍,其疗效可能与低能量冲击波治疗促使内源性干细胞在大鼠阴茎海绵体聚集并活化有关。研究发现,低能量冲击波治疗糖尿病性 ED 的机制在于其能修复糖尿病大鼠阴茎海绵体的病理改变,改善阴茎海绵体的内环境,从而达到改善勃起功能的疗效。尽管低能量冲击波治疗 ED 的动物实验和临床结果均显示出良好疗效,但是仍存在一些问题,如研究时间短不足以评估治疗的长期疗效,治疗方案还需要进一步探讨,冲击波治疗的安全性还需要长期监测等。此外,低能量冲击波对慢性盆腔疼痛综合征也有一定的治疗作用。随机双盲对照试验显示,低能量冲击波治疗慢性盆腔疼痛综合征的患者,在治疗和随访期中均较对照组患者的疼痛程度和生活质量有显著改善。并且会阴部的体外冲击波治疗操作方便、安全,无须麻醉。

复合组织同种异体移植是治愈由创伤、肿瘤切除、先天畸形等引起的组织缺损的有效手段,但是移植存在排斥反应,降低排斥并诱导耐受是移植后组织存活的保证。同种异体移植大鼠后肢后给予低能量冲击波治疗能延缓排斥反应的发生,这说明低能量冲击波治疗具有诱导免疫耐受的作用,这个结果有重要的临床意义,但是其机制还需要进一步研究。

近年来,国内外研究发现体外冲击波心肌血管再生(extracorporeal shock wave myocardial revascularization,ESMR)治疗可促进缺血组织的血管再生和加速侧支循环的建立,改善心肌梗死后心室重塑及慢性心肌缺血的症状。冲击波作用于冠状动脉粥样硬化性心脏病(冠心病)缺血部位,短期表现为血管扩张,长期可促进血管再生,目前其作用机制仍不完全明确。冲击波作用于组织细胞可产生空化效应,即组织间隙或细胞内存在的微气泡,在冲击波作用下被周期性压缩、牵张,产生共振或摆动,形成局部微气流或发生破裂,并在组织内部或细胞表面产生剪切力。其引发的亚细胞结构的改变,可能通过上调内皮型 NO 合酶、血管内皮细胞生长因子(VEGF)及其受体、细胞抗原的增生及骨髓源性内皮祖细胞引起局部血管再生,提高缺血区域血液灌注,增加每搏输出量和心排血量。目前,越来越多的研究表明其有望成为心血管治疗领域中的一种新型、有效、无创的治疗方法。

第三节 冲击波医学的未来与展望

作为与计算机断层扫描(CT)和磁共振成像(MRI)并称为 20 世纪 80 年代"三大伟大医学发明"之一的体外冲击波碎石机,经过长达 40 余年的蓬勃发展,搭乘科技进步之便,已逐渐得到更为广泛的应用与关注。体外冲击波治疗(ESWT)因其具有非侵入性、高效、费用低廉等显著优势,日益被广大医生和患者所接受,应用领域也逐步扩展至心内科、骨科、内分泌科、烧伤整形外科、肿瘤科,甚至美容领域等。目前,ESWT 已经成为临床某些疾病治疗的常规甚至是标准手段,如泌尿系统结石、股骨头缺血性坏死、跟痛症、肩周炎、桡肱关节滑囊炎、软组织炎症、糖尿病足和创伤愈合等。因此,我们有理由相信,冲击波治疗在未来维护人类健康方面将起到非常重要的作用,临床应用前景十分光明。

当然,我们也要看到,冲击波疗法作为一种体外的能量波作用于人体,在应用于临床多种疾病的治疗过程中仍存在一些不足与弊端,尤其是在临床适应证方面也亟待规范化和统一化。国际医学冲击波学会(International Society for Medical Shockwave Treatment,ISMST)于 2021 年 11 月

4 日在奥地利维也纳举行了 ISMST 常务委员扩大会议，对体外冲击波的适应证和禁忌证进行了重新修订。ISMST 于 1997 年 12 月在奥地利维也纳成立，首任主席为奥地利 Wolfgang 教授，其宗旨为在全球范围内推广体外 ESWT，并专注于该技术的临床治疗、科研交流及培训。目前，ISMST 学会规模正不断扩大，目前由来自 55 个国家的 356 名会员组成。由于科学技术的不断进步，疾病治疗技术的整体发展趋势是在精准的基础上向微创及无创化发展，而 ESWT 正是这一趋势的产物。尽管目前 ESWT 已经成为多种临床疾病的常用治疗方法，并有越来越多的治疗器械被开发出来，但仍存在治疗方案不统一、研究结果不一致等问题。因此，ISMST 旨在经验交流与知识共享，每年召开会议研究与探讨来自不同国家与地区的医师、理疗师和其他研究人员的新问题、新观点。

ISMST 常务委员扩大会议上修订的体外冲击波的适应证和禁忌证，为我国新时期体外冲击波治疗的临床应用指明了新的方向。我们对此修订进行相应的解读，以期利于推动冲击波技术的临床应用推广。冲击波技术的适应证如下：

（1）批准的适应证包括：①慢性肌腱病，肩关节钙化性肌腱炎、肱骨外上髁炎（网球肘）、大转子疼痛综合征、髌腱末端病、慢性跟腱炎、跖筋膜炎（有或无跟骨骨刺）；②骨病，骨折延迟愈合、骨不连（假关节形成）、应力性骨折、缺血性骨坏死（无关节破坏）、剥脱性骨软骨炎（无关节破坏）；③皮肤疾病，伤口延迟愈合或不愈合、皮肤溃疡、非环形烧伤、脂肪团。

（2）基于临床经验的适应证包括：①肌腱病，肩袖非钙化性肌腱炎、肱骨内上髁炎、内收肌腱病综合征、鹅足腱病综合征、腓骨肌腱病、足踝肌腱病、弹响指；②骨病，骨髓水肿、胫骨粗隆骨软骨病（Osgood Schlatter disease）、胫骨应力综合征（胫骨骨膜炎）、膝关节骨关节炎；③肌病，肌筋膜综合征、肌肉拉伤（未断裂）；④神经系统疾病，强直（痉挛）状态、腕管综合征。

（3）专家推荐的特殊适应证包括：①骨肌疾病，骨关节炎（除外膝骨关节炎）、掌筋膜挛缩症、足底纤维瘤病（Ledderhose 病）、桡骨茎突狭窄性腱鞘炎；②神经系统疾病，多发性周围神经病；③泌尿外科疾病，盆腔慢性疼痛综合征、勃起功能障碍、阴茎纤维性海绵体炎；④其他，淋巴水肿。

（4）探索性适应证包括：①心血管系统疾病，心肌缺血；②神经系统疾病，周围神经损伤、脊髓和脑部病变；③口腔颌面疾病，牙周病、颌骨病变；④其他系统疾病，骨质疏松症、复杂性区域疼痛综合征、皮肤内钙质沉着综合征。

冲击波的禁忌证包括：①低能量发散式和聚焦式冲击波的绝对禁忌证，治疗区域的恶性肿瘤（非原发病）、治疗区域的胎儿；②高能量聚焦式冲击波的绝对禁忌证，治疗区域的肺组织、治疗区域的恶性肿瘤、严重凝血功能障碍、治疗区域的胎儿；③相对禁忌证，治疗区域的骨骺板、治疗区域的脑和脊髓。

2021 年 ISMST 最新诊疗共识将为新时期体外冲击波治疗提供指导与建议，为我国冲击波事业的进一步发展提供理论基础，该指南对适应证和禁忌证的进一步细化对其临床推广具有重要意义。

基于冲击波对于治疗骨不连及骨折延迟愈合的良好疗效，有学者提出，应用冲击波疗法是否在不久的将来对于骨质疏松的患者也能带来益处？骨质疏松症是由多种原因导致的骨密度和骨质量下降，骨微结构破坏，造成骨脆性增加，增加骨折风险的全身性骨病，在老年人和绝经后妇女中十分常见，严重影响患者的生活质量，尤其是髋部骨折，被称为"人生最后一次骨折"。目前药物、营养、改善生活方式是骨质疏松的常用治疗方式，但药物治疗存在周期长、费用高、依从性差、具有不良反应等问题。而 ESWT 作为一种物理治疗，在治疗骨不连、骨折延迟愈合、股骨头坏死等方面已被证明有着促进成骨和新生血管形成，刺激骨痂生长等作用。因此，ESWT 为骨质疏松的治疗和预防骨质疏松性骨折提供了新的思路。有学者近期的研究发现，在对一组骨质疏松家兔模型的研究中，发现 ESWT 可以促进成骨细胞形成，减少骨量丢失，增加骨小梁数量，促进内源性 SMAD2 蛋白表达。提示 ESWT 通过 TGF-β/SMAD2 途径促进成骨细胞成熟，可能是一种有潜力的治疗骨质疏松的方法。还有学者对 64 名绝经后骨质疏松患者进行了一项前瞻性随机对照试验：在服用阿仑膦酸钠等药物治疗的同时，对受试者进行不同能流密度的 ESWT。在本试验中，对照组由于药物作用，髋部骨密度显著增加；但与 ESWT 组相比，其增长速率和幅度较小，并且发现高能流密度（0.28mJ/mm^2）治疗后骨密度升高优于低能流密度（0.15mJ/mm^2）。ESWT 可以快速改善股骨颈的骨状态，是一种更好地预防骨质疏松性骨折的方法，具有无创方便、疼痛少、效果快的潜在优势，对于预防骨质疏松性骨折具有重要的临床意义，或许在不久的将来会成为未来治疗骨质疏松症的首选治疗方式。目前，不同研究中对于骨质疏松治疗的许多方面仍存在争议：如不同适应证的最佳剂量等。因此，仍需大量临床试验与循证医学资料进一步规范 ESWT 对骨质疏松的治疗。

2019 年是中国 5G 商用元年，自此人们开始进入 5G 时代。因为 5G 具有高速度、低延迟、低功耗、万物互联、信息安全等特点，因此，它将改变人们的生活状态和工作状态。同时，5G 还可能改变人们的生命状态，并控制人类的健康状态。在无线、无线连接和智能自动化时代，可以随时随地采集健康数据，建立云端档案；以患者为中心，可以通过 AI 智能化远程诊断、开处方，利用外卖和无人机精准投递药物，并通过智能机器人实施注射输液，从而实现足不出户地完成看病流程。同时 5G 网络高速率的特性，能够支持 4K/8K 的远程高清会诊和医学影像数据的高速传输与共享，并让专家能随时随地开展会诊，提升诊断准确率和指导效率，促进优质医疗资源下沉，实现基层医院与"领头羊"医院的信息共享和医联体搭建。在现阶段，其实已经取得了一定的成绩，如 AI 辅助诊断就是智慧医疗的开端。随着 5G 正式商用的到来及与大数据、互联网 + 、人工智能、区块链等前沿技术的充分整合和运用，5G 医疗健康越来越呈现出强大的影响力和生命力，对推进深化医药卫生体制改革、加快"健康中国"建设和推动医疗健康产业发展，起到了重要的支撑作用。

在 5G 时代，冲击波诊疗同样可以搭乘这条"技术快线"，从就诊模式、治疗模式和随访模式等多个角度进行改变以适应时代的变化。以 ESWT 治疗股骨头坏死的患者为例，在 5G 时代下可能发生如下变化：①就诊模式。由于股骨头坏死的患者多为中青年，平时对于手机及互联网的使用也十分熟悉，因此他们的就诊形式可以更加多样、更加高效，不再是依靠单一的面对面坐诊，医师可以通过云端或互联网平台获取患者多样化的、多媒体式的健康信息。②治疗模式。治疗过程不再是医师的单打独斗，也不仅局限于一个医师或一个医疗团队，而是有众多基于大数据学习的人工智能辅助决策、辅助医疗手段参与其中，帮助医师和患者作出最优选择；此外，对于新型的冲击波仪器也可以由机器人或者 AI 助手代替传统的人工操作，机器参数根据患者的术前诊断和病情由医生决定，诊治过程中可以完全依赖基于 5G 的 AI 助手完成。③随访模式。基于 5G 基站的平台搭建，越来越多的患者可以通过线上诊疗和云端服务完成治疗后的随诊及康复计划，在这个过程中 AI 助手将在一定程度上代替人力劳动，医师可以实现随时随地移动化办公。

由于冲击波疗法的应用开始于泌尿外科，而目前国内多家大型三甲医院都有体外冲击波的大型设备，因此为冲击波医学在大型三甲医院的发展奠定了设备基础。关于冲击波医学的未来发展过程中需要考虑的问题，笔者认为存在以下几点：考虑到体外冲击波碎石所需能量较高，如果能适当降低能量，就可以治疗常见的股骨头坏死、骨不连等骨科疾病。但是在真正的医疗实践过程中又产生了一些细节上的问题：以冲击波疗法治疗股骨头坏死的患者为例。首先，冲击波治疗的整个过程其实是跨越了学科发展，产生了多学科的交叉，那么在这个诊治过程中谁应该占据一个主导地位？是骨科医师？还是疼痛科医师？还是应当设立专门的冲击波科室？其次，如何获得稳定的患者认可，同样在一定程度上制约着冲击波医学的跨专业发展，对于不同疾病或适应证的治疗可能会产生差异较大的治疗效果，同时针对不同适应证的诊治疗程也不尽相同。最后，冲击波医学作为一门跨专业学科的科学，应当如何系统化地培养医师？需要何种交叉学科的继续教育平台？这些都是冲击波医学在未来发展过程中难以回避也不应当回避的重要问题。

相对于传统的外科手术，体外冲击波治疗具有非侵入性、组织损伤小、疼痛缓解较快、并发症少、治疗周期短、治疗风险低、治愈率高、费用低廉等诸多优势，已成为一种全新的非手术治疗方法。然而我们同样也要清醒地认识到，冲击波应用于临床的时间其实只有短短数十年，虽然其在骨肌疾病、伤口愈合、泌尿系结石、勃起功能障碍等的疗效均已被多次证明，但距离形成行业的"金标准"亦或是得到更为广泛的基层应用仍需要多中心、大样本、前瞻性的随机对照临床试验；与此同时，由于冲击波治疗涉及多学科、多领域，因此在每个治疗领域对 ESWT 的应用形成精确而严谨的适应证和禁忌证尚需时日，也需要更多的临床研究对不同疾病的疗效、不良反应和长期预后进行更为充分的循证医学评价。除此之外，尽管目前还存在对冲击波具体作用机制认识不清，治疗参数、方法不统一，缺乏大规模随机对照双盲临床试验等问题。但随着科学技术不断进步，大量科研工作的开展，体外冲击波治疗将会在多学科、多领域逐渐成为一种成熟且更具优势的治疗手段。

思　考　题

1. 首台冲击波治疗仪是于哪年正式应用于临床？其用来治疗何种疾病？
2. 冲击波治疗过程中可能存在哪些生物学效应？
3. 根据 2021 年最新一届 ISMST 会议，冲击波治疗目前的主要适应证有哪些？

主要参考文献

孙西钊, 叶章群. 1999. 冲击波碎石的物理机制 (上). 临床泌尿外科杂志, 14: 323-325.

Evan A P, McAteer J A. 1996. Q-effects of shock wave lithotripsy. In: Coe F L, Favus M J, Pak C Y C. et al. eds. Kidney Stones: Medical and Surgical Management. Philadelphia: Lippincott-Raven Press, 549-570.

Howard D, Sturtevant B. 1997. In vitro study of the mechanial effects of shock-wave lirhotripsy. Ultrasound MedBiol, 23: 1107-1122.

Li B, Wang R, Huang X, et al. 2021. Extracorporeal Shock wave therapy promotes osteogenic differentiation in a rabbit osteoporosis model. Front Endocrinol (Lausanne), 12: 627718.

Shi L, Gao F, Sun W, et al. 2017. Short-term effects of extracorporeal shock wave therapy on bone mineral density in postmenopausal osteoporotic patients. Osteoporos Int, 28(10): 2945-2953.

Wu X, Wang Y, Fan X, et al. 2022. Extracorporeal shockwave relieves endothelial injury and dysfunction in steroid-induced osteonecrosis of the femoral head via miR-135b targeting FOXO1: in vitro and in vivo studies. Aging (Albany NY), 14: 410-429.

第二章 冲击波的物理学基础

第一节 物理性质

声波是压力波，是压力扰动在物质中的传播。依此定义，声波的形成需要两个基本条件：一是产生压力扰动的声源，二是传播压力扰动的弹性介质。二者缺一不可。具体来说，声波是指介质中传播的压力、应力、质点运动等的一种或多种变化，也可将这种变化统称为扰动。若将声波按这些参量变化的剧烈程度与作用方式划分，则可大致分为冲击波、大振幅声波（有限振幅波）和声波（小振幅声波）。

冲击波是指声源的强扰动产生的压力、密度、质点速度等具有突然改变的断层的非线性声波。一般来说，当高度聚集的能量瞬间向介质中释放时，就将引起冲击波。超声速运动体经过时，也将产生这种波。为了便于理解，我们结合激波管中平面冲击波的形成过程予以进一步说明。激波管是产生和测量冲击波的一种管道装置，其主要部件是一个密闭的细长直管，中间用一薄膜（玻璃或金属质）隔开，如图2-1所示。膜的左边充以高压气体，而右边充以低压气体。在某一时刻，突然将此膜破坏，左边的高压气体就对右边的低压气体产生强烈压缩，形成一自左向右以超声速移动的压力突跃面，当介质通过此突跃面时，其压力、密度、质点速度等均陡然上升一个数值，构成所谓断层。通常我们将此突跃面称为冲击波阵面，而把这种在介质中传播的强压力扰动，就称为冲击波。

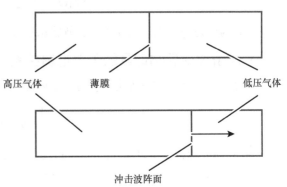

高压气体　　　薄膜　　　　　　低压气体

冲击波阵面

图 2-1　激波管中产生平面冲击波的示意图

关于冲击波阵面，即压力突跃面，从物理学角度来看，它必须有一定厚度，即冲击面上由高压变为低压应该有一个变化过程，如图2-2A所示，否则将导致介质参数变化率如加速度等为无穷大的不合理结论。然而，此厚度非常小，如对空气中的冲击波而言，理论计算表明，冲击波阵面的厚度接近于其分子自由程，大约为0.4μm。因而在宏观表示冲击波阵面前后参数关系时，数学上可把这个厚度近似为零，即把冲击波的波阵面，表示为图2-2B的简化形式。

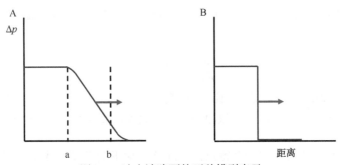

图 2-2　冲击波阵面的两种模型表示

一、冲击波的物理特性

冲击波的特性都是围绕着冲击波具有一个高压差、高速移动的突跃面而展开的。离开了这种强压力扰动的传播，一切"特性"将不复存在。

首先是它相对于一般声波在物理参量关系与传播规律等方面，具有哪些不同点。为此，需研究冲击波阵面两侧物理量，在遵守物理学的基本定律，即质量守恒、动量守恒和能量守恒上的具体体现。另外，为完全确定这些参数和分析断层结构，还需考虑其热力学的状态方程。

冲击波必须满足的基本物理定律是：

质量守恒（即连续性方程）：

$$\rho_H \cdot (V - u_H) = \rho_0 V \tag{2-1}$$

动量守恒（牛顿第二定律）：

$$p_H - p_0 = \rho_0 V u_H \tag{2-2}$$

能量守恒（能量方程）：

$$\rho_0 V[(e_H - e_0)\frac{1}{2}u_H^2] = p_H u_H \tag{2-3}$$

式中，p 为压力；ρ 为密度；H 为高压侧状态参数。由此，可导出冲击波具有下述特性：

（一）冲击波前后物理量的于戈尼奥关系

基于以上三条基本物理定律，可推出内能差：

$$\Delta e = e_H - e_0 = \frac{1}{2}(p_H + p_0)\left(\frac{1}{\rho_0} - \frac{1}{\rho_H}\right) \tag{2-4}$$

式（2-4）称为于戈尼奥（Hugoniot）关系，或冲击绝热关系。

再假定管中气体为理想气体，满足气体定律，可导出含有参量 γ 的内能差：

$$\Delta e = \frac{1}{\gamma-1}\left(\frac{p_H}{\rho_H} - \frac{p_0}{\rho_0}\right) \tag{2-5}$$

式中：$\gamma = \frac{C_p}{C_v}$，为比热比，C_p 为定压比热容；C_v 为定容比热容。

再将上述式联合求解，则可得到由密度比表示的方程，它是于戈尼奥关系的另一种表达式：

$$\frac{\rho_H}{\rho_0} = \frac{p_H(\gamma+1) + p_0(\gamma-1)}{p_0(\gamma+1) + p_H(\gamma-1)} \tag{2-6}$$

由此关系式可知，当引起冲击波的压力 p_H 与未扰动的压力 p_0 之比 p_H/p_0 增加时，其密度比将趋于一个常数，即：

$$\frac{\rho_H}{\rho_0} = \frac{\gamma+1}{\gamma-1} \tag{2-7}$$

这表明，在冲击绝热下，即使压力比 p_H/p_0 趋于无穷大，其密度比 ρ_H/ρ_0 也不会超过这个极限值。这意味着，对于空气（$\gamma=1.4$）等双原子气体，此极限值为6。而对于单原子气体，此极限值为4。

这是具有压力断层冲击波的一个特点。与连续运动下的理想气体显然不同，一般声波的压力与密度变化关系属等熵绝热压缩过程。由所谓泊松（Poisson）方程，即下述泊松绝热关系所决定：

$$\frac{p_{\mathrm{H}}}{p_0} = \left(\frac{\rho_{\mathrm{H}}}{\rho_0}\right)^{\gamma} \tag{2-8}$$

图 2-3 所示为这两种关系下的压力比 p_{H}/p_0 与密度比 ρ_{H}/ρ_0 的变化曲线。其中，一般声波的等熵绝热压缩过程，用曲线 2 表示；而冲击绝热由曲线 1 表示，它的极限值，用 $\rho_{\mathrm{H}}/\rho_0=6$ 的渐近线（虚线）示出。

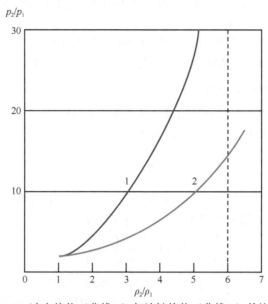

图 2-3　冲击绝热（曲线 1）与泊松绝热（曲线 2）的比较

（二）冲击波速度 V 与气体运动速度 u_{H}

通过对三条基本物理定律的推导，可以得出冲击波速度 V 公式与气体运动速度 u_{H} 公式，进一步联立可以发现两者之间，存在某种线性关系：

$$V = \frac{\rho_{\mathrm{H}}}{\rho_{\mathrm{H}} - \rho_0} \cdot u_{\mathrm{H}} \tag{2-9}$$

运用与前类似的内能及气态方程等已知关系，冲击波的速度公式还可表示为下述物理意义更清楚的形式：

$$V = c_0 \sqrt{1 + \frac{(\gamma + p_0) \cdot (p_{\mathrm{H}} - p_0)}{2\gamma p_0}} \tag{2-10}$$

式中：$c_0 = \sqrt{\gamma n R T_0}$ 为冲击波前未扰动气体中的声速。

显而易见，根据冲击波的形成条件：波后的压力 p_{H} 总是大于波前的压力 p_0。所以，上式中根号内的数值总是大于 1，因而得出 $V > c_0$，即冲击波的速度相对于波前未扰动的气体，是超声速的。进而分析可知，压力比 p_{H}/p_0 越大，冲击波的速度 V 也越大，反之亦然。需特别指出的是，当压力跃变很弱，即 $p_{\mathrm{H}}/p_0 \approx 1$ 时，冲击波的速度 V 也趋于小振幅下的声速 c_0，即 $V \approx c_0$，即冲击波减弱为普通声波。

同理，将上述冲击波的速度公式和雨贡纽关系式代入速度 V 与气体运动速度 u_{H} 的线性关系式，经化简与整理，即可获得波后随动气体的运动速度的另一种表式：

$$u_H = c_0 \cdot \frac{\sqrt{\frac{2}{\gamma} \cdot \left(\frac{p_H}{p_0} - 1 \right)}}{\sqrt{\frac{p_H}{p_0}(\gamma+1) + (\gamma-1)}} \tag{2-11}$$

分析式（2-11），同样可得出与冲击波速度相似的结论：随着冲击波强度的增加，即 p_H/p_0 增大；波后随动气体的运动速度 u_H 也迅速增大，尽管达不到 V 那样大数值。但当 $\rho_H/\rho_0 \approx 1$ 时，气体的运动速度 u_H 可以变为极小，即 $u_H \approx 0$。

综合以上分析，表明冲击波的速度 V，相对于波前未扰动气体中的声速 c_0 而言，是超声速的，即 $V > c_0$；而对于波后气体中的声速 c_H 而言，则是亚声速的，即 $V - u_H < c_H$，其中 $c_H = \sqrt{\gamma n R T_H}$。

（三）冲击波前后气体的温度比

在这里，我们仍借鉴马大猷的推导结果（马大猷，2004）。为便于表述，先定义一个称为冲击强度 η 的量，其等于冲击面压力的跳跃与静压之比：

$$\eta = \frac{p_H - p_0}{p_0} \tag{2-12}$$

冲击波前后的温度比可根据气体定律求得，假定气体为理想气体可知：在波前有 p_0，而在波后为 p_H，将二者相比并代入雨贡纽关系式，经推导可转变为：

$$\frac{T_H}{T_0} = (1+\eta) \cdot \frac{2\gamma + \eta(\gamma-1)}{2\gamma + \eta(\gamma+1)} \tag{2-13}$$

对于空气中的冲击波，当冲击强度很小，即 $\eta \ll 1$ 时，则 $T_H/T_0 \approx 1$，即此时波前波后的气体并无温度差，也无法构成冲击波；随着冲击强度 η 的增大，温度比 T_H/T_0 也显著提高；而当 $\eta \gg 1$ 时，虽因密度差有极限值，导致 $T_H/T_0 \approx (1+\eta)/6$，但波前波后气体的温度比仍继续随 η 增加而增加，并无极限。

根据以上关于冲击波重要参数的计算公式，进行数值计算，在标准大气压和15℃温度的空气中，得到表 2-1 所列数据，可以看到在各种冲击强度 $\eta = \Delta p/p_0 = (p_H - p_0)/p_0$ 下，冲击波引起气体密度的相对变化 $\Delta\rho/\rho_0 = (\rho_H - \rho_0)/\rho_0$、冲击波的速度 V、波后气体的运动速度 u_H 及冲击波引起的温度落差 $T_H - T_0$ 等参量的数值。

表 2-1　各种冲击强度下冲击波参量的数值计算结果

冲击强度 $\eta = \frac{\Delta p}{p_0}$	密度的相对变化 $\frac{\Delta\rho}{\rho}$	冲击波的速度 V（m/s）	气体运动速度 u_H（m/s）	温度落差 $T_H - T_0$（℃）
0	0	340	0	0
0.47	0.30	400	93	33
1.39	0.81	500	224	87
9.20	2.77	1000	739	465
22.2	3.74	1500	1181	1075
92.2	4.58	3000	2880	5940
165	4.72	4000	3300	7750
258	4.78	5000	4135	12 100

（四）冲击波的厚度与熵增过程

实际上任何冲击波的突跃面，总是有一定厚度的。朗道等所著《连续介质力学》中，曾给出一个关于冲击波厚度 δ 的理论公式：

$$\delta = \frac{8aV^2}{(p_2 - p_1) \cdot \left(\dfrac{\partial_2 V}{\partial p^2}\right)_s} \tag{2-14}$$

这里，我们且不说其他参量的影响，单就 (p_2-p_1) 所代表的压力跃变，无疑与冲击波厚度成反比，即压力跃变越大，其厚度越薄。根据前述冲击波的速度公式我们已经知道，冲击波的速度是与压力跃变的平方根呈正相关，在公式中具体表示为冲击强度的平方根。因此，也可以说，冲击波的速度越大，其厚度越薄。

例如，据张瑜编著《膨胀波与激波》书中提供的数据，根据理论计算，当 $p_2/p_1 = 2$，冲击波速度 $V = 1.36c_0$ 时，冲击波的厚度 $\delta \approx 0.447\mu m$；而当 $p_2/p_1 = 10$，$V = 2.95c_0$ 时，则冲击波的厚度 $\delta \approx 0.066\mu m$。

另外，再看气体通过冲击波时，熵的变化过程。在热力学中，熵的概念是在研究理想热机的循环过程中引出来的，在热机学中，所有的过程，熵不能减少。熵也是一个状态函数，它可作为判断过程能否自动进行、是可逆还是不可逆及过程进行限度如何的一种依据。例如，等熵的绝热过程是可逆过程；而在不可逆过程中，熵是增加的。

由图 2-3 给出的冲击绝热与泊松绝热的比较可知：当冲击强度较小，即 $p_H/p_0 < 1.5$ 时，冲击绝热（曲线 1）与等熵绝热（曲线 2）两者相近，两曲线基本重合；而当冲击强度增大时，两曲线分离逐渐增大，冲击绝热曲线趋于其极限值，即 $\rho_H/\rho_0 = 6$，但等熵绝热曲线则无此限制，始终在其右侧，即 ρ_H/ρ_0 值向更大的方向延伸。

试想，若压力从 p_0 升高到某一 p_H 值，如 $p_H = 10p_0$ 时，在图上相当于纵坐标 $p_H/p_0 = 1\sim 10$ 的范围为 $1\sim 10$。显然，在此范围内，横坐标的变化因沿两条曲线而有不同值，沿曲线 1 为 $\rho_H/\rho_0 = (1\sim 3.8)$，而沿曲线 2 则为 $\rho_H/\rho_0 = (1\sim 5.3)$。其规律是：经冲击绝热达到的密度 ρ_H，总是低于等熵绝热所达到的密度 ρ'_H，即 $\rho_H < \rho'_H$。这表明，在气体通过冲击波厚度时，其一部分机械能不可逆地转化为热能。基于这一点就可证明：冲击绝热是一个熵增过程。

二、冲击波的通性

上面简述了冲击波不同于普通声波的特点。但是，冲击波作为一种波动，它必然具有与其他声波共有的通性。当冲击波在传播中遇到界面或障碍物时，将与普通声波一样，产生反射、透射和绕射（衍射）现象；又如，冲击波在介质中传播时，会因介质的吸收与衰减过程，逐渐减弱为弱冲击波、大振幅波，最后变为小振幅的声波。此外，由于具有与其他声波一样的传播规律，冲击波同样会扩散与聚焦。

（一）冲击波由界面的反射

当冲击波垂直入射于刚性界面时会发生正反射，只不过反射波的压力因冲击波的强弱而有所不同，大致相当于入射波的 $2\sim 8$ 倍。当冲击波与刚性界面以 φ_1 角斜射入时，与普通声波一样会发生斜反射，但反射角 φ_2 不一定与入射角 φ_1 相等，因为这与入射波、反射波的波速有关。例如，在空气中，入射角在 $0° < \varphi_1 < 40°$ 范围，为正常斜反射；而入射角在 $40° \leqslant \varphi_1 < 90°$ 范围，刚性界面会把冲击波推离界面一段距离，在此距离内，形成所谓马赫波，此种反射现象称为马赫反射。此时，反射冲击波的强度大于正反射的强度。

以上是冲击波在气体中遇到刚性界面的情况。当遇到的不是刚性界面，而是具有一定声特性阻抗的另一种介质界面时，则同样会发生能量再分配，即部分能量透过介质界面形成透射波，另外的能量按两种介质声特性阻抗的大小形成反射波。不过透射波、反射波的幅度和角度，需按冲击波的于戈尼奥关系做具体分析。

（二）冲击波对障碍物的绕射

当冲击波在传播中遇到有限大小障碍物时，与普通声波一样，除了有一部分冲击波发生反射外，还将产生绕射（衍射）现象，即冲击波阵面会在障碍物边缘发生弯曲并绕行到其后，形成绕射冲击波。

图 2-4A 所示为空气冲击波遇到平面上突出的障碍物，发生了绕射。这时，正面入射的冲击波先是在障碍物的前壁面发生正反射，反射波的压力增大。而从前壁边缘以外行进的冲击波继续向前，并在其后缘向内弯曲，形成绕射冲击波。此后，将发生绕射冲击波与基底平面的反射并引起剧烈环流现象。

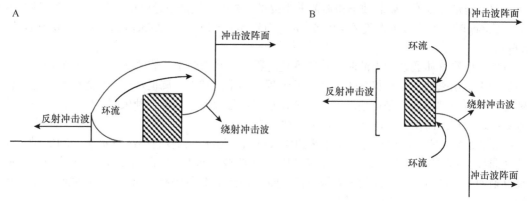

图 2-4　冲击波对有限大小障碍物的绕射

图 2-4B 所示为冲击波遇到空间有限障碍物，发生反射、绕射的现象。当冲击波与障碍物的前壁相碰时，发生正反射。而前壁外缘的冲击波入射到障碍物的后缘，波阵面发生弯曲，形成向内绕射的绕射波。

总之，冲击波与其他波动一样，当在传播过程中遇到有限大小障碍物时，同样会发生绕射现象。不过，因绕射而产生的绕射冲击波的碰撞、环流等现象更为剧烈，甚至具有破坏作用。

（三）冲击波的吸收与衰减

声波在实际介质中的传播，总会因介质存在黏滞性、热传导和分子弛豫而被吸收，以及因声束扩散和微粒散射而引起声的衰减。冲击波也具有这一特性。随着与冲击波源距离的增加，其峰值压力也将显著降低。特别是对于由爆炸产生的球面冲击波，类似于"点声源"的辐射场，更是如此。

实验数据表明，冲击波的峰值压力越高，持续时间越短，衰减的速度也越快。由冲击波衰变到普通声波所需要的距离，与介质有很大关系。在气体中该距离最大，液体中次之，固体中最小。

（四）冲击波的扩散与聚焦

冲击波的扩散与聚焦，可通过冲击波源的几何形状与尺寸实现。当冲击波源尺寸较小，其几何形状可忽略时，产生球面冲击波，向外扩散传播，直到其峰值压力由高而低衰减成为普通声波。而当冲击波源尺寸较大，且位于同一球面上时，就会产生向内传播的凹球面波，随着球面逐渐减小，最后汇聚到球心很小的焦域，导致极高的压力和温升，即实现了冲击波的聚焦。

第二节　波源产生形式与能量传递方式

一、冲击波的波源结构及产生机制

冲击波源根据发生原理不同，分为液电式、电磁式、压电式和气压弹道式。其他还有激光式、微爆炸式等，但这些冲击波源不常用。

（一）液电式波源

1. 波源基本结构　液电式碎石机（electrohydraulic lithotripter，EHL）的波源基本结构如图2-5所示。

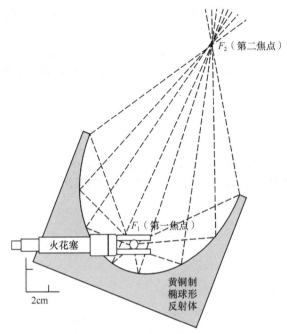

图 2-5　液电式波源结构示意图

2. 冲击波产生机制　在盛夏雨天，人们时常会看到划破长空的闪电和随后传来的隆隆雷声，人们把这种现象称为雷电。现已知道，雷电的本质是分别携带有负电和正电的两个云团极为接近时发生的剧烈放电过程，雷声和闪光只是这一过程的外部表现，而液电式波源所利用的，就是这种高压放电原理。

如图2-5所示，液电式波源的椭球形反射体底部安装有两个电极，二者之间的缝隙称为"火花隙"，宽度仅有1mm左右。当两个电极与电容器储存的高压电突然接通时，就会在火花隙内发生与雷电相似的剧烈放电现象。放电产生的巨大能量首先使火花隙周围的水骤然蒸发、剧烈膨胀的水蒸气又将其巨大的推动力传给周围的水介质，于是就以机械波（声波）的形式传向四周。由于放电过程固有的特点，它所产生的机械波从一开始就已经是冲击波，但因向电极四周发散传播，属于球面波，过于分散、无法利用，为此必须通过椭球形反射体加以会聚增强和空间控制。按照几何学原理，圆球只有一个球心，在球心处产生的声波传播到球的内壁后都会反射回球心，因而只有一个焦点；而椭球有两个球心，在一个球心处产生的声波经传播和壁面反射后，会在另一个球心处发生会聚，因而拥有两个焦点。依据这一原理，液电式波源采用黄铜或不锈金属制成的薄壳反射体，形状为椭球的长轴方向的一半，放电电极的尖端置于第一焦点 F_1 处。这样，在 F_1 处产生的声脉冲，除少部分直接到达第二焦点 F_2 处之外，大部分是经过金属壳体内壁的反射后到达，于是就在 F_2 处形成最高的声能密度。在该种波源中，电火花所处的位置极为关键，数毫米的偏离都会严重降低聚焦效果，使焦域拉长和展宽。由于火花放电位置的变异，相继两次产生的冲击波幅度相差甚至达到50%，以致焦域与冲击目标错位。该种波源的另一个特点是，目标会受到两个脉冲的辐照。其中一个是经反射体聚焦后形成的主脉冲，另一个是未经聚焦，而由火花放电处直接到达目标的"直达波"，它比主脉冲幅度低，但比主脉冲早约30μs到达。有研究证明，这种直

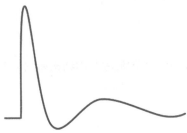

图 2-6 典型冲击波波形

达波可能影响聚焦冲击波产生的空化作用。

图 2-6 是在 Dornier HM3 型液电式碎石机焦点处测得的典型压力脉冲波形。虽然同为聚焦，但声波与光波不同：由于声束的横向尺寸远比光波大，以及绕射（衍射）效应的存在，聚焦后形成的并不是一个几何点或准几何点，而是一个以焦点为核心的三维高压力（声压）区，其标准化名称为"焦域"（focal area），不是"焦斑"。

液电式波源的优点是能量强大，焦域宽大，工作效率高，但也有一些明显的缺点：其一，由于电极剥蚀损耗导致焦点位置和冲击波幅度不稳定，因此必须在治疗中途更换，如此既延长了治疗时间，又加大了治疗成本；其二，火花放电产生的噪声偏大，影响治疗环境和患者情绪。

（二）电磁式波源

1. 波源的基本结构 电磁式碎石机（electromagnetic lithotripter，EML）的波源有两种，其基本结构如图 2-7 所示，其中图 2-7A 为平板形，图 2-7B 为圆筒形。

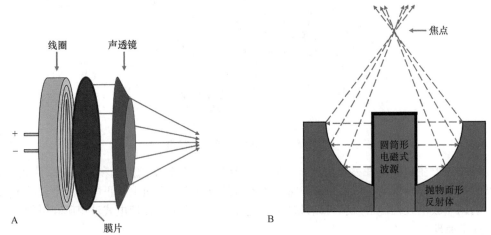

图 2-7 电磁式波源示意图

2. 冲击波的产生机制 这类波源的电-声能量转换原理类似于收音机和广播器材中的动圈式扬声器（喇叭）。在图 2-7A 中，左边是一个盘绕有导电线圈的瓷盘，外面用绝缘材料封固后与金属膜片贴在一起。当给线圈施加高压电脉冲时，由于电磁感应，即产生一个磁力线方向与平板垂直的磁场，然后该磁场即在金属膜片中产生电流，而该电流又产生一个与原磁场极性相反的磁场，于是就在线圈和膜片之间产生排斥力，激发膜片振动，从而在相邻的水介质中产生声脉冲。但此时的声脉冲还只是单极的，即只有正相（图 2-8），经过声透镜聚焦之后，才因波形的非线性畸变（失真），在焦点及其附近区域变成冲击波。

声透镜与光透镜的作用原理相同。当超声波束斜入射到声速不同的两种介质之间的界面，并穿过界面进入后一介质时，将发生折射。折射的规律是：当声波由高声速介质进入低声速介质时，折射角小于入射角，即透射声束的束轴向界面的法线方向靠拢；当声波由低声速介质进入高声速介质时，折射角大于入射角，即透射声束的束轴偏离界面的法线方向。

声透镜选材需要考虑如下因素：①为了减少界面反射损失，所用材料的声特性阻抗（密度和声速乘积）应该与水的相差不大，即匹配良好；②为了产生折射效果，所用材料的声速必须与水的声速有明显不同；③为了减少能量损失，所用材料应该具有尽可能低的衰减系数。声透镜形状设计需要考虑的是：当采用声速高于水的有机玻璃、聚苯乙烯时，制成的透镜为平凹或双凹形状，

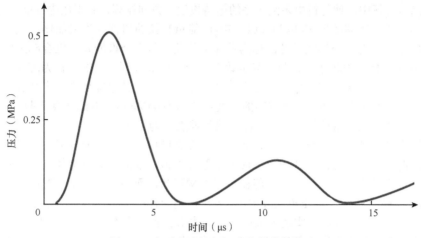

图 2-8　电磁式波源起初产生的单极脉冲

中央部分薄，声能的路途损失小；相反，当采用声速低于水的甲基或甲基乙烯基硅橡胶时，制成的透镜为平凸或双凸形状，中央部分厚，声能的路途损失大。正是基于对这些因素的综合考虑，产品上采用的大多是聚苯乙烯或有机玻璃制作的双凹透镜。

图 2-7B 所示是另一种电磁式波源。其中的线圈缠绕在空心圆筒上，外面包以绝缘层和圆筒形金属薄膜。当给线圈施加高压电脉冲时，将由于电磁感应在线圈与薄膜之间产生排斥力，激发导电薄膜振动，从而向四周水介质中辐射声脉冲。与平板形波源一样，此时的声脉冲还不是冲击波。只有在经过会聚之后才在焦点及其附近区域变成冲击波。不过，声波聚焦依靠的不是声透镜，而是内壁呈抛物面形状的金属反射体。

电磁式波源与液电式波源的主要差别包括：①波源最初产生的是高强度超声波，由于非线性效应，于到达焦点之前转变为冲击波；②不需要中途换件，且焦点位置、声压幅度稳定性、重复性好；③无放电噪声，工作环境安静。

（三）压电式波源

1. 波源的基本结构　压电式碎石机（piezoelectric lithotripter，PEL）波源的基本结构如图 2-9 所示。

2. 冲击波产生机制　在压电式波源中，声脉冲是由压电陶瓷元件产生的。所谓"压电"，即这种元件具有压电特性，能够产生正压电效应和负压电效应。正压电效应，即当受到动态压力时其表面会产生电荷，加上引线后会有电流输出；负压电效应，即再加上交变电场时能够产生形变和振动，向周围介质中辐射声波。B 超仪器等脉冲回波式诊断设备，其探头中的压电元件是发射、接收兼作，正负压电效应均被利用；而超声治疗设备中不需要接收超声波，只利用其负压电效应。所谓"陶瓷"，即制作这种元件的材料是通过类似陶瓷的生产工艺制作出来的。以锆钛酸铅型压电陶瓷为例，其工序包括将氧

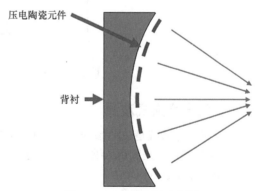

图 2-9　压电式波源示意图

化铅、氧化锆、二氧化钛等原料粉碎、混合、调入聚乙烯醇溶液等黏合剂之后，模压成型、高温烧结（使其发生固溶体化学反应，有机成分分解挥发，无机成分结成一体）。由陶瓷变成元件，还需经过切割、磨削（取得所需的形状、尺寸、平整度、光洁度）、敷设金属电极（镀银、钛、铬等）、

极化（置于高压电场中，使材料中杂乱无序的电畴按设定方向排列，获得压电性能）等工序。

在声学学科中，能够实现声-电和（或）声-电能量转换的器件称为换能器，超声频段所用的称为超声换能器。仅有一个换能元件的称为单元换能器，将多个换能元件组合起来使用的称为多元换能器，如 B 超探头中将数十、数百甚至数千个元件排成阵列使用的，称为阵列式换能器。压电元件通常为半波长振子，即在第一阶谐振频率（基频）时，其厚度相当于半波长。以锆钛酸铅型压电陶瓷为例，其平面元件沿厚度方向的纵波声速约为 4400m/s。据此计算，谐振频率为 1MHz 的晶片厚度当为 2.2mm；谐振频率为 2MHz 的晶片厚度当为 1.1mm。

压电式冲击波波源是将多个压电陶瓷元件镶嵌在金属球冠的内表面制成的。当给压电元件施加高压电脉冲时，这些元件由于逆压电效应产生厚度谐振，继而沿球冠半径方向向介质中辐射超声脉冲，并在球心处会聚。这种利用换能器自身结构形状，而不是借助于声透镜或反射镜实现声束会聚的方法，称为自聚焦。在压电式波源中，各个压电元件产生和发出的，是双极（正负相都有）超声脉冲，只是在相交于球心，实现了聚焦之后，才由于非线性畸变（失真）而成为冲击波。

由于压电型超声换能器固有的工艺精细、结构牢固的特点，该类波源的焦点位置和所产生的冲击波幅度具有比较好的稳定性和重复性。该类波源的主要缺点是能量偏低，焦域偏小。由于压电元件固有的余响（ring），该种波源产生的冲击波，拖尾长达 3μs（图 2-10）。与电磁式波源相似，这种拖尾不会影响冲击部位的应力场，但会影响空化。

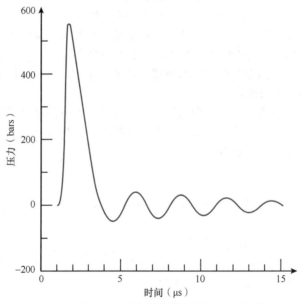

图 2-10 在压电式波源焦点处测得的冲击波波形

（四）气压弹道式波源

气压弹道系统是 20 世纪 90 年代开始应用的，最初应用于碎石。它的原理和建筑工地所用的"水泥枪"类似，是利用压缩气体产生的能量驱动手柄内的子弹体，使子弹体脉冲式冲击而产生止痛作用，并促进组织增生。

二、三种典型波源的设计参数和电声转换特性

由激励源提供的电能到可供利用的冲击波声能的转换效率，是医用冲击波设备设计、制造中关心的重要技术参数之一。它是电声转换因子、聚焦损失、在线影像设备（如 B 超探头）遮挡声场等多种因素的综合结果。表 2-2 列出了不同类型波源的典型数据。

表 2-2　不同类型波源的电容、电压和转换效率数据

波源类型	典型电容	典型电压	转换效率
液电式，未配 B 超时	2～200nF	12～30kV	0.79～0.89，依赖于椭球反射体的几何参数
液电式，配有 B 超时	2～200nF	12～30kV	约为 0.49，依赖于 B 超探头进入声场的程度
平板形电磁式，未配 B 超时	0.5～1.5μF	8～20kV	约为 1（圆形孔径）
平板形电磁式，配有 B 超时	0.5～1.5μF	8～20kV	0.89～0.95，依赖于 B 超探头进入声场的程度
圆筒形电磁式，配有 B 超时	0.5～1.5μF	8～20kV	0.9～1（环形孔径），依赖于 B 超探头进入声场的程度
压电式，未配 B 超时		1～10kV	1
压电式，配有 B 超时		1～10kV	依赖于 B 超探头进入声场的程度

三、冲击波的能量传递方式

体外冲击波能量的传递形式可分为聚焦、平波、水平聚焦、放射（发散）、智能聚焦式等。但在临床上常用的是聚焦式和发散式。

（一）聚焦传播

控制冲击波尽可能会聚于点，是集中冲击波能量的必要形式。例如凸透镜能使平行光线聚焦于透镜的焦点；在电子显微镜中利用磁场和电场可使电子流聚焦；雷达利用凹面镜使其高频聚焦。其优点是能量较大、集中、靶向性较强；缺点是需要精准定位、不良反应较多、恢复期较长、价格高。多用于碎石和深层骨疾病的治疗。

（二）发散传播

冲击波自发生处向四周传播，波面随着传播的距离逐渐增大，而能量密度随着传播距离的增加越来越小。优点是输出波形平缓，治疗压力和治疗频率可以由低开始，逐渐增加。缺点是能量较发散，不聚焦，靶向性较差。常用于浅层骨疾病、软组织损伤疾病的治疗。

（三）水平聚焦

水平聚焦则是将冲击波聚焦到一条线上。

（四）平波传播

平波传播指维持冲击波原有的传播方式，使其像平面一样的方式向远处传播，波面不随着传播距离的增加而变化。

（五）智能聚焦

智能聚焦是通过对能量的控制进而可以控制焦点大小的一种传播方式。

第三节　超声波与冲击波

超声波与冲击波均属于声波范畴，且都广泛应用于临床，但两者之间既有相似之处，又有一些差异。

一、产生差异

超声波是一种机械波，它必须依靠介质进行传播，无法存在于真空（如太空）中，超声波的"超"字是因为其频段下界超过人的听觉，但如果按波长角度来分析，实际上超声波的波长更短。

科学家们将一个波相邻两个波峰或波谷间的距离称为波长，我们人类耳朵能听到的机械波波长为2cm 至 20m。因此，我们把波长短于 2cm 的机械波称为"超声波"。但在实际应用中，一般波长在 3.4cm 以下（10 000Hz 以上）的机械波，就可以将其视作超声波研究。通常用于医学诊断的超声波波长为 10～350μm。

冲击波指声源的强扰动产生的压力、密度、质点速度等具有突然改变的断层的非线性声波。一般来说，当高度聚集的能量瞬间向介质中释放时，就将引起冲击波。超声速运动体经过时，也将产生这种波。

二、波 形 差 异

科学研究和应用实践中使用的典型声波波形有连续波、脉冲波和猝发声三种。超声波由压电晶片、磁致伸缩材料等制成的换能器将来自仪器设备主机的电能转换为机械振动，从而向周围介质发出超声波。不同换能器的不同几何形状、尺寸大小会影响其发射声束，从而产生不同超声波波形。

（一）超声波波形

1. 连续波　即在时间轴上连续而不间断的正弦式声波波形，如图 2-11 所示。其特点是幅度恒定，频率单一。在医学超声领域，连续波通常用于超声多普勒血流测量、胎儿心率检测、围产监护、超声理疗等。

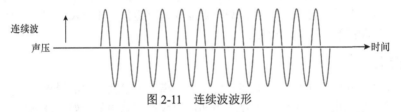

图 2-11　连续波波形

2. 脉冲波　即在时间轴上间断、分立的声波波形，其中又细分为普通脉冲和冲击脉冲。超声波可产生普通脉冲波。普通脉冲通常由宽度相当于声源基谐振动半个周期的电脉冲激励产生，所产生的声信号波形的基本特征是：幅度由基线向正负向逐步增大至峰值，再由峰值逐渐降至基线，正负向大体对称，通称"尖脉冲"，如图 2-12 所示。普通脉冲的持续时间越短（周期数越少），频带越宽。在医学超声领域，普通脉冲通常用于 A 型、B 型、M 型及彩色多普勒超声诊断系统。

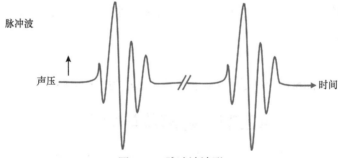

图 2-12　脉冲波波形

3. 猝发声（tone burst）　即利用方波调制连续波，将其切分为包含一定周期数的段落，并相隔一定时间陆续发射和传播的正弦波列，如图 2-13 所示。在超声测量中，包含 18 个以上周期的猝发声即可视为单频信号。高强度聚焦超声、低强度脉冲超声等治疗技术中使用的，是周期数达数百个的长猝发声。

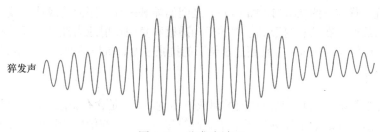

图 2-13　猝发声波形

（二）冲击波波形

冲击脉冲即冲击波（shock wave）。其定义是：因介质中的剧烈压力扰动而产生，传播速度超过介质中声速，以陡前沿、高正峰值、低负峰值、极短持续时间和板宽频带为特征的声脉冲波。其典型波形如图 2-6 所示。医用冲击波的频率主要落在数百千赫兹区段，属于超声波。国际医疗器械分类和技术标准均将其归入"ultrasound"或"ultrasonics"。与碎石用冲击波相比，治疗用冲击波的正峰值幅度有所降低，正峰值与负峰值的差异有所减小，能量强度也相应降低。能量强度越低者，其波形与典型冲击波的差异越大。

三、物理机制的异同

生物质包括生物分子、细胞、组织器官、系统和生物体等。其他形式的能包括物理能、化学能和生物能等。也可以说是因超声波或冲击波引起的生物物质有规律的变化。人们对超声波与冲击波的了解还只是冰山一角，因此其发展前景广阔而深远。

超声波与冲击波作为声波的不同种形式，其生物效应的内容极其广泛，发生机制非常复杂，涉及物理学、化学、生物物理学、生物化学、生物学的所有分支和人体科学等许多方面，许多机制尚不清楚，是一个内容丰富、机制深邃的学科领域。生物效应中有多种物理机制并存，即使是同一种效应，其起因也会是多源的，要把它们完全分开研究几乎不可能。

需要注意的是，本节内容所讨论的超声波与冲击波的力（学）机制、空化机制和热机制在一些其他著述中被认为是"生物效应"，但"机制"意指发生某种作用的动力、动因。简单来说，机制是"因"，效应是"果"，因此将冲击波的生物效应动因的力、空化和热等属于作用机制的因素也称为"效应"是不恰当的。声波是应力波、压力波，故力（学）机制是所有由声波引发的物理学、化学和生物学改变的原发机制，与之相比，空化和热机制都属于二级机制或称继发机制。

上一节所提及的冲击波的通性——声学机制，超声波也具备这一同样的物理机制。本节接下来讨论的超声波与冲击波的力（学）机制、空化机制和热机制则各有异同。

（一）力（学）机制

用超声波或冲击波辐照生物介质时，引起的温升可以忽略，声压尚未达到空化阈，或因介质没有微泡核而未发生空化时，此时因超声波或冲击波引起的生物效应就归因于力机制。以下以若干治疗作用的机制为例，进行具体分析和介绍。

用频率为 1MHz，声强为 $2W/cm^2$ 的平面波照射人体软组织时，组织里的大分子、细胞和结构会以每秒 10^6 次、$\pm 10^5 g$（$g = 9.81m/s^2$，为重力加速度）的加速度往复振动，并经受 $\pm 2.4atm$（大气压）压力的反复作用。超声波的振动在介质里引起分子和质点的剧烈运动和相互摩擦，细胞质和细胞器移动，造成原浆环流，组织中的物质和细胞产生"微按摩"作用。不仅可以刺激细胞半透膜的弥散过程，改变膜的通透性和膜内外物质的扩散速度，继而改变蛋白质合成效率，促进代谢，提高组织再生能力；还可以抑制白细胞运动，促进嗜酸性粒细胞内的原浆颗粒产生旋转运动。

冲击波对结石的破坏作用，主要原因是人体软组织的声特性阻抗（约 $15 \times 10^6 Pa \cdot s/m$）和结石的声特性阻抗（肾结石约 $7.6×10^6Pa·s/m$）之间的显著差异，因而造成冲击波在结石前表面的透射和后界面的反射，在结石内形成强大的正向透射和负向反射应力波，又因结石的抗张强度远低于抗压强度，致使其内部压力分别超过了结石的抗张强度和抗压强度，导致结石的碎裂。

（二）空化机制

空化发生的必备条件，其一是液体或类似液体环境，其二是含有微泡核，其三是声强高于该环境条件（温度、压力和边界条件等）下空化阈值的超声辐照。在细胞悬浮液、离体组织（因血液和组织液的流失，管腔内会进入空气泡）和含气器官（如肺、肠、胃等）内，以及高强度聚焦超声（HIFU）和高强度冲击波在体内组织中引发类似"气爆""汽化"等条件下，就可能发生空化。

以冲击波碎石的空化机制为例，应用冲击波时，在含有液体或因冲击波作用而形成液态状的环境条件下，就有可能发生空化。当冲击波负压部分可以激发液体内存在的微小异物（如自由气体、固体颗粒）或它们的组合成为空化核时，就会发生空化。张力使气泡膨胀、增长、崩溃，形成空化气泡群。其形状和动力学特性由核的初始尺寸分布、冲击波的张力部分和边界条件决定。边界条件是指周围的介质和状态。不同环境中空化泡的尺寸和数量是不同的，应做具体实验观测分析。

冲击波正压力部分出现期间与气泡的相互作用：冲击波使已形成的稳定的气泡壁变形，并在碰撞点处沿波的传播方向上引发水的射流。水的射流速度比空化泡崩溃时产生的射流速度更高，也更有破坏力。在治疗结石时，空化作用造成结石的腐蚀、破裂、动态疲劳、剪切和周向压缩，最终粉碎为细小碎粒（理想尺寸为 1～2mm）。

冲击波致空化泡在人体组织内的活动证据有限。超声图像检查揭示，当冲击波作用于猪的肝部时出现了空化泡。Delius 等在某一实验部位检测到空化信号，发现了组织损毁。空化引起的组织损毁在直肠部位也曾被鉴别出来。在冲击波通过血液时，未发现空化泡的存在。

（三）热机制

热机制是指当其在生物介质中传播时，一部分转换为热能作用于组织的现象。在上一节中，我们已经了解了声衰减概念。其中吸收衰减是因为介质的黏滞、热传导和多种复杂的弛豫过程，把声能转变为热能和内能。而散射衰减是声波由于不均匀组织结构发生散射，把声能散射到其他方向所致的行波能量的减弱。由于组织中充满了各种散射体声波经过多次反复散射，能量最终被吸收并转化为热能。

当组织中存在微泡或在含气的液性器官里，在频率较低或在超声强度特别高时，组织内部可能发生瞬态（惯性）空化，当气泡发生崩溃时会产生局部瞬间高温，也会增强热效应——空化生热。因为组织的热吸收系数与超声频率近似成正比，当有限振幅波作用于组织，发生大量谐波会产生远高于基波的热吸收，也必然会加强热机制——谐波增热。超声照射骨组织时，在软组织与骨界面上会发生模式（波形）转换，来自软组织或流体中的纵波在界面上部分转换成骨外膜处的剪切（横）波，在软组织和骨中引起高吸收，也会增强热机制。此外，活组织中循环系统的血液灌注又会将局部温升的热量带走，而血供速率受神经系统控制。如当超声照射某些器官时，其刺激会引起局部血流速度加快。这使定量研究体内温度变化更为困难。在阐述热机制时，只是假定影响热机制的其他机制可以忽略。

相对于超声波，冲击波由于脉冲发射的间隔较短，为 0.5～1 秒，焦点处实际的时间平均声强很低，引起的温升可以忽略，故热机制几乎不起作用。

主要参考文献

郭应禄,吕福泰,吴祈耀. 2021. 医用冲击波的基础与临床. 北京: 北京大学医学出版社有限公司.

马大猷. 2004. 现代声学理论基础. 北京: 科学出版社.

毛彦欣, 程建政, 张德俊. 2004. 凹球面 HIFU 换能器声焦域的位置和形状. 中国超声医学杂志, 20(7): 558-560.

汪承灏, 张德俊. 1964. 单一空化气泡的电磁辐射和光辐射. 声学学报, 1(2): 59-68.

张德俊. 1984. 聚焦冲击波粉碎肾结石的实验研究. 声学进展, 4: 22-27.

Cleveland R O, Chitnis P V, McClure S R. 2007. Acoustic field of a ballistic shock wave therapy device. Ultrasound Med Biol, 33(8): 1327-1335.

Cleveland R O, McAteer J A. 2007. The physics of shock wave lithotripsy. Smith's Textb Endourol, 1: 529-558.

Crum L A. 1994. Sonoluminescence. Physics Today, 47: 22.

Hill C R, ter Haar G R. 1995. Review article: high intensity focused ultrasound—potential for cancer treatment. Br J Radiol, 68(816): 1296-1303.

Jaalouk D E, Lammerding J. 2009. Mechanotransduction gone awry. Nat Rev Mol Cell Biol, 10(1): 63-73.

Lingeman J E, McAteer J A, Gnessin E, et al. 2009. Shock wave lithotripsy: advances in technology and technique. Nat Rev Urol, 6(12): 660-670.

Malcolm A L, ter Haar G R. 1996. Ablation of tissue volumes using high intensity focused ultrasound. Ultrasound Med Biol, 22(5): 659-669.

McClure S, Dorfmüller C. 2003. Extracorporeal shock wave therapy: theory and equipment. Clin Tech in Equine Pract, 2(4): 348-357.

Ogden J A, Tóth-Kischkat A, Schultheiss R. 2001. Principles of shock wave therapy. Clin Orthop Relat Res, 387: 8-17.

Ohl C D, Philipp A, Lauterborn W. 1995. Cavitation bubble collapse studied at 20 million frames per second. Ann Phys, 4: 26-34.

Shrivastava S K, Kailash. 2005. Shock wave treatment in medicine. J Biosci, 30(2): 269-275.

Ueberle F. 2003. Pressure pulses in extracorporeal shock wave lithotripsy and extracorporeal shock wave pain therapy. In: Kazuyoshi T. Shock Focussing Effect in Medical Science and Sonoluminescence. Heidelberg: Springer-Verlag, 179-210.

Wang C J. 2003. An overview of shock wave therapy in musculoskeletal disorders. Chang Gung Med J, 26(4): 220-232.

第三章　冲击波的生物学基础

第一节　冲击波的生物学效应

一、冲击波生物学效应的概念和分类

冲击波的生物效应是指生命活动或活体组织受冲击波的影响而发生的具有生物学意义的改变。冲击波的生物学效应按其作用机制可分为物理效应、化学效应和生物效应。物理效应主要包括力学效应、空化效应和热效应，化学效应主要是产生自由基和化学活性物质，而生物效应则涉及生物物理学、生物化学、分子生物学等多个学科领域。冲击波的生物学效应按其作用对象可分为分子水平效应、细胞水平效应、组织与器官水平效应、系统及个体与群体效应。此外，还可以按照冲击波的频率范围、功率或声强大小进行其生物学效应分类。通常情况下，冲击波的生物学效应是按照其作用机制和作用对象进行分类的。

二、冲击波生物效应的物理机制

（一）空化效应

空化效应的发现涉及一段有趣的历史。1894 年，英国驱逐舰"勇敢者"号试航时，发现其螺旋桨转速低于额定设计转速。1897 年，造船总工程师 Barnaby 和 Thornycroft 经过研究，发现在螺旋桨工作时周围会产生大量气泡，这些气泡会在水中崩解导致螺旋桨被侵蚀，他们将这种现象命名为"空化"。冲击波的空化效应是指在冲击波的作用下，液体中微小气泡生长、运动及崩解的过程，也包括气泡波崩解瞬间产生的高温、高压等极端物理条件对其周围物质造成的影响。根据空化过程中气泡运动是否达到剧烈崩解的程度，可分为稳态空化（气泡未发生剧烈崩解）和瞬态空化（气泡发生剧烈崩解）。

液体环境、空化核和高于空化阈值的声强是空化发生的三个必要条件。在液体中天然存在许多微小的气泡，当液体内部负压达到一定程度时，它们就会生长、运动，甚至崩解，从而发生空化，这些微小的气泡被称为空化核。空化阈是指在一定条件下，在液态介质中产生空化效应所需要的最低声强。空化阈受声波频率、静压、温度、流体成分、含气量等多种因素的影响，在特定条件下，较大的空化核（$R>0.1mm$）其空化阈主要取决于液体中的静压力，而较小空化核（$R<0.01mm$）的空化阈主要取决于其表面张力。根据空化效应的类型，空化阈可相应地分为稳态空化阈和瞬态空化阈，前者的数值远低于后者。

因此从理论上讲，当外界冲击波达到一定强度时，会在生物组织的液体环境中产生空化效应，但是目前冲击波作用于生物组织产生空化效应的证据较为有限。例如，1989 年威廉姆斯（Williams）等在受冲击波作用的狗动脉中并未检测到气泡活动，同时人体血液中至今也尚未找到空化现象发生的证据；而 1990 年，德洛易斯（deLuise）等在人肝组织中发现了体外冲击波引起的空化气泡生成与溃灭现象。

空化效应是冲击波独有的特性，其是一把双刃剑，具有帮助疏通闭塞的微细血管，松解关节软组织粘连等作用，但使用不当会造成组织损伤。因此，在临床医学实践中应正确发挥其有利作用，避免其有害作用至关重要。

（二）力学效应

冲击波是一种应力波和压力波，力学效应是冲击波引发物理、化学和生物学改变的原发机制，在冲击波对生物组织的作用中占主导地位，而热效应和空化效应则属于继发机制。

冲击波辐照生物介质时，若声强未达到空化阈或介质中没有空化核而不能发生空化时，此时的生物学效应主要是力学效应。虽然冲击波振幅很小，但其频率很高，其传递给介质的能量比一般声波大很多，其作用于物体时可产生较强的机械作用。冲击波振动可引起细胞质的运动和细胞质颗粒的震荡，从而产生"微按摩"作用，刺激半透膜两侧的弥散作用，促进蛋白质生物合成，增强组织的愈合能力。

在受到冲击波辐照时，在流体中产生的单向环流称为声冲流。声冲流在界面附近会产生显著的流速梯度，从而使流场中的物体受到切向应力的作用。离体悬浮红细胞溶血系统是研究切向应力生物效应的经典系统。1974 年，戴森（Dyson）在鸡胚血管中检测到血浆膜的损伤；1979 年，特哈尔（TerHaar）观察到鼠子宫血管内皮细胞膜的损伤和膜碎片。

在传声介质的界面上或声场不均匀处存在两种力：一种是与声束频率相同的震荡分量；另一种是稳衡的时间平均力，又称辐射力。在驻场波中，辐射力可导致血细胞瘀滞而形成凝结块，并在压力波节处形成红细胞带。

（三）热效应

冲击波的热效应是指冲击波在生物介质中传播时，其能量的一部分转变为热能作用于组织的现象。冲击波的热效应机制主要有两种形式：空化生热和谐波增热。空化生热是指冲击波作用于含气的液性组织时，引起组织内部发生瞬态空化，气泡崩解的瞬间在局部产生瞬间高温的现象；谐波增热是指有限振幅波作用于组织时，大量谐波的发生会产生远高于基波的热吸收，从而加强生热效应。另外，在冲击波照射骨组织时，在软组织与骨界面上会发生波形的转换，来自软组织的纵波部分转变为骨外膜处的横波，在软组织和骨中引起高吸收，从而增强热效应。冲击波在组织内产生的热能约 80% 由血液循环吸收，其余 20% 由邻近组织传导散失。冲击波的生热效应具有加速血液循环、促进代谢、改善局部组织营养、缓解痉挛及疼痛等作用。

三、冲击波在组织器官水平的生物学效应

（一）裂解高密度组织的作用

冲击波是一种携带能量的压力波，其在介质中传播时具有方向性，当其遇到障碍时会产生应力作用。冲击波裂解高密度组织的机制为：①冲击波进入高密度组织时对其表面产生力的作用，当作用力超过组织承受极限时则会在表面产生裂隙；②冲击波进入高密度组织后，在其内部产生强大的压力和拉力，使组织表面的裂隙增加，同时在组织内部产生裂隙；③冲击波到达高密度组织的后表面时，小部分被反射回高密度组织，大部分进入低密度组织中，从而产生张力使低密度组织后表面也出现裂隙。这些压力和张力形成复杂的应力场，从而使高密度组织发生裂解，这也是体外冲击波碎石的基本原理。

（二）松解组织粘连的作用

冲击波在不同密度的组织间传导时，会产生能量梯度差和扭拉力，从而发挥松解组织粘连、缓解组织挛缩的作用。冲击波进入人体后，会在脂肪、肌肉、韧带和骨等不同的组织界面处产生不同的机械效应，拉应力可以松解组织粘连，加速局部微循环；而压应力可以使细胞发生弹性形变，增加细胞摄氧量，改善细胞代谢状态。

（三）扩张血管及促进血管再生的作用

冲击波的空化效应能够疏通闭塞的微血管，加速局部微循环，从而提高神经肌肉系统的兴奋性，促进炎症的吸收和损伤组织的修复。冲击波可通过增加一氧化氮（nitric oxide，NO）和血管内皮生长因子（vascular endothelial growth factor，VEGF）的生成两种方式促进血管再生。NO 是参与组织损伤修复的重要因子，具有扩血管、促进血管生成和抗炎等作用。生理条件下，NO 的生成需要 NO 合成酶的催化，而冲击波刺激可以在无 NO 合成酶的条件下促进 NO 合成，促进血管再生。VEGF 是一种强力促血管生成因子，在骨组织修复过程中参与新生血管的形成。研究表明，低强度冲击波可以上调 VEGF 的表达，促进血管再生，如图 3-1 所示。

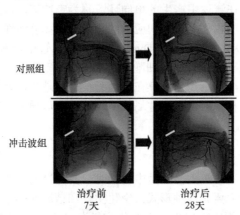

图 3-1　体外冲击波治疗促进血管再生，改善缺血动物模型肢体血供

（四）封闭神经末梢和刺激周围神经再生的作用

高强度冲击波具有封闭神经末梢和镇痛作用，其可能的机制有：①高强度冲击波对神经组织产生较强的力学作用，直接抑制神经末梢的兴奋性；②冲击波能改变痛觉感受器对疼痛刺激的敏感性；③冲击波能改变痛觉感受器周围的化学环境，抑制疼痛信号的传导；④冲击波能促进生长因子的合成和分泌。

近年来，低强度冲击波促进周围神经再生的机制成为研究热点。豪斯纳（Hausner）等研究了低强度冲击波刺激对坐骨神经自体移植大鼠神经再生的影响。结果显示，手术 3 周后实验组大鼠坐骨神经轴突生长速度显著快于对照组，且能够诱发一定振幅的神经动作电位。李（Lee）等则发现，低强度的冲击波治疗可以上调损伤神经的神经营养因子-3 的表达，增强施万细胞和巨噬细胞的活性，促进神经再生。

（五）促进伤口愈合和抑制组织纤维化的作用

大量研究结果表明低强度冲击波具有促进伤口愈合的作用，玛利娅（Merier）等将大鼠分为对照组、低强度冲击波治疗组和 VEGF 治疗组，术后 7 天检测皮瓣坏死面积，结果表明低强度冲击波治疗组和 VEGF 治疗组的坏死面积显著低于对照组。由此可见，低强度冲击波可通过促进血管再生，加速伤口愈合。最新研究表明，冲击波刺激可以降低瘢痕组织 αSMA 的表达，从而减少瘢痕组织的形成。因此，低强度冲击波未来有望成为组织损伤后瘢痕治疗的新手段。

四、冲击波在细胞水平的生物学效应

（一）冲击波对骨髓间充质干细胞的作用

骨髓间充质干细胞（bone marrow mesenchymal stem cells，BMMSCs）是一种具有多向分化潜

能的原始骨髓细胞，在不同条件下可分化为成骨细胞、软骨细胞、脂肪细胞、骨髓基质细胞、血管内皮细胞等。Wang 等的研究发现，冲击波的作用可使 BMMSCs 细胞膜发生超极化，进而激活细胞内网状激活系统（RAS），促进 BMMSCs 向骨原细胞分化和钙结节的形成，这表明 ERK 信号通路可能参与这一过程。也有研究显示，冲击波的这一作用是通过增强 c-Fos 和 c-Jun 蛋白磷酸化介导的，冲击波可使 c-Fos 和 c-Jun 蛋白磷酸化水平显著增高，进而促进细胞增殖。

（二）冲击波对成纤维细胞的作用

成纤维细胞广泛存在于肉芽组织、软组织和骨髓腔内，在结缔组织中，成纤维细胞以纤维细胞的形式存在，纤维细胞在功能上处于静止状态，在组织受到损伤等刺激时，可被激活而转变为成纤维细胞。成纤维细胞是纤维骨痂中的重要成分，其出现标志着骨折愈合过程的开始。研究表明，骨折断端经冲击波治疗后 2 周，透射电镜可观察到大量活跃增生的成纤维细胞，其细胞核体积增大，胞质内含大量粗面内质网、线粒体及高尔基体，细胞周围排列着大量的胶原纤维；而冲击波治疗 6 周后，这些成纤维细胞被包埋而形成骨陷窝。冲击波对成纤维细胞的这种作用是其促进骨折愈合的主要机制之一。

（三）冲击波对淋巴细胞的作用

近年来，冲击波在治疗慢性肌腱炎方面取得很大进展。在慢性肌腱炎病变中存在大量淋巴细胞，冲击波是否通过影响这些淋巴细胞的产生进而达到治疗目的，目前相关的研究较少。于城铁等研究发现（0.180 ± 0.015）mJ/mm^2 的低能冲击波能促进 PHA 激活的淋巴细胞增殖并分泌白细胞介素-2（IL-2）。这种效应可能的机制为：冲击波对细胞的物理作用诱发淋巴细胞弹性形变，进而激活人 T 淋巴细胞的 p38/MAPK，最终促进淋巴细胞增殖并分泌 IL-2。

（四）冲击波对肿瘤细胞的作用

冲击波对肿瘤细胞具有杀伤作用，肿瘤模型大鼠经冲击波治疗后，肿瘤生长出现延迟，且慢生性肿瘤较速生性肿瘤更敏感。冲击波辐照可在肿瘤后方产生液-气平面并产生空化效应，该效应可破坏肿瘤的微循环进而导致肿瘤坏死，冲击波的这种作用可被肿瘤坏死因子增强。另外，冲击波能增强肿瘤细胞膜的通透性，促进核糖灭活蛋白进入细胞并抑制其生长，这也是冲击波降低肿瘤细胞耐药性的可能机制。

第二节 冲击波生物学效应的分子生物学机制

冲击波主要通过三种途径发挥其生物学效应：力学效应、空化效应和生物热效应。目前认为冲击波发挥其生物学效应主要包括四个阶段：第一阶段为机械偶联阶段，机械负荷引起组织发生形态学改变；第二阶段为生化偶联阶段，人体细胞将机械信号转化为生物化学信号；第三阶段为信号转导阶段，生物信号通过复杂的信号通路在细胞内传导；第四阶段为效应细胞反应阶段，通过基因的表达、能量代谢改变等一系列反应对周围环境作出适应性改变。本节将主要围绕以上四个阶段对冲击波生物学效应的分子生物学机制进行阐述。

一、冲击波对细胞形态的影响

冲击波是一种压力波，其压力变化非常快，其快速增高的正相波和负相波段产生空化反应可引起组织表面张力增加，进而导致细胞形态改变。其正相波可使细胞体积缩小 2%，而负相波则可使细胞体积增加 10%。冲击波引起的细胞形态学改变已在多种细胞中被证实。体外细胞培养研究表明，冲击波能促进骨骼肌和平滑肌肌动蛋白基因的表达，促进细胞骨架重构。另外，冲击波刺激可使 BMMSCs 数量增多，这些细胞多呈圆形或立方形，且聚集在冲击波刺激的中心部位。利用冲击波处理小鼠白血病细胞系可引起细胞的严重损伤，除了细胞碎片外，还可观察到残存细胞的胞质中出现空泡、线粒体肿胀及微结构破裂、细胞膜通透性增加等。冲击波对细胞形态的影响具有短暂性的特征，盖玻片上培养的单层肾癌细胞经冲击波处理后，在形态学上分为三个区域：焦点区、边缘区和未受影响区。细胞骨架的变形是由细胞内微丝溶解所致，且变形的细胞可在 3 小时内发生细胞骨架的重构，并形成类似正常细胞的骨架网络。

二、冲击波与细胞机械力传导

细胞机械力传导是指细胞将机械刺激转化为生物学信号，从而使细胞适应物理环境的过程。当细胞机械感受器受刺激时，其机械门控通道开放并产生跨细胞膜的转导电流，细胞膜电位随之改变，进而引发一系列生物学效应。人体内许多生理活动都与细胞机械力传导密切相关，以关节软骨为例，当关节软骨受到机械刺激时，软骨细胞感应机械信号并将其转化为生物化学信号，从而调节细胞因子、转录因子、生长因子等的转录与表达，进一步调控细胞的合成与分解代谢过程。

冲击波可以穿透人体组织将压力作用于细胞，低强度冲击波可以通过瞬时压力触发人体细胞的机械力传导通路。研究表明，冲击波的抗炎、促进细胞增殖和血管生成的作用与细胞机械力传导有关。目前，冲击波触发细胞机械力传导的具体机制尚未完全阐明，但现有证据表明 mTORC1-FAK 信号通路可能参与这个过程。细胞骨架是维持细胞形态的重要结构，在细胞信号的发生与转导中发挥重要作用，黏着斑激酶（focal adhesion kinase，FAK）是黏着斑复合物中的一种细胞骨架相关蛋白，当黏着斑感受到机械刺激时，FAK 被磷酸化并激活其下游蛋白，从而促进细胞骨架重构，调节细胞的迁移和增殖。当 6 种不同能量等级的冲击波（$0.1mJ/mm^2$、$0.11mJ/mm^2$、$0.12mJ/mm^2$、$0.13mJ/mm^2$、$0.14mJ/mm^2$、$0.15mJ/mm^2$）作用于干细胞时，$0.12mJ/mm^2$ 组的 FAK 磷酸化程度最高；研究人员对 FAK 上游 GSK-3β、Akt 和 mTORC1 三个分子的进一步观察发现，只有 mTORC1 的抑制剂可以抑制冲击波介导的 FAK 磷酸化，说明冲击波通过 mTORC1 的激活促进 FAK 磷酸化，调节细胞生命活动。

三、冲击波对细胞信号通路的调控

（一）FAK 信号通路

FAK 信号通路是由胞质非受体蛋白酪氨酸激酶介导的细胞信号转导系统，是整合素信号转导网络系统的重要组成部分。FAK 信号通路参与多种生命活动，是细胞内外信号转导的中枢。FAK 在人体脑、肝、肾、骨等组织中普遍表达，参与细胞的生长、分化、迁移、恶变和凋亡等过程。在软骨细胞中，FAK 可以调控 II 型胶原的形成，促进软骨细胞的增殖和分化；在心肌细胞中可调节心肌细胞的生长，当心肌细胞受到牵拉刺激时，FAK 活性增强并介导新生大鼠心室肌过度生长。

人 FAK 多肽链主要有 4 个结构域，N 端的 FERM 结构域、中段的激酶结构域（PTK）、C 端的黏着斑靶向定位结构域（FAT），另外在 PTK 与 FAT 之间还有一段富含蛋白相互作用位点的结构域。FERM 结构域是整合素和生长因子受体的作用位点，整合素被激活后，其 β 亚基与 FERM 结合，将细胞外信号转导入细胞内；PTK 结构域是激活下游信号通路的区域，其内含 6 个可以被磷酸化的酪氨酸位点，分别为 Tyr397、Tyr407、Tyr576、Tyr577、Tyr861、Tyr92，其中 Tyr397 是主要的磷酸化部位，其磷酸化后可与 Src 结合，启动下游信号通路，Tyr576 和 Tyr577 的磷酸化可以增强 FAK 的活性；FAT 是 FAK 靶向黏着斑复合物的重要一员，其通过与桩蛋白和踝蛋白的结合调节肌动蛋白的聚合，富含蛋白相互作用位点的结构域则参与调节多条信号通路。

研究表明，低强度冲击波可通过整合素介导 FAK 的磷酸化。在成骨细胞接受冲击波刺激 0.5 小时、1 小时、2 小时、4 小时和 8 小时后，分别测定 FAK 磷酸化水平：Tyr397 位点的磷酸化显著增加，在 4 小时达到高峰；Tyr92 位点的磷酸化略有增加；而 Tyr576、Tyr577 位点不受影响。进一步研究发现，用整合素 siRNA 处理细胞后，特别是整合素 a_5 联合 $β_1$ siRNA 联合处理时，冲击波诱导的 Tyr397 位点的磷酸化减弱最明显，说明冲击波诱导的 FAK 磷酸化由整合素介导。

（二）ERK 信号通路

胞外信号调节激酶（extracellular signal-regulated kinase，ERK）是 MAPK 家族的成员，其信号传递参与细胞的增殖、生长和发育等生理活动。ERK 家族有 5 个亚族：ERK1～ERK5，其中对 ERK1 和 ERK2 的研究较为彻底，其主要参与细胞减数分裂、有丝分裂和有丝分裂后期细胞生理功能的调节。

ERK 信号通路的传递遵循 MAPK 的三级酶促级联反应，其基本传递途径为：RAS—Raf—MEK—ERK。当细胞外信号（如 EGF、TNF）与受体结合时，生长因子受体结合蛋白 2（GRB2）先后与激活的受体和 SOS 结合，形成受体-GRB2-SOS 复合物，SOS 进一步与 SOS 受体结合并导致胞质 SOS 向膜转位，在 RAS 附近形成高浓度的 SOS 并与 RAS-GDP 结合，使 RAS 由失活态转变为激活态，启动 RAS 通路。被激活的 RAS 可进一步与 Raf 结合使其转变为活化状态，Raf 的 C 端催化区能与 MEK 结合，使其第Ⅷ亚区中的两个丝氨酸磷酸化，从而激活 MEK，活化的 MEK 最后通过其 N 端区域与 ERK 直接连接启动 ERK 信号通路。

研究发现，低强度冲击波的促 VEGF 表达作用与 ERK 信号通路有关（图 3-2），冲击波可以上调细胞 ERK 和细胞核 HIF-1 的磷酸化水平，并且 HIF-1 可以与 VEGF-A 的启动子结合，但冲击波的这种作用可以被 ERK 特异性抑制因子 PD98059 减弱。另外，Chen YJ 等利用冲击波刺激动物骨缺损部位，结果发现 ERK 和 p38 活化，局部呈现典型的成骨表现。这些研究均表明：ERK 信号通路参与冲击波介导的细胞生命活动调节。

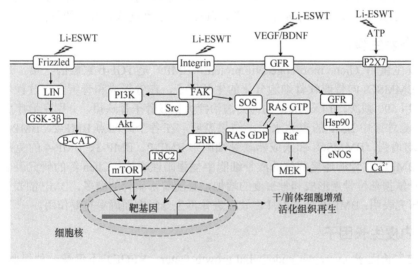

图 3-2　低强度冲击波对细胞信号通路的调控

Li-ESWT：低强度体外冲击波治疗；ATP：三磷酸腺苷；VEGF/BDNF：血管内皮生长因子、脑源性神经营养因子；P2X7：嘌呤能受体重组蛋白；Frizzled：膜受体卷曲蛋白；GFR：生长因子受体；Integrin：整合蛋白；LIN：层粘连蛋白；FAK：黏着斑激酶；PI3K：磷脂酰肌醇 3-激酶；SOS：鸟苷酸交换因子；Src：酪氨酸蛋白激酶；RAS GTP：RAS-GTPase 活化蛋白；GSK-3β：丝苏氨酸激酶；Akt：蛋白激酶 B；RAS GDP：RAS-GDPase 活化蛋白；Raf：Raf 蛋白激酶；ERK：胞外信号调节激酶；B-CAT：β-连环蛋白；eNOS：内皮型一氧化氮合酶；TSC2：结节性硬化症复合体 2；Ca²⁺：钙离子；mTOR：哺乳动物雷帕霉素靶蛋白；MEK：丝裂原活化蛋白激酶；Hsp90：热休克蛋白 90

（三）Wnt 信号通路

Wnt 信号通路在人体生长、发育、代谢及肿瘤形成过程中发挥重要作用，Wnt 信号通路通常被分为经典的 Wnt 信号通路和非经典 Wnt 信号通路两大类。经典的 Wnt 信号通路即 Wnt/β-catenin（β 联蛋白）信号通路，其通过 β 联蛋白在细胞核中的累积启动 Wnt 相关靶基因，以调节细胞的增殖和分化。非经典的 Wnt 信号通路则包括 Wnt/Ca^{2+} 和 Wnt/PCP 等途径，前者主要通过上调细胞内 Ca^{2+} 浓度活化 T 细胞核因子，而后者主要参与细胞发育阶段细胞骨架的重构。目前的研究发现，低强度冲击波可以激活经典的 Wnt 信号通路，体外冲击波作用 3 小时后，β 联蛋白磷酸化增强约 5 倍，而在整合素 siRNA 处理的细胞中，低强度冲击波介导的 β 联蛋白磷酸化受到抑制，说明经典的 Wnt 信号通路可能是冲击波的另一作用途径。

近年来的研究表明，低强度冲击波还可激活 PERK/ATF、ATP/P2X7、BNDF 等信号通路。

四、冲击波对基因表达的调控

冲击波生物学效应的最后一个阶段即细胞反应阶段，在这个阶段细胞通过调节基因的表达和能量代谢等对周围环境作出适应性改变。研究表明，冲击波可刺激人成骨细胞的促成骨基因和血管内皮细胞的血管生成相关基因的表达，下面将以 4 种热点的生长因子为例，介绍冲击波对细胞基因表达的影响。

（一）转化生长因子 β

转化生长因子 β（transforming growth factor-β，TGF-β）在成骨细胞细胞因子的分泌、细胞外基质的形成及细胞成熟等方面发挥着重要作用，是骨诱导过程中极具潜力的细胞因子。Chen 等用 500 频次、0.16mJ/mm^2 的冲击波刺激大鼠股骨干骨缺损部位，分别在治疗后 3 天、1 周、2 周、4 周检测局部转化生长因子 β$_1$（TGF-β$_1$）的表达。结果表明在冲击波作用后的早期，TGF-β$_1$ 的 mRNA 水平显著升高，但随着时间延长，这种效应迅速减弱。此外，有研究报道冲击波能诱导 BMMSCs 分泌 TGF-β$_1$，并通过这种方式促进其自身的生长和向成骨细胞的分化。

（二）骨形态发生蛋白

骨形态发生蛋白（bone morphogenetic protein，BMP）是 TGF-β 家族的一员，是目前已知的唯一能诱导 BMMSCs 向骨或软骨细胞分化的生长因子，在骨形成和骨折愈合过程中发挥重要作用。Wang 等用 500 频次、0.1mJ/mm^2 的冲击波治疗大鼠股骨干骨缺损，分别在治疗后 1 周、2 周、4 周、8 周检测骨痂中 BMP 的表达水平，结果表明，在各个时间点 BMP-2、BMP-3、BMP-4 和 BMP-7 表达均增强，BMMSCs 和未成熟软骨细胞中 BMP-2、BMP-3、BMP-4 的免疫组化染色呈强阳性，且 BMP-7 在骨痂连接部位的成骨细胞中呈强阳性表达。Chen 等的研究表明，低强度冲击波能促进骨缺损部位骨痂形成和骨密度的增加，且随着密质骨的增多，BMP 的表达水平也相应升高。这些研究表明：BMP 在低强度冲击波促进骨再生修复方面确有重要作用。

（三）血管内皮生长因子

血管内皮生长因子（vascular endothelial growth factor，VEGF）不仅是一种促血管生成因子，其在成骨细胞、破骨细胞和软骨细胞的分化中也扮演着至关重要的角色。研究发现，低强度冲击波可以通过 RAS—Raf—MEK—ERK 信号途径促进 *VEGF-A* 基因的表达。在腱鞘炎动物模型中，冲击波刺激可使实验组动物 VEGF 的表达在第 1 周开始增强，直到第 12 周才逐渐减弱，其新生血管数目从第 4 周开始增加，并明显高于对照组。

（四）表皮生长因子

表皮生长因子（epidermal growth factor，EGF）是一种强力的促细胞分裂因子，其可与细胞膜特异性 EGF 受体结合，具有促进胚胎发育、加快烧伤组织修复、促进坏死肝细胞再生等功能。有研究人员发现，接受冲击波碎石的患者，在治疗后 1 天其尿液中的 EGF 水平迅速升高并达到高峰，持续 3 天左右后逐渐下降，表明冲击波治疗可能促进 EGF 的合成与分泌，而关于低强度冲击波对 EGF 的影响需要进一步研究证实。

五、冲击波对线粒体及细胞能量代谢的影响

线粒体是真核细胞中重要的细胞结构，在能量代谢、储存 Ca^{2+}、调节细胞增殖、分化和凋亡中发挥重要作用。冲击波对线粒体的影响具有剂量依赖性，高强度冲击波可使线粒体肿胀、线粒体嵴变平、储存 Ca^{2+} 能力下降，进而导致细胞内 Ca^{2+} 水平升高，诱发细胞坏死。而低强度冲击波则可以增加脂肪干细胞中 ATP 水平，从而提升脂肪干细胞治疗的成功率。此外，研究发现低强度冲击波可以通过激活嘌呤能信号通路和 p38/MAPK，促进 ATP 的释放，在伤口愈合过程中发挥积极作用。最新的研究表明：冲击波促进骨肉瘤细胞内 ATP 的释放，ATP 又与 P2X7 受体结合增强细胞膜的通透性，从而增强了骨肉瘤细胞对甲氨蝶呤的敏感性（图 3-3）。

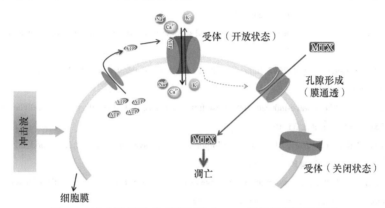

图 3-3　冲击波促进骨肉瘤细胞内 ATP 释放诱导细胞死亡

思 考 题

1. 冲击波的生物学效应分类有哪些？
2. 冲击波有哪些物理效应机制？
3. 冲击波在组织器官水平生物学效应有哪些？
4. 冲击波发挥其生物学效应需经过哪几个阶段？
5. 冲击波可以调节哪些细胞信号转导通路？
6. 冲击波对线粒体及细胞能量代谢的影响有哪些？

主要参考文献

郭应禄. 2021. 医用冲击波的基础与临床. 北京: 北京大学医学出版社.

郭应禄, 吕福泰, 吴祈耀. 2021. 医用冲击波的基础与临床. 北京: 北京大学医学出版社.

吴鑫杰, 刘立华, 张庆宇. 2020. 新型冠状病毒疫情防控期间股骨头坏死防治策略专家共识. 中国修复重建外科杂志, 2020(8): 1031-1035.

邢更彦. 2015. 骨肌疾病体外冲击波疗法. 2 版. 北京: 人民军医出版社.

Buarque D E, Gusmao C V, Batista N A, et al. 2019. Effect of low-intensity pulsed ultrasound stimulation, extracorporeal shockwaves and radial pressure waves on Akt, BMP-2, ERK-2, FAK and TGF-beta1 during bone healing in rat tibial defects. Ultrasound Med Biol, 45: 2140-2161.

Chen R F, Lin Y N, Liu K F, et al. 2020. The acceleration of diabetic wound healing by low-intensity extracorporeal shockwave involves in the GSK-3beta pathway. Biomedicines, 9(1): 21.

Chen Y J, Wang C J, Yang K D, et al. 2004. Extracorporeal shock waves promote healing of collagenase-induced Achilles tendinitis and increase TGF-beta1 and IGF-I expression. J Orthop Res, 22: 854-861.

Császár N B, Angstman N B, Milz S, et al. 2015. Radial shock wave devices generate cavitation. PLoS One, 10(10): e0140541.

Delius M, Denk R, Berding C., et al. 1990. Biological effects of shock waves: cavitation by shock waves in piglet liver. Ultrasound Med Biol, 16: 467-472.

Katz J E, Clavijo R I, Rizk P, et al. 2020 . The basic physics of waves, soundwaves, and shockwaves for erectile dysfunction. Sex Med Rev, 8(1): 100-105.

Lee J H, Kim S G. 2015. Effects of extracorporeal shock wave therapy on functional recovery and neurotrophin-3 expression in the spinal cord after crushed sciatic nerve injury in rats. Ultrasound Med Biol, 41: 790-796.

Liu T, Shindel A W, Lin G, et al. 2019. Cellular signaling pathways modulated by low-intensity extracorporeal shock wave therapy. Int J Impot Res, 31: 170-176.

Meirer R, Brunner A, Deibl M, et al. 2007. Shock wave therapy reduces necrotic flap zones and induces VEGF expression in animal epigastric skin flap model. J Reconstr Microsurg, 23: 231-236.

Moya D, Ramón S, Schaden W, et al. 2018. The role of extracorporeal shockwave treatment in musculoskeletal disorders. JBJS, 100(3): 251-263.

Priglinger E, Schuh C, Steffenhagen C, et al. 2017. Improvement of adipose tissue-derived cells by low-energy extracorporeal shock wave therapy. Cytotherapy, 19: 1079-1095.

Qi B, Yu T, Wang, C, et al. 2016. Shock wave-induced ATP release from osteosarcoma U2OS cells promotes cellular uptake and cytotoxicity of methotrexate. J Exp Clin Cancer Res, 35: 161.

Sorg H, Zwetzich I, Tilkorn D J, et al. 2021. Effects of extracorporeal shock waves on microcirculation and angiogenesis in the in vivo wound model of the diver box. Eur Surg Res, 62: 134-143.

Sung P H, Yin T C, Chai H T, et al. 2022. Extracorporeal shock wave therapy salvages critical limb ischemia in B6 mice through upregulating cell proliferation signaling and angiogenesis. Biomedicines, 10: 117.

第四章　冲击波设备及相关配套设备

第一节　冲击波设备及操作要求

医学随着人类对自然的认知和工具的发明不断进步，旧石器时代晚期（约 1.8 万年前）山顶洞人便开始使用骨针、骨锥，说明能用砭针治疗外伤科疾患；《史记·扁鹊仓公列传》记载的"砭镰"，则说明新石器时代已出现外科手术器械的雏形。迈入工业化时代，各种手术工具更是层出不穷，手术机器人近些年甚至意欲大行其道。20 世纪初，在手术高死亡率和军工业高速发展的背景下，冲击波的发现促使冲击波设备及冲击波医学的诞生。由此，医师治病的工具多了一把不流血的手术刀——体外引发冲击波（设备）。

1970 年，世界首台冲击波原型机在德国多尼尔（Dornier）实验室诞生。1980 年，Christian Chaussy、Bernd Forssmann 和 Dieter Jocham 使用试验机 Dornier 人类 1 号原型机（Dornier Human Mechine 1，HM1）在德国慕尼黑大学格罗斯哈登医院成功粉碎肾结石，拉开了冲击波"无创"治疗的历史序幕（图 4-1）。1983 年，第一台商用肾结石碎石机 Dornier HM3 在德国斯图加特医院投入使用，并于次年推广到美国（图 4-2）。冲击波与磁共振、计算机断层扫描（CT）并称为 20 世纪 80 年代三大医疗设备发明。

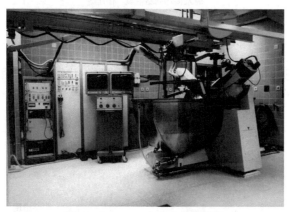

图 4-1　Dornier 人类 1 号原型机

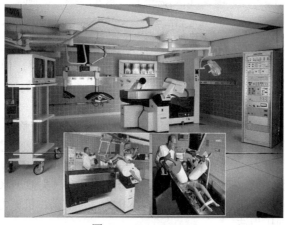

图 4-2　Dornier HM3

冲击波设备主要由高电压发生器、冲击波波源、声脉冲聚焦系统、影像定位系统（X线、超声或双重定位）、控制柜、人机耦合系统、操作系统等组成。不同厂家还配置有耦合摄像系统、水循环系统、间距传感器、超声检测器、激光瞄准装置、恒温保护装置、信息管理系统、治疗床等（图4-3）。

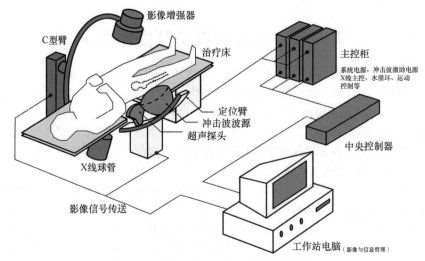

图4-3　现代冲击波治疗机系统示意图

主控柜负责各底层硬件的功能控制，中央控制器负责系统各模块协同工作，如影像定位时影像与机械臂运动的协同；冲击波释放时水循环回路恒温、恒压等

一、冲击波的波源类型

冲击波波源是冲击波治疗设备的核心，决定着冲击波治疗时能否作用于预定的治疗深度、实现相应的生物学效应（图4-4）。

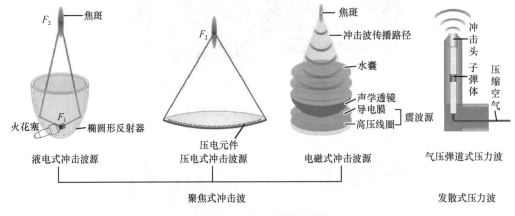

图4-4　冲击波原理对照

根据波源产生的方式分为液电式冲击波源（亦称为火花塞式，简称液电式）、压电式冲击波源（简称压电式）、电磁式冲击波源（简称电磁式），它们通过耦合装置将能量投射到体内一定深度、集中到一个狭小的空间（焦域），因此统一归为聚焦式冲击波（图4-5）。气压弹道压力波则是通过金属子弹体高速撞击金属靶，产生能量在径向上传导、分布（类似于水滴落在水面上泛起的涟漪），其能量分散、作用深度浅表、衰减速度快，本质上是声震荡、机械力刺激，因此又称为发散式压力波（图4-6）、径向压力波。

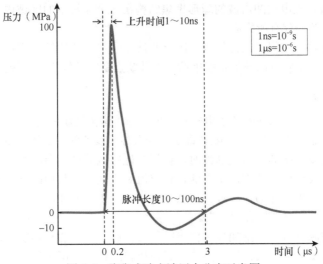

图 4-5 聚焦式冲击波压力分布示意图

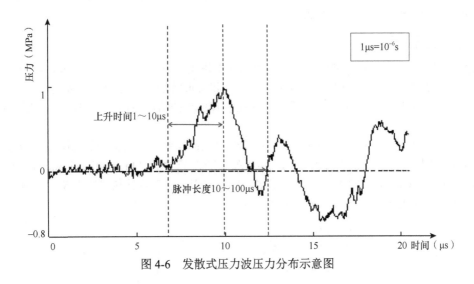

图 4-6 发散式压力波压力分布示意图

（一）液电式冲击波

液电式波源是第一代冲击波波源，水下电极与电容器储存的高压电突然接通时（1μs 内达到 15 000～25 000V），火花隙内发生与雷电相似的剧烈放电现象，其产生的巨大能量使火花隙周围的水骤然蒸发，导致周围流体快速膨胀向四周产生冲击波，经半椭圆球面聚焦、反射，将能量作用于第二焦点。

液电式冲击波设备性能稳定、安全可靠，冲击波能量强大、焦域宽大。但其也存在一些缺点，包括：①占用空间大，电极使用寿命有限、成本高，电极剥蚀损耗导致焦点抖动、能量输出不稳定，需要经常更换，成本高；②火花放电产生的噪声大，影响患者情绪；③治疗时需要麻醉和采用复杂的 X 线定位系统。因此，Dornier HM3 被称为"最贵的浴缸"。

（二）压电式冲击波

压电式冲击波波源是由多个压电陶瓷元件镶嵌在金属球冠内表面而成，高压电脉冲压电元件激发陶瓷元件产生厚度谐振，继而沿球冠半径方向向介质中辐射超声脉冲，在球心会聚产生冲击波。通过火花隙、高压电和微爆技术产生的冲击波影响了其峰值能量、频率和总能量，减少了治疗所需的时间和次数。压电式冲击波的球形聚焦结构在一个非常小的区域内，且用脱气水代替了蒸汽水，峰值压力较第一代有所提高。

由于压电型波源结构牢固、工艺精细，因此其波源焦点位置比较稳定；此外，无水浴环境减少了麻醉要求，改进了除碎石以外的功能用途。但其缺点是能量偏低，焦域偏小。

（三）电磁式冲击波

现代大多数多功能碎石机都配备了电磁式冲击波源，这类波源的电-声能量转换原理类似广播器材中的动圈式扬声器（喇叭）。在电磁装置中，绕有导电线圈的磁盘用绝缘材料封固后与金属膜片贴合在一起。导电线圈接通高压电脉冲时，根据电磁感应原理，会产生一个磁力线方向与平板垂直的磁场，该磁场在金属膜片中产生电流，该电流又产生一个与原磁场极性相反的磁场，这样在线圈和金属膜之间产生排斥力，导致其突然运动和产生相应的冲击波传播，在充满水的激波管筒中通过声透镜聚焦，经水囊耦合到体表。

电磁式冲击波波源具有许多附加技术优势：①波源最初产生的高强度超声波，由于非线性效应，于到达焦点前转变为冲击波；②焦点位置和声压幅度稳定、可重复性好；③定位精准，治疗过程中不需麻醉辅助。此外，其体积小，无放电噪声，可轻松集成到多功能机器中；使用寿命可达数百万次以上，维护和运行成本低。

（四）发散式压力波

可控爆炸产生能量导致子弹体在弹道内高速撞击探头，撞击产生弹道压力波，或径向压力波，过去有人将其称为发散式压力波，但按照物理定义和波形特征判断更像是"普通"声波，因为它们具有较低的峰值压力、较慢的上升时间，并在没有焦点的情况下向外传播，只作用于人体浅表组织。

由于其作用机制属于机械力刺激，我国国家食品药品监督管理局编制的《医疗器械分类目录》中，将它们列为"理疗设备"。2017 年，国际医学冲击波学会（International Society for Medical Shockwave Treatment，ISMST）发表的"术语和定义共识声明"将其从"冲击波"中剔除。

聚焦式冲击波与径向压力波原理对照如图 4-7 所示。

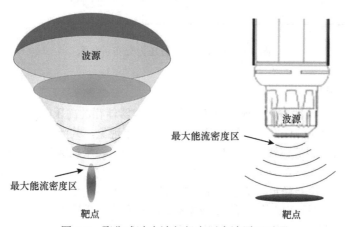

图 4-7　聚焦式冲击波与径向压力波原理对照

二、冲击波治疗室环境要求

治疗室电气安装应符合相应的国家标准。设备运行一般室内温度 0～32℃，湿度 30%～75%（无凝露），南方潮湿或北方干燥地区，可视气候条件配备空调和除湿、加湿设备。

（一）治疗室的配置

无须 X 线透视的冲击波治疗室对环境要求较低，电气安装符合通用标准即可。

高能量冲击波治疗骨病、结石通常需要结合 X 线透视定位病灶。因此，根据电离辐射防护国家标准必须进行隔室操作，主机设备必须进行电离辐射防护。治疗室布局规划可参照图 4-8。

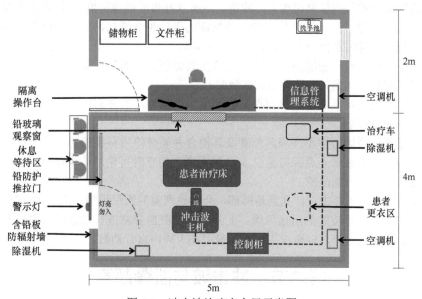

图 4-8　冲击波治疗室布局示意图

天花板、地板及墙体需采用铅防护，斜线框为铅防护玻璃；房间尺寸为最低推荐值

（二）治疗室的管理要求

治疗室应严格按照《医疗机构消毒技术规范》进行消毒。

每天治疗结束，需进行紫外线消毒。

不能在易爆和（或）易燃气氛中使用，如麻醉剂、清洁剂或消毒剂所产生的蒸气空间。

（三）设备清洁、消毒要求

每次新的治疗前或每个新的患者开始治疗，需要检查耦合区域是否清洁或损坏，并对耦合区进行清洁/消毒（无须杀菌）。每个患者治疗后立即（不超过 10 分钟）用干净的一次性纸巾彻底清除耦合区域的耦合剂，然后继续用消毒剂对耦合区域进行消毒（上次治疗或预清洁后 2 小时内）。

戴一次性手套对设备清洁、消毒，可使用市售的水溶性医疗仪器清洁剂清洁（不必灭菌），用柔软湿润的布清洁机器表面，或使用无绒非循环材料的一次性纸巾。

禁止使用粗糙或腐蚀液溶剂，不能包含乙醇、有机溶剂（如苯、丙酮或氯化烃等）、醛或者油等；禁止使用喷射式消毒剂，杜绝清洁或消毒溶剂、湿气进入机器；清洁和消毒前关闭设备并拔出电源插头，保持插头、插座干燥。

三、冲击波操作要求

（一）人员要求

冲击波治疗师需具备相关医学专业知识背景、完成厂家要求的操作培训，方可进行冲击波的治疗操作。在第一次使用设备前，操作员必须详细阅读并理解产品说明书。

操作具有 X 线定位功能设备的冲击波治疗师，需定期进行放射防护培训考核；操作具有超声定位功能设备的冲击波治疗师，需具备超声专业相关资质。

操作前常规执行手卫生，用流动水、洗手液规范洗手或使用含氯、乙醇或过氧化氢的速干手消毒剂进行消毒。

（二）冲击波操作风险告知及对策

冲击波治疗的疗效与剂量密切相关，冲击波剂量（冲击波能流密度 × 冲击波数量）和不良反应之间有一个相互关系。冲击波剂量增加，并发症的风险也会增加。此外，患者年龄、血压、心脑血管疾病或糖尿病等因素会增加冲击波治疗的风险。

冲击波治疗过程中会产生噪声，为防止患者受到惊吓并在治疗期间不经意移动，建议在治疗过程中为患者佩戴护耳（尤其是治疗肩部区域时）。

中枢神经系统及其神经丛禁止暴露在冲击波下。根据神经的分布位置，选择治疗点时避免将神经直接暴露在冲击波下。

使用心脏起搏器或因心律不齐服药患者及其他合并高风险内科疾病患者应予以特别注意。起搏器及其电极应与冲击波聚焦点保持至少 5cm 的距离。治疗时可使用心电图进行监控，有条件的医院可配置心脏病专家协助监控。

在气化器官周围应用冲击波，尤其是肺部，会导致严重的组织损伤，故禁止在胸部区域使用。

冲击波会加大治疗区皮肤的出血风险。尤其是存在凝血异常或长期使用抗凝血药物（如苯丙香豆素）的患者应谨慎治疗，轻微皮下出血一般可在 1 周内自行消散。

第二节　冲击波与肌骨超声

一、肌骨超声的发展

自 1972 年以来，有人将超声第一次应用于肌肉骨骼系统，超声医师便开始逐步探索哪些结构可以被超声可视化。随着技术的进步，超声可以看到更为精细的结构，同时可以在患者没有临床症状时发现组织异常。通过超声可以对肌肉长度、回声、硬度、肌纤维的夹角进行观察，分辨正常与异常组织、评估疾病的程度。

与其他检查相比，肌骨超声具有动态检测能力、分辨率高、成本相对较低、无电离辐射等优势。近年来，在运动损伤、风湿免疫疾病、肌骨肿瘤、康复及疼痛医学中应用逐步加深，为临床提供可靠依据。

近年来，我们看到了超声系统的技术发展，既有软件（如提高对比度分辨率和彩色多普勒的算法），也有换能器（如引入矩阵探头、频率＞20MHz 和新的聚焦系统）。肌骨超声对表浅的结构研究具有一定的挑战性，而这些重大的技术改进在肌肉骨骼成像领域尤为重要。

除了常规超声外，剪切波弹性成像（shear wave elastography，SWE）可检测肌肉在放松、收缩状态下的生理状态，在二维超声基础上叠加组织弹性图，能更好地显示组织软硬度和弹性。

二、肌骨超声对疾病的诊断及定位

常规定位方法有痛点定位、解剖标志结合痛点定位、X 线定位等，其中超声定位方法具有实时、无创、操作简便、迅速、价格亲民的优点，可以清晰地显示骨骼周围软组织病变，如肌肉、肌腱、关节囊、韧带、滑囊等，为冲击波治疗精准定位。且超声对于钙化较为敏感，可以在骨不连冲击波治疗中发挥重要作用。超声可根据疼痛的解剖部位多方位、多平面扫查，在检查过程中可以动态观察肌腱、关节等的实时运动。另外，在排除治疗部位有无冲击波禁忌证方面，有着CT、MRI 等无法替代的作用。

（一）软组织疾病

1. 肩袖损伤　肩袖是肩胛下肌、冈上肌、冈下肌、小圆肌及肌腱构成的包裹肱骨头的袖套样结构，可维持肩关节的稳定。肩袖损伤是最常见的肩关节病变，好发于冈上肌腱，也可累及其他3个肌腱。分为急性肩袖撕裂和慢性退行性变，两者可互为因果：肩袖微小撕裂可继发慢性改变，包括肩袖玻璃样变性、瘢痕形成、钙化沉积等；在慢性肌腱病的基础上，更易发生撕裂。

超声可观察患肩肌腱内部回声、纤维走行，关节腔及三角肌下滑囊内是否存在积液，同时观察肱骨头表面有无增生和缺损，滑膜有无增生，肱二头肌长头腱及腱鞘是否有异常变化，若图像出现肌腱无法显示、肌腱部分变薄、肌腱部分缺损、肌腱内异常回声可诊断为肩袖损伤。高频超声中可观察到肩袖连续性中断、肌腱部分缺损、裂口内无回声或不均匀回声，根据肌腱形态变化和撕裂处回声情况进一步评估肩袖损伤程度（图4-9）。

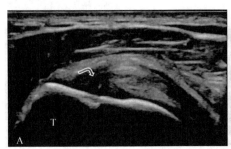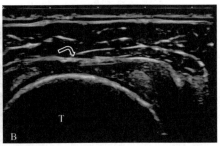

图4-9　冈上肌撕裂

（A）冈上肌腱增厚，结构层次欠清晰，大结节附着端可见片状低-无回声区（弯箭）；（B）冈上肌腱大部分撕裂，三角肌下滑囊紧贴肱骨大结节。T：肱骨大结节

2. 肌腱病　肌腱是连接肌肉与骨骼的质韧组织，由少量细胞和大量细胞外基质组成。当受到的机械负荷超过其可承受范围时，肌腱组织会逐渐变性，失去原有的组织结构和力学性能，进而演变为肌腱病。肌腱的自我修复过程缓慢，发生病变后容易形成纤维沉积和瘢痕，导致治疗困难和造成较高的病变复发率。肌腱病是一种复杂的、多方面的肌腱病理，其特征是疼痛、功能下降和运动耐量降低。最常见的过度使用肌腱病见于肩袖肌腱、肘关节内侧和外侧上髁、髌腱、臀肌腱和跟腱（图4-10~图4-12）。冲击波可以缓解疼痛、促进组织再生和钙化破坏等。

肌腱病超声表现为肌腱肿胀增厚、回声减低，常出现在附着点处，内部可有散在弱回声区，也可见撕裂形成的无回声，血流信号可丰富或不丰富，丰富代表炎症活跃。肌腱附着处骨皮质可不光滑，强回声的突起为附着点骨赘形成，可突入肌腱内。

其中钙化性冈上肌腱炎一般是指患者在劳动中受损或者由于外伤等原因而引起的肌腱出现退行性改变的疾病，患者肩部活动范围受到急性或慢性疼痛的限制，从而限制了日常生活活动。体外冲击波是一种机械性的脉冲压强波，是通过物理介质进行传导，利用液电效应或者电磁效应穿透并聚焦于人体的特定组织上，对细胞因子的表达等产生一定的影响，从而达到治疗患者疾病的目的。超声表现为肌腱局部增厚，肌腱内可见钙化灶，内部可见回声减低或者信号不均匀（图4-13）。

3. 肌筋膜疼痛综合征（MPS）　是一种局部综合征，其特征是疼痛、肌肉痉挛、过度敏感和由肌肉和筋膜收缩纤维上的触发点（myofascial trigger points，MTrPs）导致的活动范围受限。MPS是导致背痛、肩痛、紧张型头痛和局部疼痛（如面部疼痛）最常见的原因。它是肌肉骨骼系统残疾的主要原因之一。临床常通过消炎、理疗、针灸、中医手法治疗缓解患者疼痛，但传统中医手法判断MTrPs位置并非客观的评估方式，极易出现定位错误而影响整体疗效。

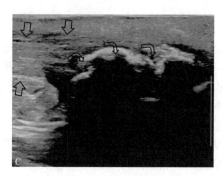

图 4-10　跟腱炎

跟腱（空心箭）跟骨附着端增厚，回声减低，内可见团状强回声（弯箭）；C：跟骨

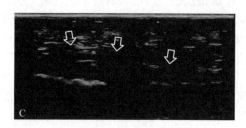

图 4-11　跖筋膜炎

足跟部：跖筋膜增厚，形态饱满，回声减低（空心箭）；C：跟骨

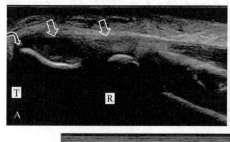

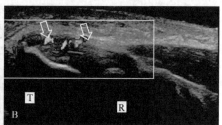

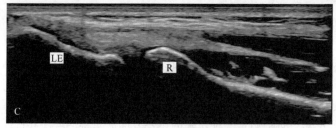

图 4-12　肱骨外上髁伸肌总腱病变

患侧伸肌总腱长轴切面（A、B）显示伸肌总腱（空箭头）肿胀，回声减低，内可见片状低回声（弯箭）；健侧伸肌总腱长轴切面（C）伸肌总腱回声均匀，纤维结构层次清晰；LE：肱骨外上髁；T：肱骨大结节；R：桡骨

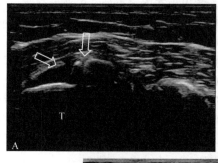

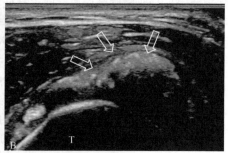

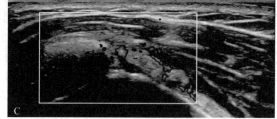

图 4-13　钙化性冈上肌腱炎

冈上肌腱长轴切面（A）及短轴切面（B）均可见团状强回声（空心箭），周边血流信号增加（C）；T：肱骨大结节

超声可以发现肌肉的形态、回声、硬度的变化，评估病变程度及定位病变位置（图4-14）。SWE能够间接或直接反映组织内部力学属性，通过辨别正常组织、邻近区、病灶区，判定MTrPs。

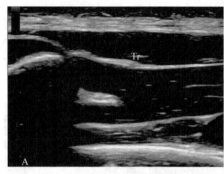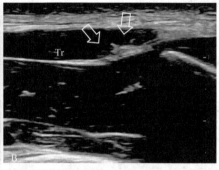

图4-14　肌筋膜疼痛综合征
健侧（A）、患侧（B）斜方肌、大菱形肌短轴对比，患侧增厚，回声减低，肌筋膜增厚（空心箭）。Tr：斜方肌

4. 梨状肌综合征（piriformis syndrome，PS）　是由梨状肌（PM）长时间或过度收缩引起的。因为靠近坐骨神经，PS与臀部和下肢的疼痛有关，是一种由梨状肌水平的坐骨神经卡压引起的神经肌肉疾病。若未及时治疗可导致肌肉萎缩，严重影响运动功能。因此，早期诊断可以避免慢性躯体功能障碍和肌无力，高灵敏度的筛查试验可以指导临床医生进行下一步适当的PS诊断。超声可显示梨状肌及坐骨神经形态、纹理、厚度等，在梨状肌综合征辅助诊断中有一定应用。

正常梨状肌纵断面呈带状斜行肌性结构，轮廓清晰，肌外膜纤细平滑，肌纹理清晰，内部肌束平行排列，回声均匀，此断面可见位于深方的坐骨神经处于横断面，为圆形或不规则形高回声，内部点状低回声；横断面梨状肌呈三角形或半圆形，内部低回声或间伴点状强回声，此断面上坐骨神经呈纵行束状高回声，边界清楚，走行自然，内部呈平行排列、不完全连续低回声及分隔期间强回声带。与健侧梨状肌纵断面相比，患侧梨状肌厚度增加、肌外膜增厚，肌纹理显示模糊，内部结构紊乱，回声分布不均匀，出现局限性或弥漫性增强或降低；纵断面坐骨神经增粗，边界不清，走行稍迂曲，平行排列线性回声连续性中断，内部回声不均匀（图4-15）。

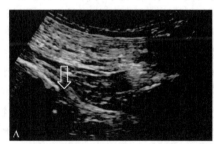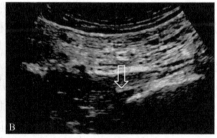

图4-15　梨状肌综合征
健侧（A）与患侧（B）梨状肌长轴（空箭头）对比，患侧较健侧增厚，形态饱满，回声减低，与周围组织分界不清

5. 滑囊炎　是指滑囊的急性或慢性炎症。滑囊作为结缔组织中的囊状间隙，滑囊内壁的滑膜正常时可以分泌少量滑液。滑囊具有减少摩擦损伤、促进润滑、增加关节及肌腱运动灵活性的作用。少数滑囊与关节相通，位于关节附近的骨突与肌腱或肌肉、皮肤之间。滑囊炎可以由损伤引起，部分是直接暴力损伤，有些是关节屈、伸、外展、外旋等动作过度，经反复、长期、持续的摩擦和压迫使滑囊劳损从而导致炎症，滑囊可由磨损而增厚。另外，感染病灶所带的致病菌可引起化脓性滑囊炎，痛风合并肘关节脱位可导致鹰嘴滑囊炎。滑囊炎还可能与肿瘤有关。

既往通过常规X线、CT、MRI等影像学检查进行诊断。然而，X线检查对滑囊炎的诊断缺乏特异性，CT及MRI检查费用高，且不能进行实时检查。随着肌骨高频超声的快速发展，其以诊断迅速、价格低廉、实时多部位对比检查、无射线损害及可精确进行超声引导下介入治疗等优点，已成为滑囊炎首选的影像学检查方法。

超声可显示滑囊扩张，扩张的滑囊内可见积液及滑膜增生，检查浅表滑囊时可涂较厚的耦合剂或应用耦合垫进行检查。

例如，髌前滑囊炎是发生于髌前滑囊内的无菌性炎症。以膝前部疼痛、活动受限和局限性压痛为主要临床表现，一般是由髌骨前侧及附近外伤、长期外力摩擦或压迫造成的滑囊炎。超声检查示髌骨与皮肤之间可见囊性扩张，纵切呈长条形，横切呈椭圆形，部分范围可超过髌骨（图4-16）。

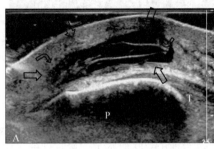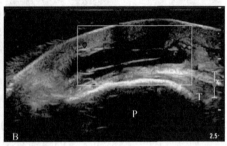

图 4-16　髌前滑囊炎

患者髌腱近端长轴超声检查显示髌腱及髌骨浅方与皮肤之间滑囊扩张（空心箭），其内可见积液及滑膜增生（弯箭）（A），囊壁尚可见少量血流信号（B）；P：髌骨；T：髌腱

（二）骨性关节炎

骨性关节炎（osteoarthritis，OA）是一种慢性、渐进性、关节软骨退行性病变，累及一个或多个关节。临床表现为进行性疼痛、关节肿胀、僵硬、活动受限。

髋关节骨性关节炎是以慢性进行性软骨变性和软骨下及关节周围新骨形成为主要特点的退行性疾病。多见于老年人，发病率随年龄增大而升高。膝关节骨性关节炎是指由于膝关节软骨变性、骨质增生而引起的一种慢性骨关节疾病，主要表现是关节疼痛和活动不灵活。踝关节骨性关节炎为慢性进行性疾病，常伴有软骨退变，主要为创伤后关节炎，多见于骨折和韧带损伤后。

随着年龄的增长，结缔组织不断老化，自然的病程演变一般不能逆转，但通过治疗可解除症状，改进活动范围，增强关节稳定，延缓进程。超声检查可发现骨关节的一些特征性改变（图4-17）：①关节腔积液、滑膜增生：表现为关节囊扩张，内为液性暗区，积液量的多少与病变程度有一定关系；关节滑膜炎：增生的滑膜在积液的衬托下清晰可见，滑膜可呈绒毛状、结节状或片状弱回声（图4-17A）。②关节间隙变窄，半月板向外挤出（图4-17B）。③游离体（图4-17C、图4-17E）。④增生的骨赘，在声像图上表现为自骨缘突出的强回声，后伴声影（图4-17B）。⑤部分患者可在肌腱的附着点形成骨赘，特别容易出现在股四头肌腱及髌腱，表现为肌腱附着局部骨皮质不光滑，可见多个强回声突起突入肌腱附着点处（图4-17A）。⑥关节面软骨厚度改变，早期表现为软骨表面轮廓不清、内部回声增强，后期软骨较薄、厚薄不均，甚至消失（图4-17D）。⑦腘窝囊肿，可见腘窝内侧腓肠肌与半膜肌之间滑囊扩张（图4-17E）。

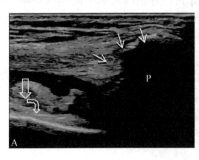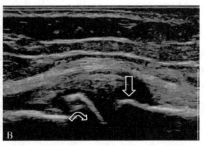

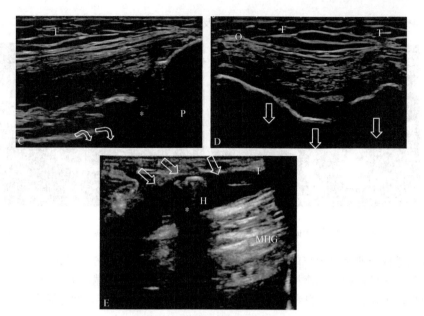

图 4-17 膝关节骨关节炎

（A）髌上囊内积液（空心箭）、滑膜增生（弯箭），股四头肌腱附着端骨皮质毛糙，可见强回声突入肌腱附着端（细箭头）；（B）关节间隙变窄、半月板（空心箭）回声不均，向胫骨内侧突出，股骨边缘可见强回声凸起（弯箭）；（C）髌上囊内游离体（*），后伴声影（弯箭）；（D）股骨髁间软骨（空心箭）薄厚不均，回声强弱不等；（E）膝关节后侧腘窝囊肿（空心箭）并游离体（*）形成。

F：股骨；T：胫骨；P：髌骨；MHG：腓肠肌内侧头；O：增生的骨赘；H：关节面软骨厚度改变；*：游离体

（三）骨科疾病

骨不连及骨折延迟愈合是骨科常见的骨折并发症，机械稳定性差和血供障碍是骨不连的重要原因。对不同类型的骨不连，治疗方法也不尽相同。一些老年患者因体内装有假体无法行 CT 或 MRI 检查，利用超声可以较早发现骨痂的产生，其无创、简便易操作、多切面、实时扫查的优点，可以填补这一缺失，为疾病的诊断及随访提供有价值的信息（图 4-18）。

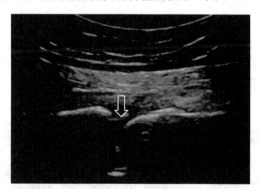

图 4-18 骨不连

骨皮质毛糙，局部连续性中断（空箭头），断端未见明显移位

三、病　例

1. 臀肌挛缩 患者，女，57 岁，双侧髋关节活动受限 6 个月余，双侧臀部查体发现臀部凹陷，超声对梨状肌进行检查（图 4-19），利用肌骨超声检查明确诊断。在超声引导下明确病变部位并标记，包括挛缩距皮缘深度、肌束走向、挛缩范围，然后利用体外冲击波治疗。根据患者肌骨超声检查所显示的严重程度制订冲击波治疗方案，超声定位下设定能量、治疗频次，每次治疗间隔

时间一般4～5天，5～7次为一个疗程。在冲击波治疗后进行肌骨超声检查，观察二维声像图变化。

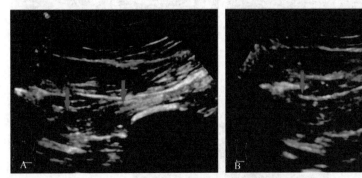

图 4-19 梨状肌挛缩冲击波治疗前后

（A）冲击波治疗前，梨状肌变薄，回声增强，结构不清；（B）冲击波治疗后，梨状肌条索状强回声消失，结构层次较治疗前清晰

2. 钙化性冈上肌腱炎治疗前后 患者，女，54 岁。左肩疼痛 6 个月余，经药物治疗无效，遂来我院要求冲击波治疗，超声检查显示：肱二头肌腱大结节附着端可见一团状强回声（图 4-20）。准确定位后，于体表标记，患者采取坐位，应用发散式压力波治疗，治疗频率 5～6Hz，冲击剂量2000 次。

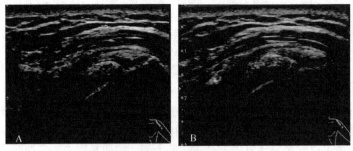

图 4-20 钙化性肌腱炎

（A）冲击波治疗前；（B）冲击波治疗 5 次后

3. 跖筋膜炎治疗前后 患者，男，60 岁。左足跟刺痛 1 年余，药物治疗未见好转，超声检查显示左足跖筋膜根骨附着端中回声减低，纤维结构层次不清晰，内可见稍丰富血流信号（图 4-21A）。患者取俯卧位，放松下肢，超声定位后进行发散式压力波治疗，治疗频率 5Hz，每次冲击 2000 次，每次治疗间隔 5 天，共治疗 3 次。患者诉疼痛明显减轻，超声显示跖筋膜内血流信号明显减少（图 4-21B）。

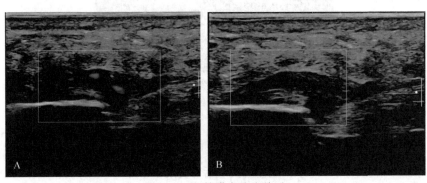

图 4-21 跖筋膜炎治疗前后

（A）第一次冲击波治疗前；（B）第三次冲击波治疗后

4. 骨折延迟愈合治疗追踪 患者，男，55 岁，右侧胫骨下段骨折后再次骨折，冲击波治疗 2

次后富血小板血浆（PRP）注射治疗两次＋冲击波治疗，后超声显示骨痂明显增多（空箭头），断端间隙变窄（图4-22、图4-23）。

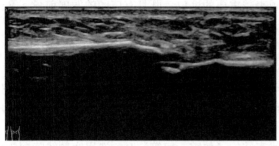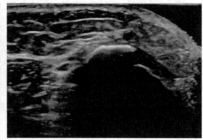

图4-22　第一次PRP治疗前，右侧胫骨长轴及短轴切面

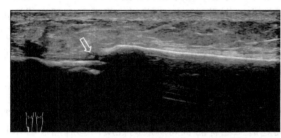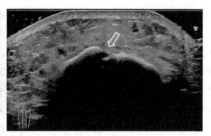

图4-23　第二次PRP治疗前，右侧胫骨长轴及短轴切面

思　考　题

1. 阐述超声在肌肉骨骼系统的应用范围及其进展。
2. 肌骨超声引导下冲击波治疗的临床价值有哪些？
3. 超声引导下PRP联合冲击波可以治疗哪些肌骨疾病？
4. 冲击波治疗的禁忌证有哪些？
5. 冲击波治疗会损伤人体正常脏器吗？

第三节　冲击波与超声介入技术

一、超声介入技术

1. 概念　超声介入是指在超声的实时引导及监测下，将诊疗器具如穿刺针、导管、消融针、药物甚至是能量（高强度聚焦超声、冲击波、粒子等）置入病灶内，以实现对病变进行精准取材诊断、引流和局部治疗。

2. 特点　介入超声具有精准、微创、安全、无辐射损伤、实时动态监测、可重复性高、便捷、高效、长期疗效好等特点。

3. 应用范畴　介入超声主要包含穿刺活检、置管引流和超声引导下治疗（如消融治疗、注射药物及粒子植入等），涉及疾病诊断、治疗、预后随访和评估。集临床医学、影像医学及生物医学工程等多个学科领域为一体。

4. 发展历程　1983年，在丹麦哥本哈根举行的世界介入超声学术会议上被正式命名为介入超声，历经40多年的发展，理论体系逐步成熟，技术项目日渐丰富，应用领域不断拓展，基本成为一个独立的学科体系。我国的介入超声起步于20世纪80年代初，90年代开始进行真正意义上的介入超声诊疗，随后该技术在全国范围内得到极大的推广和发展。

5. 学科前景　介入超声医学作为一门新兴的学科，改变了传统的医疗模式，使常规超声显像、介入诊疗技术、现代生物信息技术与临床全面融合，并朝着规范化、精准化、智能化、前沿化方向发展。介入超声医学在临床医学中占据越来越重要的地位，既具有广阔的发展前景，又面临巨大的挑战。

二、超声介入技术在肌骨疾病方面的应用

超声介入技术在肌骨疾病方面的应用主要包括诊断和治疗，诊断包括骨骼肌肉系统病灶的细针抽吸和粗针活检，治疗包括骨骼肌肉系统积液的抽吸、治疗性药物注射及肿瘤性病变的局部消融等。

1. 仪器和技术　超声检查骨骼肌肉的浅表结构（如腕、肩等）时，选用宽频线阵探头，频率为 7～13MHz，而对于深部结构，如坐骨神经等，则选用凸阵探头为宜，频率为 3～5MHz。肌肉疾病在进行超声介入检查时，通常采用普通探头超声引导下徒手穿刺，可采用平面内或平面外进针法。徒手穿刺的首要优点是灵活，可以单独移动探头或穿刺针，其次是容易选择，安全且进针路线较短，可根据需要随时调整进针角度，避开血管和神经等重要结构。平面内进针法优点是可以完整显示针道，平面外进针法的优点是进针路径短。

2. 肌骨疾病介入诊断　超声引导下骨骼肌肉系统活检包括关节滑膜活检，软组织肿瘤活检，骨肿瘤活检。诊断准确率可以达到 81%～87%。超声引导下穿刺活检的适应证如下：①已知原发病灶，需要用活检来证实转移灶；②用来确定孤立性骨骼肌肉病灶的性质；③肿瘤患者术后复发评价；④用来确定化疗是否有效；⑤评价多发性骨髓瘤；⑥确定压缩性骨折是否由转移性肿瘤引起；⑦用于诊断原发性骨骼肌肉肿瘤；⑧用于感染性病灶的诊断；⑨穿刺活检还用于确定良性病灶的性质，帮助治疗骨质疏松、骨营养不良等。超声引导穿刺活检的禁忌证有：①凝血功能异常，如凝血酶原时间延迟，凝血酶原活动度下降，血小板计数小于 50×10^9/L；②怀疑椎体血管病变，如穿刺活检可能导致脊髓受压；③穿刺针难以到达的部位，如颈椎 C_1；④不能配合的患者；⑤不能找到安全穿刺路径或穿刺路径有感染病灶。

常用的穿刺针包括抽吸针（如 Chiba 针）、切割针（如 Trucut 针）和环钻针（如 Trephine 针）。穿刺针的外径 11～22G。抽吸针常用来抽吸液体和软组织病灶作培养和细胞学检查。切割针可以用来获取组织标本，常用于软组织活检。环钻针有一个锯齿状的切口，通常用来摄取骨标本做组织学检查。活检时应避开坏死组织。临床活检主要用于滑膜组织活检和软组织活检。超声引导滑膜组织活检通常要在同一部位进针，反复获取组织 3～5 次，但每一次活检应在不同的滑膜处获取组织，应保证样本能够客观反映整个病灶的病理状态。

并发症的发生率取决于穿刺针的类型和病灶所处的解剖位置。据报道，并发症的发生率是 0～10%，严重并发症的发生率是 1%。常见的并发症包括：①出血；②感染；③神经损伤，造成局部麻痹和瘫痪；④气胸，胸椎活检后发生率为 4%～11%；⑤骨折，特别是承重骨的骨折，用较细的针可以降低术后骨折的发生率；⑥肿瘤沿着针道种植，发生率为 0.3‰～0.5‰；⑦感染沿着针道扩散，形成窦道。

3. 肌骨疾病介入治疗　骨骼肌肉疾病介入治疗中，穿刺抽吸最为常用。血肿就是适应证之一，如血肿合并骨筋膜室综合征，临床表现为血肿压迫神经血管引起严重疼痛，穿刺抽吸可以达到减压止疼的目的。而肿瘤内出血则禁忌抽吸以免发生种植转移。血肿抽吸应使用 16～18G 针，尽量避开附近的纤维或悬浮物，抽出物应送细菌培养和细胞学检查。肩部腱鞘囊肿直径通常为 3.5～30mm，内含纯清淡黄色胶冻样物。因腱鞘囊肿内含黏稠胶冻状液体，故需用 18G 或更粗的针才能抽出。邱（Chiou）等研究表明，超声引导对肩部腱鞘囊肿的抽吸可显著减少局部压力，明显改善症状，治疗成功率为 86%。对关节腔进行抽液通常用 18～22G 针，根据病灶深浅选择相应长度（4～15cm）。抽出的液体应即刻送培养，必要时做细胞学检查。

超声引导下术前用 Hookwire 针穿刺定位，对于深部软组织肿瘤的完整切除非常有帮助。Hookwire 针为前端有侧钩的细针，在超声引导下刺入病灶后，能够固定于病灶内。手术者可以沿定位针准确暴露和切除病灶，达到缩短手术时间和减小手术范围的目的。超声引导下穿刺最常用于其他保守治疗无效的骨骼肌肉型疼痛。通常采用 1% 利多卡因进行局部封闭性麻醉。根据部位深浅，可使用 1.5 英寸短针或腰椎穿刺针进行穿刺，穿刺针到达指定位置后，注入麻醉药和类固醇混合液。最常进行关节囊内注射的浅表关节主要包括手关节、腕关节、肘关节和踝关节。小关节用 0.5～1ml 麻醉药和类固醇混合液。对腱鞘囊肿穿刺时，应避开神经血管。往腱鞘内注药时，必须准确将药真正注射到腱鞘内，而不能将药注射到肌腱内，否则，可能引起肌腱退行性改变，甚至肌腱断裂。前肩疼痛放射至前臂常由肱二头肌腱炎或腱鞘滑囊炎引起，超声引导下穿刺可准确将药注入肱二头肌腱鞘内。

对于肩袖钙化性肌腱炎，超声引导下穿刺捣碎钙化已经取得确切疗效。1995 年，法林（Farin）等研究表明，超声引导下重复穿刺捣碎钙化灶治疗是有效的。肩袖钙化性肌腱炎声像图上表现为弧形、碎片状或小点状、结节状强回声钙化灶，也可表现为囊性病灶。囊性病灶内常常为石膏样液体，可以在超声引导下用 21G 细针抽吸（图 4-24）。抽吸后大部分患者症状缓解。弧状或结节状钙化灶者，常为低血供，如果没有急性炎性病灶，可以尝试用细针捣碎钙化区。其治疗原理是故意造成局部病灶的破坏和组织损伤，从而激发机体自身抗炎过程。通过局部血管扩张、充血，将细小钙化沉积物带走，使炎性组织吸收和再生修复，以达到治疗目的。这一治疗方法的成功率达到 60%～74%。也有学者使用"双针技术"，即将两根针插入钙化区，一根针用于注入麻醉药和无菌生理盐水，另一根针用作钙沉积物的引流管。多次冲洗后，拔去一根针，用剩下的针注入麻醉药和抗炎药。

超声引导下经皮穿刺微波消融治疗骨肿瘤可使骨肿瘤凝固性坏死，缩小肿块，使肿瘤失去血供，恢复肢体功能，保持骨的连续性和原状，利于骨的重建，避免截肢，可以止痛和缓解症状。可延长患者的生存时间，降低疼痛视觉模拟疼痛评分，提高患者生活质量。尤其是转移性骨肿瘤缺乏有效治疗手段，而该方法对缩小肿瘤，减轻症状，改善功能有很大帮助。正常骨超声探测受限，而骨肿瘤浸润破坏骨皮质，超声能清晰显示并定位，且较易穿刺成功。适用于超声能显示的四肢骨、肩胛骨及骨盆肿瘤，患者不能手术、不愿手术或手术切除效果不佳，患者心、肺、肾功能良好等情况。根据肿块的大小和患者不同的情况选用不同的微波功率、作用时间和进针次数，同时观察回声变化并测温。一般选用功率 30～

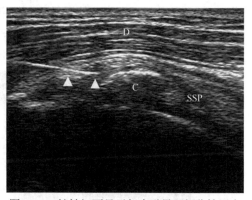

图 4-24　长轴切面显示超声引导下钙化性冈上肌腱炎针刺治疗
SSP：冈上肌腱；C：钙化；D：三角肌；三角形箭头所示：穿刺针

60W，作用时间 200～1800s。根据肿瘤大小、形态合理布针。对较大肿瘤周边封闭凝固，并凝固肿瘤内部滋养血管，分次从不同方向多点、多部位分段凝固，多点组合，给予足够凝固时间，可使坏死范围增大。

三、超声介入技术在冲击波治疗方面的应用

体外冲击波是一种机械性脉冲压强波，通过设备将气动产生的脉冲声波转换为精确的弹道式冲击波，在精确定位的前提下，通过治疗探头的定位和移动，对局部区域的肌群进行刺激，达到缓解疼痛的目的。近年来，冲击波在骨科领域的应用不断拓展，不仅在治疗骨不连、骨折延迟愈合及慢性软组织损伤性疾病方面取得了明显的疗效，而且在治疗肌腱末端病中发挥着越来越重要

的作用。体外冲击波治疗有 3 种定位方法：①体表解剖标志结合痛点定位：根据血管、神经的解剖走行，避开重要的血管、神经；②X 线定位：用于骨组织和钙化组织的定位；③超声定位：多用于软组织急、慢性损伤性疾病。超声定位检查无痛、无创、无辐射，操作简便，价格低廉，是冲击波治疗软组织损伤最佳的定位方法。

冲击波的能量进入人体，穿过皮肤、体液和组织到达病变部位，能量不断扩散，通过产生独特的拉应力和压应力，作用于患处的组织细胞，达到松解组织粘连的效果。此外，冲击波能够直接抑制痛觉神经，抑制疼痛信号的摄取和上传，高能量的冲击波直接作用于局部，抑制了神经细胞的活性，对神经细胞造成轻微损伤，刺激神经感受器，降低神经系统的敏感性，从而达到止疼的目的。而且，高能量冲击波的机械效应和空化效应会对人体局部形成微损伤，改变了细胞膜的通透性，激活人体自我修复系统，促进新的组织生长，最终实现了镇痛和修复的作用。

冲击波的第一适应证就是跖筋膜炎，它能有效地松解局部组织粘连。在介入超声的实时动态引导下，对患者跖筋膜炎症部位和范围进行精准定位，从而进行有效的冲击波治疗。同时便于观测跖筋膜厚度的改变，能够有效评估炎症的严重程度。介入超声在跖筋膜后期的重测可信度高，能够衡量患者的预后效果，通过对患者重复性测量结果进行对比，能够直观明确地体现临床诊疗的有效性和准确性，为患者后期的治疗提供依据。体外冲击波治疗存在一定的禁忌证，出血性疾病患者和血栓性疾病患者禁止使用冲击波治疗。因为应用气压弹道式冲击波治疗，随着治疗时间的延长，容易引起患者的不舒适感，甚至对患者局部软组织造成一定损伤。研究表明，冲击波治疗跖筋膜炎有效，并且疗效可持续达 12 个月以上。超声引导下冲击波治疗和超声引导下醋酸曲安奈德加盐酸利多卡因注射治疗跖筋膜炎疗效相当，前者为物理治疗，不存在药物注射潜在风险和损伤。Hyer 等研究表明，体外冲击波治疗慢性跖筋膜炎是一种新兴的治疗选择（图 4-25）。治疗后短期随访结果显示，超声引导体外冲击波治疗跖筋膜炎患者，可使患者主观疼痛评分得到改善，并且这种改善具有统计学意义。但仍需要长期的双盲研究来更准确地评估这种方法的远期疗效。

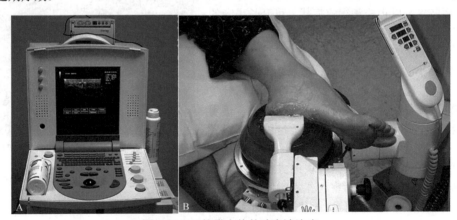

图 4-25　跖筋膜炎体外冲击波治疗
（A）超声显示跖筋膜增厚；（B）超声引导下跖筋膜炎体外冲击波治疗

肩关节软组织损伤是引起肩部疼痛、关节活动受限的常见原因，其中肱二头肌长头肌腱炎最为常见。此外，肩袖的损伤、钙盐沉着、肩关节内的病变，均可累及此腱鞘而造成肱二头肌长头肌腱炎。保守治疗包括休息、理疗、口服非甾体抗炎药和封闭治疗。井茹芳等研究表明，在超声定位下发散式冲击波和聚焦式冲击波治疗肱二头肌长头肌腱炎均具有良好疗效，其中发散式冲击波更为安全、无创和无明显并发症。超声能够探测、定位肱二头肌长头肌腱，明确病变深度、范围、声像图表现，并指导体外冲击波治疗时避开重要的血管、神经走行区域（图 4-26）。

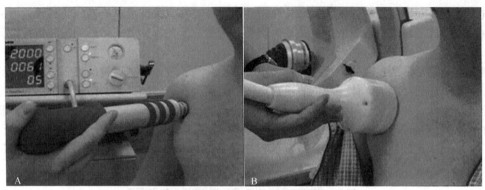

图 4-26　肱二头肌长头肌腱炎体外冲击波治疗
（A）发散式冲击波治疗患者肱二头肌长头肌腱炎；（B）聚焦式冲击波治疗患者肱二头肌长头肌腱炎

　　钙化性肌腱炎好发于冈上肌腱，以肩关节疼痛及功能障碍为主要症状。Sighinolfi 等研究表明，在钙化性肌腱炎患者中采用冲击波治疗方式进行干预，以空化效应为治疗理念，高频冲击波不断通过能量传导通路将介质内气泡高速膨化，使冲击部位血供不断增加，促进细胞功能再生与肩关节功能恢复，将不断增加钙化灶冲击消散，从而达到改善肩关节功能的效果。研究表明，超声引导下精准定位冲击波治疗钙化性肌腱炎，在远期肩关节功能恢复、钙化的大小改变和吸收情况方面优于痛点定位。Kim 等研究表明，超声引导下冈上肌腱针刺治疗并肩峰下皮质类固醇注射治疗和体外冲击波治疗钙化性肌腱炎，两种治疗方法都改善了临床症状并消除了钙沉积。然而，超声引导下的针刺治疗并肩峰下类固醇激素注射短期内在肩关节功能恢复和疼痛缓解方面更有效。Abo Al-Khair 等研究表明，聚焦式冲击波、发散式冲击波及二者联合应用治疗钙化性冈上肌腱炎，均能够明显改善患者的临床症状、提高关节活动度和消除钙化，发散式冲击波和二者联合法较单独应用聚焦式冲击波治疗钙化性冈上肌腱炎疗效更佳（图 4-27）。

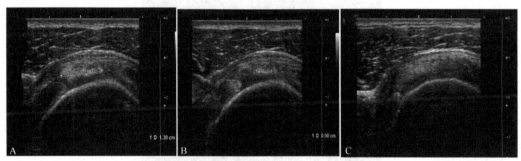

图 4-27　钙化性冈上肌腱炎体外冲击波治疗
（A）冲击波治疗前，右侧冈上肌腱内钙化宽 1.3cm；（B）体外冲击波治疗后 1 周，钙化宽 0.5cm；
（C）体外冲击波治疗后 3 个月，冈上肌腱内钙化完全吸收

　　冈上肌腱病是由于外伤、劳损所致的肌腱退行性改变。诸多研究认为，冈上肌腱止点处存在乏血管区，局部血供差，是冈上肌腱炎反复发作，难以治愈的重要原因。徐远红等研究表明超声能够定位冈上肌腱在肱骨大结节附着处 1cm×1cm 区域，精准实施体外冲击波治疗，超声能量多普勒技术还能显示冲击波治疗后冈上肌腱微循环血流变化，从而在人体印证了体外冲击波治疗各种腱病可通过改善微循环而达到治疗效应。与 Wang 等通过动物实验研究认为冲击波可促进新生血管形成的结论一致。

　　肩关节粘连性滑囊炎，也被称为"冻肩"，是一种常见的肩关节疾病，其特征是进行性疼痛和活动范围受限，导致功能残疾。在一般人群的发病率为 2%～5%，女性是男性的 2～4 倍，最常见于 40～60 岁的个体。发散式体外冲击波治疗仪成功引入肩关节原发性滑囊炎的治疗。El Naggar

等研究表明，在短期随访中，发散式体外冲击波治疗在改善肩关节滑囊炎糖尿病患者的肩关节功能和疼痛方面优于超声引导下低剂量关节内类固醇注射。因此，发散式体外冲击波治疗被认为可能是一种替代类固醇注射的安全选择。

　　跟腱病是最常见的过度使用肌腱损伤。不仅见于参加长跑等各种运动的患者，也见于久坐的患者，主要引起后跟疼痛。体外冲击波治疗痛性跟腱病具有较好的疗效。效应的机制包括直接刺激愈合、新生血管和对痛觉感受器过度刺激的直接抑制作用阻断门控系统。此外，痛性跟腱病与新生血管有关。Santamato 等研究表明，痛性跟腱病患者在基线和治疗后 1 个月和 3 个月进行评估：随着关节运动学运动和功能的改善，患者的疼痛显著减轻，91.7% 的患者在体外聚焦冲击波治疗后，脉搏多普勒超声检查未发现新生血管，甚至一些患者有与治疗过程相关的血管减少（图 4-28）。

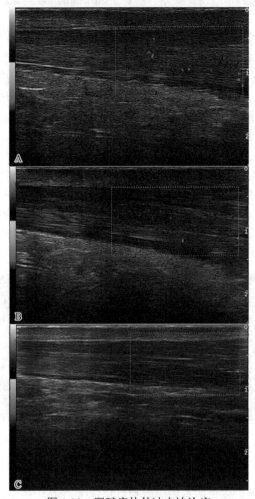

图 4-28　跟腱病体外冲击波治疗

（A）跟腱病患者体外冲击波治疗前，跟腱增粗，血流增多；（B）跟腱病患者体外冲击波治疗后 1 个月前，跟腱增粗，血流增多改善不明显；（C）跟腱病患者体外冲击波治疗后 3 个月前，跟腱增粗改善，血流信号消失

　　在长管状骨骨折的患者治疗过程中，有 5%～10% 的患者会发生骨不连。手术治疗虽然有一定的治疗效果，但治疗后并发症多。在诸多非手术治疗的方法当中，冲击波治疗可以通过患处硬化的骨髓腔恢复通畅，人为造成新鲜骨折的生物学环境，从而促进骨不连的愈合。孙丽等研究表明，超声在长管状骨骨折不连续冲击波治疗中的应用价值较高，能够在治疗前精确确定患处位置，保证冲击波治疗的效果（图 4-29）。在治疗后的复查中，能够准确诊断骨不连的愈合情况，骨不连的超声诊断准确率为 95.5%，敏感度为 91.7%，特异度为 100%。介入超声应用于长管状骨骨折骨

不连冲击波治疗中具有以下特点：①肌肉骨骼超声检查对软组织分辨力比较强，可以清楚掌握骨折端的具体部位及软组织嵌顿、积液情况，能避免无效的冲击波治疗；②超声检查可以评估骨折线附近的神经、血管，有利于医师在患者的体表标记投影的位置，避免治疗过程中损伤神经、血管，使治疗的安全性得到保证；③超声检查时切面比较灵活，能呈现多角度断面的图像，相对于 X 线检查固定位置的重叠图像，能更准确地发现骨折端的最大间隙，有利于判断患者的病情，为制订治疗方案提供了可靠的理论依据；④肌肉骨骼超声检查没有辐射，较 X 线检查更适合冲击波治疗期间定期复查，以评估治疗效果。

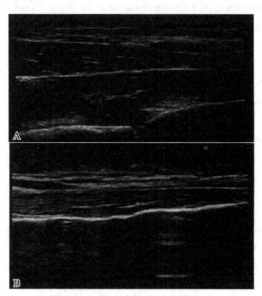

图 4-29　骨不连体外冲击波治疗
（A）骨不连冲击波治疗前的超声声像图；（B）骨不连冲击波治疗后的超声声像图

综上，介入超声技术在肌骨疾病诊断、治疗方面发挥越来越重要的作用，尤其对于体外冲击波治疗各类肌骨病变的治疗前定位、治疗后疗效随访和评估具有独特的优势。

主要参考文献

高想, 吕建林, 孙福荣, 等. 2010. 体外冲击波在腱止点末端病中的应用. 中国康复医学杂志, 25(8): 795-797.

郭应禄. 2021. 医用冲击波的基础与临床. 北京: 北京大学医学出版社.

洪其生, 麦振达, 陈辉煌, 等. 2020. 肌骨超声介入联合放射式冲击波治疗肱二头肌长头腱鞘炎的效果. 中国临床保健杂志, 23(3): 369-372.

井茹芳, 李春伶, 赵喆, 等. 2013. 超声定位下放射状冲击波与聚焦式冲击波治疗肱二头肌长头腱炎疗效研究. 中国超声医学杂志, 29(5): 398-402.

李文雪, 朱家安. 2015. 超声弹性成像在肌肉骨骼系统中的应用. 中华医学超声杂志 (电子版), (4): 263-265.

楼红侃, 王淳儿. 2021. 超声引导下精准定位体外冲击波治疗肩袖钙化性肌炎疗效的临床研究. 中国现代医生, 59(20): 89-92.

孙丽, 张纳, 屠宏亮, 等. 2019. 肌肉骨骼超声在长管状骨骨折骨不连冲击波治疗中的应用价值. 中华医学超声杂志 (电子版), 16(11): 827-831.

王刚, 贾子善, 万蕾, 等. 2018. 冲击波与超声引导下药物注射治疗跖筋膜炎的疗效比较. 山西医药杂志, 47(3): 298-302.

吴鑫杰, 刘立华, 张庆宇. 2020. 新型冠状病毒疫情防控期间股骨头坏死防治策略专家共识. 中国修复重建外科杂志, 34(8):1031-1035.

邢更彦. 2015. 骨肌疾病体外冲击波疗法. 2 版. 北京: 人民军医出版社.

邢更彦, 井茹芳, 李冰, 等. 2006. 超声定位及痛点定位放射式体外冲击波疗法治疗肩部软组织疾病的效果差异. 中国临床康复, 10(16): 26-28.

徐远红, 王俊华, 王贤明, 等. 2012. 超声能量多普勒微循环指数测定在研究体外冲击波对冈上肌肌腱炎微循环影响中的应用. 中国康复医学杂志, 27(5): 462-464.

周雪添, 马勇, 郭杨, 等. 2019. 肌肉骨骼超声技术在骨科诊断治疗中的应用现状及机制. 中国组织工程研究, 23(16): 2573-2578.

Abo Al-Khair M A, El Khouly R M, Khodair S A, et al. 2021. Focused, radial and combined shock wave therapy in treatment of calcific shoulder tendinopathy. Phys Sportsmed, 49 (4): 480-487.

Corazza A, Orlandi D, Fabbro E, et al. 2015. Dynamic high-resolution ultrasound of the shoulder: How we do it. European Journal of Radiology, 84(2): 266-277.

Császár N B, Angstman N B, Milz S, et al. 2015. Radial shock wave devices generate cavitation. PLoS One, 10(10): e0140541.

El Naggar TEDM, Maaty A I E, Mohamed A E. 2020. Effectiveness of radial extracorporeal shock-wave therapy versus ultrasound-guided low-dose intra-articular steroid injection in improving shoulder pain, function, and range of motion in diabetic patients with shoulder adhesive capsulitis. J Shoulder Elbow Surg, 29 (7): 1300-1309.

Hyer C F, Vancourt R, Block A. 2005. Evaluation of ultrasound-guided extracorporeal shock wave therapy (ESWT) in the treatment of chronic plantar fasciitis. J Foot Ankle Surg, 44 (2): 137-143.

Katz J E, Clavijo R I, Rizk P, er al. 2020. The basic physics of waves, soundwaves, and shockwaves for erectile dysfunction. Sex Med Rev, 8(1): 100-105.

Kim Y S, Lee H J, Kim Y V, et al. 2014. Which method is more effective in treatment of calcific tendinitis in the shoulder? Prospective randomized comparison between ultrasound-guided needling and extracorporeal shock wave therapy. J Shoulder Elbow Surg, 23 (11): 1640-1646.

Moya D, Ramón S, Schaden W, et al. 2018. The role of extracorporeal shockwave treatment in musculoskeletal disorders. JBJS, 100(3): 251-263.

Prado-Costa R, Rebelo J, Monteiro-Barroso J, et al. 2018. Ultrasound elastography: compression elastography and shear-wave elastography in the assessment of tendon injury. Insights Imaging, 9(5): 791-814.

Santamato A, Beatrice R, Micello M F, et al. 2019. Power Doppler ultrasound findings before and after focused extracorporeal shock wave therapy for achilles tendinopathy: A pilot study on pain reduction and neovascularization effect. Ultrasound Med Biol, 45 (5): 1316-1323.

第五章 冲击波技术的临床应用与安全评价

第一节 冲击波治疗的适应证、禁忌证及常见不良反应

一、适 应 证

（一）标准适应证

体外冲击波在肌骨系统有较广泛的应用，随着临床经验积累和基础研究的深入，其应用范围在不断扩大，证据等级较高的已列入标准适应证。

1. 骨组织疾病

（1）骨折延迟愈合：骨折经过治疗后，未能在常规时间内愈合，一般是9个月后骨折断端仍未出现骨痂连接，称为骨折延迟愈合。体外冲击波具有成骨作用，越来越广泛地用于治疗骨折延迟愈合，70%～90%有效。

（2）骨不连：骨折治疗后超过一般愈合时间且延长治疗时间仍达不到骨性愈合，临床表现及X线影像均提示骨修复已停止，可诊断为骨不连。在局部有感染等并发症时骨折愈合时间更长。体外冲击波治疗骨不连也具有良好效果。

（3）成人股骨头坏死：股骨头软骨下骨变性、坏死，造成股骨头塌陷，最终导致髋关节退行性破坏。体外冲击波可以改善成人股骨头缺血坏死早期的血供，延缓早期股骨头坏死的进展，避免股骨头进一步塌陷变形。

（4）膝骨关节炎：常见的慢性进行性骨关节疾病，好发于中老年人，病理改变以膝关节软骨退变和骨质增生为主。常有膝部疼痛、肿胀、关节畸形和活动受限。体外冲击波可治疗成人早中期膝骨关节炎，能有效缓解早中期患者的疼痛症状并改善膝关节功能。

2. 软组织慢性损伤性疾病

（1）钙化性肌腱炎：多发生在40～60岁人群。全身任何部位均可发生，但以肩袖最为多见，大多发生在冈上肌腱。钙盐沉着于肌腱组织内并引起无菌性炎症，是造成肩痛和运动障碍的原因之一。体外冲击波治疗能减少钙化面积，减轻疼痛。

（2）肱二头肌长头肌腱炎：肩关节运动时，肱二头肌长头肌腱在沟内上下活动，并且肱骨头在长头肌腱上下滑动。中年人大结节及肱二头肌腱沟常有多余骨赘，使腱沟不规则并狭窄，局部容易导致肌腱磨损并继发炎症和增厚，最终导致肌腱慢性损伤及炎症。体外冲击波治疗的有效率为80%～91%。

（3）肱骨外上髁炎：发生于肱骨外上髁处前臂伸肌总腱起点附近的慢性损伤性炎症，主要累及骨膜、肌腱等结构。网球运动员多见此类损伤，俗称"网球肘"。体外冲击波治疗有效率为68%～91%。

（4）肱骨内上髁炎：前臂屈肌总腱起始部位的慢性劳损性疾病。进行高尔夫球等运动时，肘关节存在明显的外翻应力，肘内侧须有拉力，腕屈肌的集中收缩而导致的前臂屈肌止点劳损，又称"高尔夫球肘"。反复屈肘、前臂旋前和屈腕复合动作易发生此病。体外冲击波治疗的有效率大于90%。

（5）跖筋膜炎：足底局部筋膜或肌腱的无菌性炎症，肥胖、长时间负重站立、扁平足等易诱发，主要表现为负重时足跟和足弓部疼痛。患者通常在晨起下床或经过一段时间静止不动后站立行走感到疼痛，最初迈步时痛剧，行走数步后有缓解，随着步行或站立时间的增加，疼痛又加剧。

体外冲击波治疗有效率为34%~88%。

（6）跟腱炎：跟腱及周围的腱膜在行走、跑跳等剧烈运动时遭受劳损，发生部分纤维撕裂、充血、水肿、变性，甚至钙化等，属无菌性炎症，又称跟腱病。跟腱炎以局部疼痛，踝关节背伸引起疼痛加重等为主要表现。体外冲击波治疗跟腱炎有效率为70%~95%。

（7）股骨大转子疼痛综合征：指以慢性、间歇性髋外侧酸痛为特征的区域性疼痛综合征，多由于病变部位的长期慢性劳损及肌力不平衡等原因引起粗隆部位肌腱附着处的病变。体外冲击波在股骨大转子综合征的治疗中有令人满意的结果。

3. 其他骨骼肌肉功能障碍

（1）脑卒中后肌痉挛：脑卒中死亡率、致残率较高，是危害人们健康的主要疾病之一。急性期后患者常伴功能障碍，约65%的患者会发生肌痉挛。肌肉痉挛不仅会限制关节活动，引发疼痛和肌腱挛缩，还会妨碍患者的日常生活和康复训练。体外冲击波因其无痛、安全的特点逐渐应用于脑卒中后肌痉挛的治疗中，且效果较好。

（2）皮肤溃疡：皮肤作为人体暴露于体表的重要器官，极易受到损害。大面积皮肤受损后，创面具有易发、多发、病程长、难以治愈的特点，特别是烧伤创面和糖尿病足溃疡，不仅严重影响患者的工作和生活质量，而且易复发和感染，最终导致创面难以愈合。体外冲击波通过抑制早期炎性反应、增加创面血管的生成、增加组织血流灌注和组织再生等调节创面愈合的生理环境，创造促进皮肤创面愈合的多种有利因素，对皮肤溃疡的治疗有较满意效果。

（二）临床经验性适应证

除上述标准适应证外，体外冲击波技术在其他各类临床研究中被证实对部分疾病的治疗也具有良好的疗效，此类疾病被列为体外冲击波技术的临床经验性适应证。体外冲击波技术在这些疾病的应用过程中的有效性及具体疗效仍需通过研究进一步明确。

1. 应力性骨折　是指局部过度劳损导致的骨骼损伤，常导致小的骨裂或骨折，又称疲劳性骨折，多发生于胫腓骨和足部骨，X线检查或CT常可发现应力性骨折影像，MRI检查可发现骨膜反应。体外冲击波可缓解应力性骨折导致的疼痛症状，并促进骨折愈合。

2. 距骨骨软骨损伤　是指距骨滑车关节面上的局部软骨损伤，踝关节长期慢性疼痛及功能障碍，影像学检查无距骨塌陷，Hepple分期Ⅰ~Ⅲ期的距骨骨软骨损伤，软骨下骨局限性水肿或坏死，无巨大囊性变患者均适用体外冲击波疗法。

3. 腱鞘炎　是指肌腱在腱鞘内长期过度摩擦导致腱鞘增生水肿，进而发生肌腱与腱鞘的损伤性炎症。体外冲击波技术能减轻腱鞘水肿，缓解疼痛症状，适用于屈肌腱鞘炎、桡骨茎突狭窄性腱鞘炎、尺侧腕屈肌腱鞘炎等疾病。

4. 髌腱炎　是指髌腱因长期运动反复牵拉刺激而产生的无菌性炎性反应。在专业运动员及爱好运动的人群中发病率较高，常表现为膝前方的疼痛，多在跳跃时出现或加重。体外冲击波治疗可缓解疼痛并改善膝关节功能，有效率达73.5%~87.5%，优于其他保守治疗方法（如口服非甾体抗炎药、佩戴髌骨带等）。

5. 骨髓水肿　是指以骨基质水肿为特征的非特异性病理现象，经常伴随感染、骨挫伤、骨关节炎等，经影像学检查确诊为骨髓水肿的患者可使用体外冲击波技术进行治疗，有助于缓解患者的疼痛症状，并有骨质改善的表现。

6. 胫骨结节骨软骨炎　常见于有长期高强度运动史的青少年，表现为膝关节胫骨结节处疼痛、肿胀、局部压痛、活动受限。如果骺已基本闭合，可采用冲击波疗法；如果骺尚未闭合，不建议应用冲击波疗法。

7. 扳机点痛　扳机点为骨骼肌中受到过度应激的点，是肌肉组织内高度敏感的纤维结节。轻触或刺激按压此点会引发典型的触痛、牵涉痛、运动功能障碍。体外冲击波技术可缓解疼痛症状。

（三）专家建议适应证

除了标准适应证和临床经验性适应证之外，在一些专家的推荐下，体外冲击波也尝试用于一些疾病，并取得令人鼓舞的疗效，但仍需更多的基础研究阐释治疗有效的机制。

1. 骨关节炎　是指以关节的骨软骨退行性改变和继发性骨质增生为特征的慢性疾病，全身关节均可发生，多见于中老年人。体外冲击波疗法能明显缓解骨关节炎患者的疼痛，并改善部分功能。

2. 肩峰下滑囊炎　也称三角肌下滑囊炎。肩峰下滑囊位于肩峰、喙肩韧带和三角肌深面筋膜的下方，肩袖和肱骨大结节的上方。过度劳作、慢性损伤均为该病的诱因，可引起肩关节疼痛，活动受限。冲击波治疗可以缓解疼痛、松解粘连和恢复肩关节功能。

3. 髌前滑囊炎　多见于髌前皮下，由于反复摩擦、挤压等机械因素引起。主要表现为髌前局限性肿块，触之有波动感，柔软，界线清楚，有疼痛或无痛，膝关节功能不受限。冲击波治疗可减小滑囊的尺寸，减轻疼痛。

4. 腕管综合征　是常见的周围神经卡压疾病，发病率高，表现为拇指、示指、中指及环指桡侧半麻木、疼痛，常可伴患指烧灼痛、肿胀及紧张感，多数由于高频劳作、特殊工作环境等引发。冲击波治疗可缓解症状。

5. 骨坏死性疾病（月骨坏死、距骨坏死、舟状骨坏死）　是由各种原因引起的局部骨组织血供障碍甚至坏死的一类疾病，可严重影响患者生活质量，甚至导致功能障碍、畸形。有文献报道冲击波可以改善骨缺血症状，促进骨愈合。

6. 弹响髋　指髋关节在活动时出现声响并有弹跳感的一种常见病。患者髋部多无疼痛症状，可有不适感，髋关节活动时有弹响。严重时可出现髋关节屈曲、外展、外旋畸形，站立与行走时骨盆前倾，代偿性脊柱侧弯，姿势性下腰痛。可使用冲击波改善局部的挛缩，缓解症状。

7. 肩袖损伤　随着年龄增长及肩部劳损，肩袖肌腱逐渐发生退行性变化。提拉重物、摔跤等经常成为肩袖损伤的诱因。体外冲击波对于轻度的慢性肩袖损伤疗效较好，对于较大损伤未发现可喜疗效。

8. 肌肉拉伤　肌肉主动强烈收缩或被动过度拉长会引起肌肉微细损伤、部分撕裂或完全断裂，导致肌肉拉伤。体外冲击波具有促进损伤组织修复重建的生物学效应，可用于局部不再有出血倾向的病情稳定的肌肉损伤。

9. 骨质疏松症　是指由多种原因导致骨密度和骨质量下降，骨微结构破坏，造成骨脆性增加，从而容易发生骨折的全身性骨病，多见于老年人或长期服用激素的患者。体外冲击波疗法具有局部成骨作用，全身性疗效尚存在争议。

二、禁　忌　证

冲击波属于高能机械波，用于人体疾病治疗时也须考虑相应的禁忌情况，可分为全身因素禁忌证和局部因素禁忌证。

（一）全身因素禁忌证

1. 禁忌证

（1）出血性疾病：凝血功能障碍患者遭受冲击时可能引起局部组织出血，所以未治疗、未治愈或不能治愈的出血性疾病患者不宜行体外冲击波治疗。

（2）治疗区域有血栓形成：该类患者禁止使用体外冲击波，以免造成血栓栓子脱落，引起心脑或肢体缺血坏死等严重的不良反应。

（3）生长痛患儿：生长痛患儿疼痛部位多位于骨骺附近，一些实验研究表明冲击波对骨骺的生长具有潜在的危害，为避免影响骨骺发育，不宜行体外冲击波治疗。故骨质发育未成熟者，也应慎用。

（4）严重认知障碍和精神疾病患者：虽然体外冲击波治疗非常安全，但是存在严重沟通障碍问题的患者不可能很好理解并配合治疗，可能会有意外发生，故为禁忌。

2. 相对禁忌证　冲击波治疗机根据冲击波产生方式不同，可分为液电式、电磁式、压电式和气压弹道式。以下疾病在使用高能聚焦式冲击波治疗机，如液电式、电磁式、压电式冲击波治疗时为相对禁忌证，而低能量冲击波治疗机如气压弹道式冲击波治疗不完全受以下禁忌证限制，只要治疗部位或全身反应不影响疾病进程，可酌情考虑使用。

（1）严重心律失常患者：冲击波可能加重心律失常，有严重心脑血管疾病的患者也应慎用。

（2）严重高血压且血压控制不佳患者：冲击波治疗响声较大，加之局部可能有疼痛感，可能引起血压升高，从而导致不良后果。

（3）安装有心脏起搏器患者（避免造成心脏起搏器工作异常）：电磁式冲击波可能引起节律变化，较近部位冲击波可能引起起搏器移位。

（4）恶性肿瘤已多处转移患者：冲击波可能有增加肿瘤增殖活跃度和肿瘤扩散的风险。

（5）妊娠女性：妊娠时体外冲击波治疗可能诱发流产等不良后果。

（6）感觉功能障碍患者：体外冲击波治疗大多需要根据患者的感觉调整部位和方向，感觉功能障碍者无法精准配合，疗效不确切，甚至有可能产生伤害。

（7）痛风急性发作患者：痛风急性发作时炎症和肿胀剧烈，冲击波治疗可能加剧病情，造成伤害，故禁忌使用。

（二）局部因素禁忌证

（1）肌腱、筋膜断裂及严重损伤患者：组织损伤的急性期一般都会伴有明显的炎症和肿胀过程，体外冲击波可能会加剧这一过程，不仅不利于组织损伤的修复，反而可能加重损伤。

（2）体外冲击波焦点位于脑及脊髓组织者、位于大血管及重要神经干走行者、位于肺组织者：脑组织、脊髓组织、大血管、重要神经是人体非常重要的关键部位，尚不明确冲击波的影响，故列为禁忌。肺组织是一种实质性含气器官，当暴露于冲击波时，肺内气体比肺组织声阻抗小得多，所以在两者界面处会发生强烈的相互作用，造成肺组织严重损伤，故禁忌在锁骨、肋骨骨折中应用。

（3）骨缺损>2cm的骨不连患者：冲击波有促进成骨的作用，但是骨缺损处过大过远，冲击波无法诱导连接处骨愈合，还需手术或其他治疗。

（4）关节液渗漏的患者：关节液渗漏有感染可能，须进行清创或抗感染等治疗，体外冲击波不适宜。

（5）其他：局部超敏状态、神经血管反应、局部有感染灶、局部有肿瘤等不适宜。

三、常见不良反应

体外冲击波治疗广泛应用于全身肌骨系统的疾病，其不良反应一般与治疗部位及疾病有关，也与治疗剂量强度相关。常见的不良反应包括：①治疗部位局部血肿、瘀紫、点状出血；②治疗部位疼痛反应短时间增强；③治疗部位局部麻木、针刺感、感觉减退；④高能量体外冲击波可能导致局部神经、血管损伤；⑤接触性皮炎等。国外有文献报道，偶有晕眩、呕吐、心前区疼痛、骨及软骨损伤、肌腱损伤等其他不良反应。

体外冲击波疗法治疗膝骨关节炎时可能导致关节软骨水合作用增加，完整性受损和胶原纤维方向改变，但是在相关研究中横向弛豫时间（T_2）值在每次观察时体外冲击波组和安慰剂组没有差别，这意味着由冲击波引起的软骨变化是在正常范围内的。

在39篇涉及跖筋膜炎的冲击波疗法不良反应的研究中，33项研究描述了是否发生并发症（$n = 2229$）。两项不同的研究发生了两种并发症（0.09%）。一项研究提到了一位患者的心前区疼痛和心电图显示部分束支传导阻滞。在另一项研究中，每个治疗过程中都给予胫神经阻滞，描述了1例不需要手术治疗的浅表皮肤损伤病例。

有研究提到了治疗期间的疼痛、短暂的皮肤发红和瘀斑，但没有描述发生率。也有研究发现，1946 例患者中 403 例（20.7%）有体外冲击波的不良反应，治疗过程中出现疼痛 225 次（11.6%），治疗后出现短暂性皮肤红肿 249 次。还报告了感觉不良（$n=9$）、肿胀（$n=9$）、瘀斑和（或）瘀点（$n=7$）、严重头痛（$n=4$）、淤青（$n=3$）、搏动感（$n=2$）和治疗 1 周内的疼痛（$n=2$）。治疗期间疼痛、皮肤红肿为常见不良反应，而严重头痛、瘀斑、感染等则较为少见。

在使用大剂量体外冲击波疗法的 20 项研究中，有 10 项（50%）报告了治疗期间的疼痛，在使用低剂量体外冲击波疗法的 9 项研究中有 2 项（22%）报告了治疗期间的疼痛。与高剂量体外冲击波疗法相比，低剂量体外冲击波疗法可降低治疗期间疼痛的风险。与直接给予固定能流密度水平的体外冲击波疗法相比，渐进式体外冲击波疗法在治疗期间报告疼痛的概率更低。此外，局部麻醉亦能降低治疗期间疼痛的概率。

冲击波疗法也有个别出现较为严重不良反应的例子出现。有 2 例报告指出有骨损伤的情况：一例患者因钙化性冈上肌腱炎接受体外冲击波治疗，治疗后临床和影像学均有改善。治疗 3 年后，出现复发性肩痛，并被诊断为肱骨头骨坏死 4 期。该病例报告的作者提到，出现此种情况可能是由于旋肱前动脉上升支损伤。另一个病例涉及跖筋膜炎，在 10 天内进行了 2 次体外冲击波治疗。治疗后，患者疼痛加剧，行走更加困难。经磁共振检查，结果显示存在跟骨线状骨折。3 个月后骨折愈合，12 个月后疼痛消失。另有一项研究确定了 2 名因慢性跟腱疼痛接受聚焦冲击波治疗，2 周内检出跟腱断裂的患者。2 例均发生在年龄较大（62 岁和 65 岁）的女性患者身上。

体外冲击波对机体的损伤可能与冲击波对重要血管、骨骼及其周围软组织乃至神经等的受损有关。治疗时须考量冲击波剂量、患者年龄、骨骼肌腱状态等因素。多数不良反应一般较浅表，且软骨及骨骼的变化也往往是正常范围之内，较为严重的不良反应罕见。

第二节　冲击波技术的定位方法

冲击波在临床应用中的安全性及有效性是毋庸置疑的。但在应用过程中也需要注重作用位置的选择，一是为了避免损伤重要的血管及神经，二是为了能够让冲击波在最佳的位置更好地发挥出它的作用，以达到最理想的治疗效果。

使用冲击波技术进行定位的注意事项包括：冲击波枪头一般应放置在肢体血管神经较少的一侧，同时应避开内固定物位置，如病变特殊，可根据病变部位及临床经验选择冲击波枪头的位置，以利于病变部位吸收最大能量冲击波为原则。治疗区域必须涂抹耦合剂，不能有空气存在，以免损伤皮肤，并可充分把能量导入病灶内。本节将从技术手段、疾病特点及解剖位置，联合治疗特点等方面给予讲解。

一、冲击波定位技术手段选择

（一）X 线

冲击波最早在 20 世纪 80 年代应用于泌尿系统结石体外冲击波碎石术（ESWL），被誉为 20 世纪三大医疗新技术（CT、MRI、ESWL）之一。这一技术的定位就是采用 X 线进行定位指导治疗的。1988 年，Graff 意外发现体外冲击波有成骨作用，开启了冲击波治疗骨不连的篇章，在肌骨超声的品质提升以前，X 线一直是进行骨不连定位的重要手段，也是评估治疗效果的重要手段，因此对于骨骼系统疾病的冲击波治疗，X 线定位仍然是主要方式之一（图 5-1）。

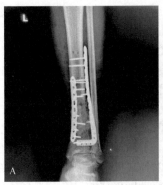
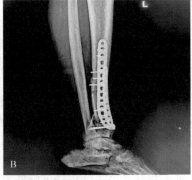

图 5-1　X 线片定位冲击波治疗部位
（A）胫骨骨不连正位 X 线片；（B）胫骨骨不连侧位 X 线片

（二）CT

相较于 X 线，CT 定位具有更加精准的定位功能，并且骨矿物质密度（BMD）值、骨小梁密度及骨小梁间隙都是评价骨质疏松及骨不连程度，判定最佳冲击波作用部位及恢复程度的最佳手段。只是因其价格昂贵，并且资源少，不能作为常规定位手段使用（图 5-2）。

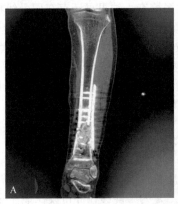
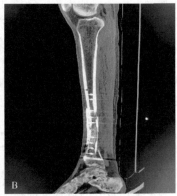

图 5-2　CT 片定位冲击波治疗部位
（A）胫骨骨不连正位 CT 断层；（B）胫骨骨不连侧位 CT 断层

（三）MRI

对于骨骼以外的软组织的显影，众所周知，MRI 有其得天独厚的优势，在评估软组织病变定位及恢复，尤其在软骨显影方面有着不可替代的作用，目前人工查体定位，以及肌骨超声定位，在治疗前也会参考 MRI 检查所示病变部位，结合患者症状及查体表现进行定位和治疗（图 5-3）。

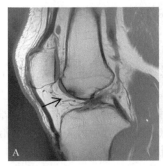
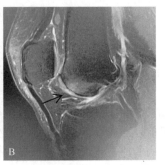

图 5-3　MRI 片定位冲击波治疗部位 [膝关节股骨髁软骨损伤（T_1 加权像及压脂像）]
箭头指膝股骨髁软骨损伤部位

（四）肌骨超声

近年来超声下介入注射治疗在运动系统疾病治疗中应用较多，其操作方法安全、可移动、动态、即时、易操控、可侦测血流、无辐射、可与健侧对比，对浅表组织具有较高解析力，且价格合理，可很大程度减轻患者躯体、精神上的创伤及经济负担，故已经广泛应用于临床，目前几乎成为运动系统疾病冲击波治疗定位的首选。超声检查可以清晰地发现肌腱局部扫查有低回声或高、低混合性回声病灶，准确定位病变部位，对于细微组织结构处可予以清晰显示，并实现了实时动态性观察和评估运动状态下肌腱及肌肉的情况，从而有效地指导冲击波的治疗。通过肌骨超声，可以清楚地显示骨不连的骨质断端、治疗部位及骨膜（图 5-4），通过肌骨超声可以清楚显示肌腱末端病的病变位置（图 5-5、图 5-6）。

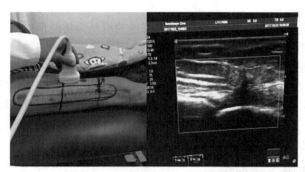

图 5-4　肌骨超声显示骨不连位置

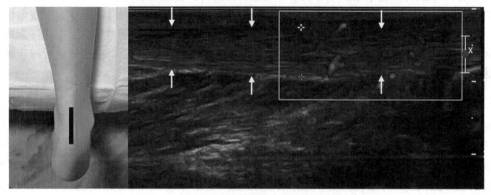

图 5-5　肌骨超声显示跟腱末端病变位置

跟腱纵切超声图像：白箭所示为跟腱，局部增粗，厚约 6.8mm，回声不均匀、略减低，能量多普勒显示增粗的跟腱内血流信号增多

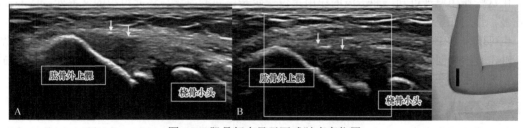

图 5-6　肌骨超声显示网球肘病变位置

（A）伸肌总腱灰阶超声图像：伸肌总腱增厚、回声减低；（B）伸肌总腱彩色多普勒超声图像：伸肌总腱内血流信号增多

（五）基于体表解剖的痛点定位

许多的肌腱末端病，如网球肘、肱二头肌腱炎、跖筋膜炎、跟腱炎等，疼痛部位都比较表浅，

通过对体表解剖标志的熟悉及查体结果，多可以标记定位疼痛点（图5-5、图5-6）。许多基层医院在没有肌骨超声辅助的情况下，多根据解剖部位及疼痛点来定位治疗部位。

二、冲击波定位疾病相关身体方位选择

（一）泌尿系结石

临床上最早应用冲击波治疗的就是泌尿系结石，如肾结石、输尿管结石、尿道结石等。通过X线机定位到结石所在位置，进行体外碎石，使堵塞的大块结石震碎为细小块，从而随尿液排出体外。因此，结石所在位置的准确定位，很大程度上关系碎石的成功。

（二）股骨头坏死

体外冲击波治疗是一种新的非手术方式，其可能的机制为将能量作用于坏死骨与正常骨交界区的硬化骨，促进坏死区的血管化和骨组织的修复。其主要原理为通过液电、压电或电磁等发生器产生一种具有高压强性、短时性和宽频性的脉冲声波，通过声波本身的直接机械冲击效应和空化作用产生的间接机械效应、压电及空化效应、痛觉神经感受器封闭作用等，促使人体组织和细胞的变化，从而达到将震波传导作用于坏死骨与正常骨交界区的硬化骨，以刺激坏死区的血管化和促进骨组织的愈合、再生和修复功能的治疗作用。因此，治疗股骨头坏死的定位应该在坏死骨与正常骨交界区的硬化骨，也是冲击波治疗作用最佳的定位部位。

（三）慢性劳损性肌腱末端疾病

慢性劳损导致的肌腱末端疾病非常多，如肱二头肌长头肌腱炎、网球肘、跖筋膜炎等。常见病因有外伤、劳损、受凉等，主要是由于肌腱长期摩擦，形成腱鞘内的慢性炎症，肌腱组织充血、水肿、炎症细胞浸润，病程迁延可导致腱鞘纤维化而增厚粘连，导致患者疼痛，因而通过查体体征、解剖知识，借助肌骨超声等手段，找到肌腱附点炎症、缺血病灶处，予以定位后进行冲击波治疗，以期达到更好的治疗效果。

（四）慢性难愈性创面

慢性难愈性创面（如静脉性溃疡、糖尿病性溃疡和压力性溃疡）的发病率在世界范围内持续上升，其不仅严重影响患者的日常生活质量，也给患者带来了巨大的经济负担。ESWT治疗创面时可改善创面周围环境，促进血运重建和组织再生，并能加速慢性伤口的愈合，低能量ESWT对新血管的生成及成纤维细胞增殖、大量胶原蛋白分泌都有明显的促进作用，通过增加创面部位的血供及氧含量，促进愈合作用。还可促进干细胞分化促使伤口周围细胞增殖分化，以促进愈合过程。

由这些作用原理可知，冲击波的作用定位一定是在新鲜组织与坏死组织的交界处。低能量的冲击波，作用在整个创面的周边正常组织的最前沿。此方法可以和肌骨超声定位方法相结合。另外，也可以和PRP相结合，一个起到打通通路的作用，一个起到输送生长物质的作用，相得益彰。

冲击波治疗创面不愈合、慢性难愈性创面的研究为临床医师提供了一个新的思路、新的选择，随着研究的不断深入也必将成为经久不愈合创面患者的福音。

（五）骨不连

骨不连是临床上常见病，也是骨科、康复科治疗的难题之一。目前，我国每年因各种原因导致的骨不连患者超过1000万，经过多次手术均不能达到愈合的病例很多，给社会和家庭造成了极大的痛苦和经济损失。目前越来越多的难愈性骨不连患者经过体外冲击波的治疗均得到了奇佳的效果。骨不连的定位是决定治疗效果的一个重要因素。研究表明，冲击波的作用部位在骨膜，能刺激骨折端创面处血管内皮生长因子的增生，从而使成骨细胞激活增生。对骨折端创面新鲜化、髓腔再通及骨诱导都起到很好的作用。因此，冲击波的作用定位不应该在骨不连中心，而是在两个断端面，以高能量的聚集式冲击波作深部骨质刺激，可以辅助低能量发散式压力波加以促进，但作用部位的定位一定是重要的一个环节。应该是骨折端全方面立体考虑，而非一个点。

（六）骨质疏松症

骨质疏松是老年人常见疾病，患病率随着老龄化社会进程的加剧而不断升高。骨质疏松症发病的显著特征是骨量减少，其最严重的并发症是骨质疏松性骨折。体外冲击波具有很好的成骨作用，越来越多的研究关注其对骨质疏松性骨折的防治作用。目前的治疗多为全身给药，缺乏对局部的刺激，骨质疏松性骨折又存在骨质量差、愈合缓慢等特点，因此如能在上述治疗基础上给予局部刺激手段，增加局部骨密度，将会大大提高治疗效果。体外冲击波（ESW）具有靶向性，其能量和作用方向均能精细控制，适用于增强局部骨密度的情况。因此，近年来多项研究将ESW用于骨质疏松性骨折的防治，其原理是将ESW作用于局部易骨折部位，增加局部骨密度，进而降低骨质疏松性骨折发生率，效果良好。ESW可以用于骨质疏松各个时期的治疗，具有良好的安全性和有效性，尤其是与抗骨质疏松药物联用时，效果更好。目前，治疗骨质疏松症时较多根据X线及CT定位。如何在最适宜的部位作用最适宜的能量，仍是下一步需要关注的方向，其治疗的最佳能量及次数仍需进一步研究。

（七）膝关节骨关节炎

膝关节骨关节炎是一种退行性疾病，多发生于中老年人群，临床表现为膝关节肿胀、疼痛及功能障碍，严重影响患者日常生活。目前，临床主要采用药物、运动干预或手术等方法治疗，但由于患者年龄多偏大，常伴有诸多并发症，无法耐受长期服药导致了一系列不良反应，临床疗效不甚理想，亟待探索新的治疗方法。目前，骨性关节炎的冲击波治疗多采取临床痛点定位治疗策略，根据临床医师的查体，对患膝周围局部压痛点、关节屈伸活动时的痛点和韧带被动牵拉时的痛点进行冲击治疗。随着研究的深入，发现冲击波对软骨有促进修复和减缓细胞衰老的作用。因此作用的靶点应该是在软骨下骨层面，这种情况下，X线，肌骨超声，甚至MRI，应该对于病变处的定位更加精准，才能取得更加有效的治疗效果。比如，在超声引导下ESWT是受试者患膝屈曲90°，调整超声探头留取受试者膝关节软骨二维图像，结合核磁选取并标记软骨损伤最严重的点进行冲击波治疗。低能流密度（1.0～2.0bar），频率10Hz。每个点冲击1000次，每周治疗1次，为期3～5周。

（八）勃起功能障碍

勃起功能障碍（erectile dysfunction，ED）是常见的男性疾病之一，指阴茎不能达到和（或）维持足够的勃起以达到满意的性生活。近年来，随着高血压、糖尿病、心血管疾病等患病率的升高，ED的发病率也随之上升，Ayta等研究预测到2025年全球将有3.22亿男性遭遇不同程度的ED。海绵体动脉血流不足是ED的一个根本病因，因此通过低能量冲击波诱导新生血管形成，增加海绵体动脉血流并增强勃起功能有望成为临床上ED患者的有效治疗方法。目前临床应用冲击波治疗有报道设置输出能量密度为80mJ/mm^2，频率2Hz，选取阴茎头至根部3个等距横截面及阴茎根部双侧纵面（避开尿道）实施低强度ESW治疗，每个冲击面视患者恢复程度治疗2～3min，2次/周，治疗3周后停止3周，随后再连续治疗3周。治疗时注意避开大血管及尿道，针对阴茎海绵体进行多阶段、广泛的、低能量、多次、间歇性治疗。

三、冲击波联合其他治疗方法时的定位选择

随着冲击波研究的深入，与许多常规治疗方法联合治疗的开展也取得了很好的疗效，如与关节镜联合，与药物注射联合等。在新技术领域，与PRP的联合应用也使得这些新技术获得更好的

开展，如膝关节腔穿刺注射自体 PRP 联合体外冲击波治疗膝关节骨关节炎，通过两者的协同作用，能进一步缓解关节疼痛，为临床开辟了一个崭新的空间。

四、问题与展望

目前许多基层医生视冲击波为万能神器，在治疗时像筋膜枪似的大面积使用。因此，对于冲击波作用机制的学习，规范化、标准化使用冲击波治疗迫在眉睫。对于冲击波的适应证，以及治疗时的定位、范围、参数等均应该有清醒和正确的认识。

思 考 题

1. 针对神经损伤的冲击波治疗，是治疗，还是加重损伤？应该如何定位？
2. 针对骨关节炎的治疗，可否可通过改良耦合剂来提升治疗效果？

第三节　冲击波治疗流程与安全性评价

一、治 疗 流 程

（一）治疗前准备

1. 明确诊断　正确的诊断是进行冲击波治疗的基础。根据患者病史、临床表现、体格检查及辅助检查结果，结合相关指南、共识可明确软组织、骨组织疾病的诊断。

患者通常存在外伤史或劳损史，且有局部疼痛或功能障碍的临床表现。进行体格检查时，可发现局部畸形，步态改变，患处活动度减少。关节力量降低，肌力减弱。辅助检查可选 X 线、CT、MRI 等，以明确疾病的部位、类型及严重程度，为下一步冲击波治疗方案的设计提供参考。

治疗前应详细记录患者的姓名、性别、年龄、身高、体重、病史、症状、体征、辅助检查结果、诊断、各种相关评分等内容，以便于评估及随访。

2. 正确分型　明确诊断后，可进一步确定疾病的病程与分型。体外冲击波治疗适用于慢性损伤性疾病，但不适合急性损伤或感染引起的疾病。同一种疾病处于不同时期，冲击波疗法的治疗方案也不相同。以股骨头坏死为例，股骨头未塌陷者（ARCO Ⅰ期、Ⅱ期）应用体外冲击波疗法效果明显，ARCO Ⅲ期及部分Ⅳ期股骨头坏死者则应手术治疗。

3. 排除禁忌　在明确诊断的前提下，须排除禁忌证，如钙化性冈上肌腱炎合并严重肩袖损伤，不适合体外冲击波治疗，应采取手术治疗；跟腱炎合并跟腱部分断裂，也不能用体外冲击波治疗，以免在治疗过程中跟腱断裂。只有符合适应证且无禁忌证、患者知情同意、能遵照医嘱的患者，才能使用体外冲击波疗法。

（二）治疗中设计

1. 体位舒适　患者的体位摆放以方便定位、患者舒适为原则，可结合疾病情况取坐位、仰卧位、俯卧位等。治疗区域必须涂抹耦合剂，不能有空气存在，以免损伤皮肤。

2. 定位准确　准确定位是治疗取得良好疗效的前提，应结合患者疾病的部位和深浅进行定位。常用的定位方法包括体表解剖标志结合痛点定位、X 线定位、超声定位及 MRI 定位。定位时，治疗点应避开脑及脊髓组织、大血管及重要神经干、肺组织，同时应避免内固定物遮挡。有时体表解剖标志结合痛点定位和超声定位的定位点并不一致，这时要以超声定位为准。如肱二头肌长头肌腱炎，当患者的痛点与超声显示的水肿最明显的部位不一致时，要以超声显示的水肿最明显处作为治疗点。

（1）体表解剖标志结合痛点定位：是根据患者痛点及局部解剖标志进行定位的方法，常用于慢性软组织损伤性疾病的定位，如肱骨外上髁炎、肱骨内上髁炎等。

（2）X线定位：是骨组织疾病最常用的定位方式，通过X线机将治疗点与聚焦式冲击波治疗机第二焦点耦合，如应用于骨不连、股骨头坏死等。

（3）超声定位：是通过超声检查确定治疗部位的定位方法，常用于浅表软组织疾病定位，如肱二头肌长头肌腱炎、跟腱炎、钙化性冈上肌腱炎等。

（4）MRI结合体表解剖标志定位：是根据患者MRI影像学表现及局部解剖标志进行定位的方法，常用于深部骨、软骨疾病定位，如股骨头坏死、距骨骨软骨损伤、骨髓水肿、应力性骨折等。

3. 参数合理

（1）波源选择：由于聚焦式冲击波、发散式压力波波源类型及传播形式均不相同，因此可以根据不同的疾病选择不同的波源。聚焦式冲击波治疗能达到的部位较深，发散式压力波治疗能达到的部位较浅，一般不超过皮下3cm。

对于软组织疾病来说，发散式压力波多用于治疗慢性软组织损伤性疾病、缓解肌肉痉挛；也多用于治疗位置表浅的慢性软组织损伤性疾病、伤口溃疡及瘢痕等。对于治疗点需精准聚焦、靶向治疗的疾病，如钙化性冈上肌腱炎、坐骨结节滑囊炎等，或治疗深度位于皮下2～3cm者，可优先考虑聚焦式体外冲击波。

在骨组织疾病方面，聚焦式冲击波多用于治疗骨不连及骨折延迟愈合、股骨头坏死等成骨障碍性疾病和位置较深的骨软骨损伤性疾病；发散式压力波多用于治疗浅表的骨及软骨损伤疾病，如膝关节骨性关节炎。

（2）能量选择：冲击波治疗的关键是将适宜的能量作用于准确的部位。采用的能量和选择的部位直接决定了治疗效果。体外冲击波具有多种物理学特性及生物学效应，当能量选择不同时，其表现出的物理学特性及生物学效应也不同。能量过低达不到治疗效果，而能量过高则会产生不良反应，有研究显示冲击波的能量应设定在 $0.06\sim0.40mJ/mm^2$。按能量等级将冲击波划分为低、中、高3个能级：低能量范围为 $0.06\sim0.11mJ/mm^2$，中能量范围为 $0.12\sim0.25mJ/mm^2$，高能量范围为 $0.26\sim0.39mJ/mm^2$，也有研究者将冲击波的治疗剂量分为大（约为 $0.6mJ/cm^2$）、中（约为 $0.28mJ/cm^2$）、小（约为 $0.09mJ/cm^2$）三级。使用时，可根据设备制造商提供的不同能量参数范围、换算方式等因素换算为能流密度。

对于软组织疾病来说，要利用的最重要的生物学效应是损伤再修复、镇痛作用、改善血液循环作用。根据一些循证医学证据，在治疗跖筋膜炎、钙化性冈上肌腱炎等软组织疾病时，能量较高时效果较好。治疗过程中可以按冲击能量由低到高微调，以患者能够忍受为度，能流密度为 $0.10\sim0.24mJ/mm^2$，也有研究认为安全能流密度可控制在 $0.28mJ/mm^2$。

在骨组织疾病方面，低能量和中能量多用于治疗软骨损伤及位置浅表性骨不连；高能量多用于治疗位置较深的骨不连及骨折延迟愈合和股骨头坏死等成骨障碍疾病。

4. 疗程适度　可根据患者的耐受程度，选定中心治疗点，冲击次数可根据病情调整，或参照当地收费标准，每次治疗间隔5～7天，治疗3～5次为一个疗程，可行多疗程治疗。应根据患者对体外冲击波疗法的耐受程度及疗效选择疗程。

治疗骨组织疾病时，能流密度为 $0.25\sim0.39mJ/mm^2$。因为冲击波的能流密度跟治疗深度有密切关系，能流密度越大，能达到的治疗深度越深，所以位置较深的骨不连，选择的能流密度较大；位置表浅的骨不连，选择的能流密度较小。每次治疗选择2～4个治疗点，每个点冲击1000次，频率6～8Hz，共冲击2000～4000次，每次治疗间隔1天，5～10次治疗为一疗程，治疗3～5个周期，间隔2～3个月。

在体外冲击波治疗中一般不需要药物镇痛，某些能量较高的聚焦冲击波可能会引起剧烈疼痛，需要适度用药，使患者保持安静、无痛苦状态，能够提高治疗效果。轻者可用镇静药或一般性止痛剂，重者用哌替啶等麻醉镇痛药物。

（三）治疗后随访

冲击波治疗软组织、骨组织疾病时，应每 2～3 个月随访一次。随访时，复查患者症状、体征、各种功能评分等，并与治疗前进行对比，观察疗效。

总之，由于冲击波治疗机种类繁多，作用方式多样，而针对不同的疾病、不同的病程与分型，需要的冲击波能量、频次、疗程均不相同，因此在治疗前要进行充分评估与诊断，并通过多种辅助检测手段，明确冲击波治疗的定位，设计出个性化治疗方案，最终的目的是将适宜的能量作用于合适的疾病的准确部位，利用冲击波的各种物理学特性和生物学效应对病灶治疗，达到最佳治疗效果。

二、安全性评价

肌骨系统冲击波治疗技术广泛用于治疗各种骨组织、慢性软组织疾病及其他骨骼肌肉功能障碍，一般不会出现严重的并发症，其不良反应通常仅限于治疗部位的短时间损伤。然而，尽管冲击波是一种微创、安全有效的治疗手段，临床应用中仍存在少量肌腱断裂或骨坏死等事件的报告，为确保冲击波治疗的安全性以便在临床上广泛推广，有必要对冲击波技术进行安全性评价。

安全性评价也称危险性评价或风险评价，是指运用各种方法识别某一过程中的危险因素，分析危险发生的可能性及其严重程度，并提出消除危险因素或者及时处理危险事件的具体措施。对冲击波技术安全性评价的目的在于规避或减少冲击波治疗中危险事件的发生，提高冲击波疗法的安全性及有效性，有助于指导医师和治疗师进行临床决策，同时促进冲击波应用的临床推广。

（一）冲击波技术的风险来源

冲击波技术的风险主要源于其机械效应与空化效应。机械效应是指冲击波穿过人体不同组织界面时可以产生不同的机械应力作用，表现为拉应力促进组织间松解与局部微循环，压应力挤压细胞变形与促进细胞摄氧能力，但这种应力会在物体内部产生剪切力，从而造成组织损伤。空化效应是指组织液体中的微气核空化泡，在冲击波的负压声波张力作用下，发生生长及崩溃的过程。空化效应常在冲击波达到一定强度时发生，会使生物体产生自由基而损坏生物组织。过度的机械作用与空化效应都不可避免地会造成器官组织的损伤。

（二）冲击波技术的安全研究

冲击波能量是影响冲击波安全性的一个重要因素，当前对冲击波能量多采用"三级制"划分为低、中、高，能量过低达不到治疗效果，能量过高可能产生不良反应，因此安全有效的能量是值得研究的一个问题。相关研究表明低能流的冲击波不良反应相对较小、疼痛较轻，对组织再生具有促进作用，而高能流的冲击波虽然更有助于钙化成分的裂解后吸收，但其不良反应相对较大，可能会导致组织过度炎症反应、纤维化，甚至不利于组织再生。1993 年，Steinbach 等进行体外试验显示 $0.3mJ/mm^2$ 的冲击波是人脐带发生严重血管损伤的较低阈值。1988 年，Rompe 等进行动物实验时发现 $0.28mJ/mm^2$ 的冲击波会造成兔子跟腱轻微炎症反应，$0.60mJ/mm^2$ 的冲击波会造成兔子跟腱显著增粗以及腱旁积液，该研究认为 $0.28mJ/mm^2$ 的能量是不造成跟腱损伤的上限。Gerdesmeyer 等报道了 $0.04～0.22mJ/mm^2$ 能流密度的冲击波治疗肱骨外上髁患者的不良反应，轻微并发症包括皮肤发红（21.1%）、疼痛（4.8%）、小血肿（3.0%），头痛和晕厥也偶有发生。冲击波较为严重的并发症是骨坏死，2002 年有学者报道钙化性肌腱炎患者接受体外冲击波碎石后出现患肩肱骨头坏死，2006 年又有学者报道了接受高能（$0.78mJ/mm^2$）冲击波治疗肩袖病变后类似并发症的现象，这可能与冲击波的血管破坏作用有关。

（三）冲击波技术的安全建议

对冲击波治疗的安全评估要贯穿治疗始终，包括治疗前患者的选择与评估、治疗过程的实施及治疗后的观察随访。在冲击波治疗过程中须及时识别危险因素，尽量减少不良反应，严格遵守注意事项及治疗要求。

1. 患者病情的评估　临床医师需要通过病史询问、体格检查及影像学或实验学检测等辅助检查手段来明确诊断疾病及评估疾病的病程、分型、严重程度，从而判断患者的疾病或者当前疾病的状态是否适合应用体外冲击波治疗。同时，医师需要了解患者的全身因素，据此判断患者的全身状况是否耐受冲击波疗法。比如，有出血性疾病的患者需要检测凝血相关指标，有重要脏器疾病（肝、肾、心肺功能障碍）患者需要做血常规、尿常规、肝肾功能测定及心电图等检查。

2. 治疗过程的实施

（1）仪器：体外冲击波治疗机的输出能量波形有聚焦式和发散式，聚焦式波形的波源主要有液电式、压电式及电磁式，而发散式波形的波源主要是气压弹道式。液电式冲击波在治疗过程中噪声大，不适用于部分心律失常患者；电磁式噪声小，对患者心脏无害；气压弹道式没有能量焦点，相对较为安全。由于不同波形的冲击波及不同波源的同种波形的冲击波的物理学特点不同，以及不同品牌的仪器也存在差异，因此要根据设备制造商提供的使用说明及接受相关培训后进行有关参数的换算，以确保临床有效性和安全性。

（2）能量：当前临床指南对不同组织或者疾病有不同的能量范围推荐，但由于患者存在个体差异，在具体选择能量时遵循由低到高、逐渐增加的原则，在患者能够耐受的前提下实施治疗，并根据治疗过程中患者的主观反馈及时调整。

（3）定位：准确定位是提高疗效及避免正常组织受损的重要因素之一。医师或治疗师可根据需要及临床条件，采用痛点定位、体表解剖定位、X 线定位、超声定位、磁共振成像定位及其相互组合的定位方式，并在治疗期间不断询问患者的局部感受，以对治疗点进行不断调整。在定位过程中要注意治疗点需尽量避开重要血管、神经及心脏、脑、脊髓、骺板等易受损的组织。

（4）体位：冲击波治疗时患者的体位以舒适、方便治疗为原则，根据不同治疗部位可以采用不同的体位。一个相对固定的体位对于保证治疗的安全性是极其重要的，治疗过程可能会因患者的疼痛不适而存在需要及时终止的情况。

（5）其他

1）由于冲击波在穿越阻抗差异较大的组织时会在界面发生强烈的相互作用，体内很高或者很低密度的组织易受危害，因此在相关部位附近的治疗要格外小心。治疗须避开空腔脏器。尤其上背部治疗要及时询问患者是否有咳嗽感及其他不适症状，确保低密度的肺不在冲击波的能量场中，避免出现肺破裂、肺出血或气胸等并发症。

2）治疗部位必须均匀涂抹耦合剂，并保证皮肤和耦合剂之间无气泡，耦合剂的正确使用不仅能有效缓解皮肤的疼痛，而且是冲击波发挥疗效的关键。

3）在整个治疗实施过程中，要与患者不断交流以获得反馈，来调整定位及冲击波的能量等参数，及时识别纠正治疗过程中的危险性因素。

3. 治疗效果的随访　在治疗结束后应立即对治疗部位进行检查，注意是否有疼痛、皮肤红肿、皮下出血及皮肤破损等现象。一般局部的红肿疼痛不需要特殊治疗，冰敷休息即可有效缓解。对个别患者可有选择性推荐药物（止痛药）或者固定制动（支具等）等方式，来减少并发症的发生及增强疗效。

对治疗的数据，包括冲击波的类型、能量、脉冲、治疗过程中的疼痛评分等的记录，有助于为后续治疗安全性评估提供数据支持。

尽管体外冲击波被认为是一种安全、微创的治疗方式，少有严重不良反应的报道，但这并不意味着该疗法不存在危害性。医生的科学决策、治疗师的准确操作及患者的及时反馈对于识别危险因素、减少不良事件的发生至关重要。当前关于冲击波技术的风险及不良反应研究相对匮乏。物理治疗领域标准化的不良事件报告系统尚不完善。因此，未来不仅需要更多研究关注体外冲击波疗法的不良反应类型、发生概率及影响不良反应的各种因素，也需要逐渐规范不良事件的报告体系，以实现对体外冲击波疗法的风险管控。

第四节　职业使命感与人文关怀

一、中国医护人员职业使命感的意识形态

职业使命感是指个体对所从事职业的情感，能够提高其生命的幸福感与意义感，且使个体坚信能够通过该职业实现自我价值和服务社会的目的。"Calling"（职业，使命感）在西方宗教信仰话语中的意思是"天职"。由此，我们可以追溯到职业使命感的早期来源、文化背景和应用语境。职业使命感的定义来自西方宗教信仰的话语体系。当职业使命感的定义传播到中国时，其背景和定义已经发生了重大转变，这也带来了其应用实践的重大转变。此外，作为职业使命感的重要社会实践领域之一，医护人员的职业使命感备受关注。因此，对中国医护人员职业使命感的理解应当立足于中国特色社会主义的文化背景和语言体系。中国社会环境对西方医疗实践下产生的职业使命感的内涵进行了中国化的创新。中国的卫生健康崇高精神——"敬佑生命、救死扶伤、甘于奉献、大爱无疆"，是最为凝练深刻的表达，这也为广大医护人员的职业使命感明确了本质内涵。

二、职业使命感的维度和内涵

职业使命感的三大维度包括：超然的召唤、工作的意义性、亲社会性。第一，医护人员肩负着救死扶伤的神圣使命，这也是医护人员工作的本质特征，体现了超然的召唤。第二，医护人员除救死扶伤的使命外，还肩负着培养医术精湛、医德高尚的医学人才的教育工作，这都体现了工作的意义性。第三，医护人员在高等院校内应不断探索职业使命教育的有效途径和创新教育方式，从而有效提高技术及思政教育的实效性，为医学人才的健康成长保驾护航，为祖国医药卫生事业的发展积蓄力量，这些都体现了亲社会性。

三、培养职业使命感的必要性

党的十八大以来，国家曾多次提及"初心""使命"等新时代核心概念，并在全国高校思想政治工作会议上强调，"正确认识时代责任和历史使命，用中国梦激扬青春梦，为学生点亮理想的灯、照亮前行的路，激励学生自觉把个人的理想追求融入国家和民族的事业中，勇做走在时代前列的奋进者、开拓者"。医学生是医药卫生事业的生力军和接班人，职业使命感能够激发医学生对医学事业的热爱、对生命的敬畏和不畏艰难的拼搏精神，进而提高自身的岗位胜任力、建立良好的医患关系、维护社会安定和人类健康。在重大突发性公共卫生事件发生后，崇高的职业使命感会促使众多医务人员不顾个人安危，勇敢战斗在防控第一线，筑起守护人民生命的防线。因此，培养职业使命感是当下医学院校思政教育的重要内容。

四、提升职业使命感的建议

依托文化阵地，提升育人软实力。医学院校的校园文化应突出医学特色，把医学精神融入其中，充分发挥校园文化对医学生的教育引导功能，引导医学生履行"健康所系，性命相托"的医学誓言，增强职业使命感。医学使命教育、医德医风教育、职业精神教育等方面的内容密不可分。文化是当下医学院校思政教育的有效载体，建议将使命教育融入文化活动，一方面可以提升文化活动的内涵，另一方面也可使医学生在校园文化活动中接受职业使命感的熏陶。例如，开设医学名人讲坛，邀请医德高尚、医术高超的名师为学生讲述医学故事，使医学生在名师的分享中产生情感共鸣和职业认同，从而增强职业使命感。

建立特定内涵的校园文化标识是医学院校校园文化建设的关键一环，从人文景观到校园建筑

物，只有在充满人文关怀、潜藏丰富意蕴的校园文化环境中，才能实现对医学生潜移默化的道德渗透、修身养性的心理引导。打造职业使命文化标识可以通过文化碑、院史馆等载体，对医学职业使命相关的名人名言、优秀事迹等进行宣传。或者可以结合新媒体技术设立体验小剧场，使医学生情景式体验真实发生过的医疗卫生事件。

通过思政课堂揭示职业使命感。思政小课堂同社会大课堂相结合，对于增强思政教育的思想性、亲和力和针对性，对落实立德树人根本任务具有十分重要的意义。思政课堂可以为医学院校的思政教育提供载体。带领医学生走进社会实践大课堂，接受一线的、鲜活的教育，一方面满足了医学生对新鲜知识、事物的求知心理；另一方面还可以加深医学生对时代和社会的了解与认识，增强其主体感受，树立正确的世界观、人生观、价值观。打造使命育人的实践课堂，要做到整体"一盘棋"，充分利用社会资源，构建院校和社会协同育人大格局。例如，将红色文化教育与医学使命教育相结合，通过组织医学生参观红色革命基地，观赏红色电影等活动，使医学生体会到自身职业发展对社会稳定、国家富强、时代进步的重要意义，提高职业使命感、培养医学生的家国情怀。

开展医学生使命教育，要坚持显性教育和隐性教育相统一的原则，注重挖掘课程中蕴含的职业使命教育内容，实现全员、全过程、全方位育人。临床实习是医学生深化职业认知的关键环节，临床过程中的耳濡目染对医学生的职业成长具有重要影响，临床实习经历可帮助医学生从学生身份向优秀的医生角色顺利转变，也可解决医学生使命感教育后续动力不足的问题；此外，临床教学也更需要高质量的思想政治教育引领医学生成长，因此培养医学生的职业使命感应充分利用好临床教学的优势条件。临床教学属于参与式、互动式的情景体验式教学，这种理论与实践相结合的教育模式，有助于增强新时代大思政格局下"立德树人"教育的实效性。探索"临床+"使命教育的育人模式，在教学查房、小讲课、病例讨论等临床教学中融入医学生使命教育，既可丰富医学专业课程的育人内涵，又能增强思政教育的亲和力和精准性。例如，让学生撰写医学病历，使其学会从患者的角度看待医学问题，与患者感同身受，这样既能使医学生感受被需要的职业使命，又能帮助其建立良好的医患关系；在教学查房中开展系统性的"床边思政"，通过带教教师、教学督导的言传身教，使医学生感受到前辈的职业使命感，进而内化于心、外化于行。

五、医学人文关怀的基本内涵

医务工作者必备的基本素养包括人文关怀。人文关怀的内涵不仅包括医务工作者运用知识、技能实施诊疗疾病的能力，而且要求医务工作者给予患者精细且广泛的人文关怀。这样的人文关怀内涵就要求医务工作者需要践行"关爱、博爱、至善、至美、慎行"的医学人文关怀理念。在这个理念中，关爱是医学人文关怀最基本的要求和底线；博爱是医学人文关怀的追求和目的；至善是医学人文关怀行为的体现和表现；至美是医学人文关怀更高层次的要求和体现；慎行是医学人文关怀必备的行为守则。医学人文关怀理念包括的关爱、博爱、至善、至美、慎行都应该包括在临床实践中的每一个环节、每一个过程以至每一个方面。

关爱的理念是医学人文关怀最基本的要求和底线。古典医籍《素问·著至教论》中要求医者要"上知天文、下知地理、中知人事"。这样的要求体现了医者对患者的全面了解。医者不仅要了解患者的性格、气质、精神等特征，还要掌握患者所处的社会环境、职业、地位、生活等社会方面的特征。因此，医务工作者要从医者仁心出发，在为患者提供医疗服务的同时，提供全面的照护，包括心理、精神、情感等方面的帮助。在医疗实践过程中，医务工作者要有怜悯同情的心态，懂得体会患者的痛苦和诉求，医务工作者可以耐心、细致地询问病情，并给予患者足够的重视。医务工作者通过安慰和尊重，进而赢得患者的信任，从而缓解患者的焦虑。医务工作者应该与患者建立良好的人际关系，通过心理舒缓，帮助患者建立战胜疾病的信心，最终实现最佳的临床治疗效果。此时，医务工作者才体现了超出知识和临床技能之上的人文关怀。

　　博爱的理念体现了人的社会性特点。人类是具有社会性特点的高级动物。患者除了表现出对疾病的苦闷、痛苦和担忧外，还会考虑到疾病对周围其他人生活、工作、环境等的影响。实际上，周围其他人会受到患者的影响，尤其是患者的家人。患者家人表现出的紧张、苦闷、无助不仅进一步影响到患者的身体和精神，还会影响到患者所患疾病的演进过程。因此，医学人文关怀涉及的范畴应该从医院跨越到患者的家庭、单位、社区甚至整个社会。医务工作者的从业水平应该上升到的"社会生态"水平，这是生物-心理-社会医学模式发展的内在要求。医务工作者应该转变自己的关注水平，对患者的博爱应该从关注到关怀，从关怀到关爱，从关爱到博爱。医务工作者不仅诊治患者的身心疾病，更应该干预患者周边群体的心理紊乱及医学相关的社会问题。做到这样的境界才是对患者最大的裨益，也是对社会稳定最大的帮助，当然这也是从关爱上升到博爱的最佳境界。

　　至善的理念不同于医学技术发展过程中形成的技术"至善论"。医学发展过程中的技术至善理论是医学理论和医学技术飞速发展的结果。技术至善会导致医务工作者专注于疾病的诊疗，且这种关注诊疗过程是机械化、自动化的过程。这种关注技术至善偏离了患者的感觉，脱离了以患者为中心的原则，割裂了医学科技与医学人文的结合。无论何种水平的医学科技，无论何种水平的科技"至善"，都不应该回避其特有的人文属性和人文目标。相反，在医学人文领域，医务工作者的关怀所追求的"至善"才是医学科技和医学理论的内在价值取向。为患者"善而为之"的理念是从关爱、博爱的内涵中产生的，这体现了医院和医务工作者践行人文道德标准的社会实践过程。医疗机构是展示慈善精神和博爱精神的社会单位个体，而医务工作者是实施和延续慈善行为的单元个体。我们应该让医院远离快速及规模化发展过程中出现的医疗体系或医疗措施装配化、超市化及非人格化特点。我们这里强调的医院"至善"理念体现为医院可以提供舒适的就医环境，医院可以提供便捷的就医流程，医院可以提供热情周到的照护服务，医院可以提供合理、科学的保障制度。而医务工作者的"至善"理念体现在诊疗过程中，医务人员可以提供热情的医疗服务，医务人员可以提供细心的照护过程，医务人员可以提供耐心的沟通，医务人员可以提供必要的尊重和心理、情感抚慰并时刻关注患者的医疗需求。医务工作者应该站在患者的角度去体会患者的切实感受，去解决患者的困扰，去安慰患者的心灵等。在制度水平体现"至善"，应该做到在卫生政策的制定过程中，体现出对患者个体的关照及对患者相关群体的关照。"至善"制度可以确保我们每个人都能分享到医学科技的发展及医疗成就对人类的帮助。尽管现有的社会资源对全体社会公民提供的医疗照护不能做到百分百覆盖，但"至善"制度应该体现公平原则，即体现出人人享有卫生保健公平的原则，体现出人人有追求健康的权利。通过医学人文"至善"理念的进步，确保医学技术沿着造福全人类的道路继续前进。

　　"至美"的理念体现为医学美。医学美是和谐美和极致美的共同表现。医学美的内涵不仅要求医务工作者的医学美，还包括医学学术理论的美、专业技术的美、医疗服务行为的美、医疗环境的美等方面。此外，"至美"的理念还要求医务工作者要维护、塑造或强化富有形体的医学美和富有生命活力的医学美。随着医疗水平和社会文明程度的不断提高，人类对自身的健康美提出了更高的要求，即要求"躯体无病损、心理要健康、社会适应性"的健康美感。这就要求医务工作者的素质、医学技能、言谈举止、医疗服务等需要进一步提高，这也要求医疗机构的硬件环境的美感需要进一步提升。上述这些因素直接影响患者就医的质量及就医后的医疗体验治疗。此外，医疗工作者在诊疗疾病的同时需要维护或塑造人体的形体美，进而可以增进患者生命力的美感。"至美"也是医疗在维持人正常健康或生命力过程中体现出来的一种价值尺度。当前的医学生态模式已经从"治未病"向追求形体美、追求高质量的生命力进行转变。由此可见，医疗技术是一切技术中最美和最高尚的。

　　"慎行"的理念指医务工作者在临床思维和医疗过程中要全神贯注、权衡利弊、谨慎行事、倾尽全力、不允许丝毫草率，进而避免伤害患者行为的发生。在临床实践过程中，医务工作者要思考给予干预手段时，干预措施的作用与不良反应相比是否利大于弊？在施行干预措施时，对治疗风险是否作过全面的考量？一旦出现不良事件是否有合理的预案？干预过程中产生的痛苦，患者是否知情并接受？新型干预措施较高的治疗成本患者是否可以接受？医患沟通过程是否融洽和充分？患者的诉求和情感状态医生是否掌握？此外，在干预措施实施过程中，医务工作者要尽可能地提供高效且优质便捷的医疗服务，防止某些新技术引起社会伦理问题。随着科技的发展，医疗新技术对医生的诊疗方式提出了更高的要求。不可否认，新技术在提供新的治疗手段的同时，可能产生潜在的伤害，因此医生在功利性方面不应该过分追求高精尖的医疗技术，而忽视传统技术的优势和效率。应用新技术应该以不伤害为前提，否则我们就违背了医学人文精神的宗旨。因此，在实施干预措施过程中，医疗工作者应该基于循证思维，以科学的证据为基石在权衡利弊和经济学特征后作出临床决策。另外，还要警惕新技术可能带来的负面影响，做到慎行。总之，"慎行"的理念要求医务工作者不应作出有悖于科学、有悖于患者、有悖于社会的决策，应该基于患者利益最大的原则，允诺并采用最好的、证据充分的科学知识为患者提供必要的优质服务。

随着医学模式的转变、疾病谱的改变及人类对医疗服务需求的改变，医学人文关怀问题显得越来越重要。以上提到的医学人文关怀的基本内涵诠释了人文关怀的基本需求和进步方向。关爱是最基础的要求；博爱是高远的追求；至善是行为的体现；至美是最高的追求；慎行是行为的准则。医务工作者应该将人文关怀的内涵应用到工作中的每一个点滴、每一个场景以至每一个细节。

六、制约医学人文关怀实现的原因

医务工作者缺乏人文关怀的职业理想。医学职业理想是医务工作者个人的出发点和根本目标，这个目标也是贯穿其研究过程和实践过程的力量。医学是一项极其严肃的事业与使命，而单纯出于功利的医学研究与实践将对人类社会造成极其恶劣的影响。然而，在医学实践中，医生往往关注了客观测量到的疾病，认为患者仅仅是疾病的载体和医疗技术施予的对象，而往往忽视了患者的体验，忽视了对患者及其家属的尊重及尊严的维护，忽视了社会环境、个人行为、生活方式等可能的致病因素。这可能与医学工作者缺乏人文关怀的医学职业理想有关。医务工作者应该认识到他们不只是在治疗疾病，而是在医治一个独一无二、有感情、有感知的人。医学生更应该立身于医学实践的核心，推进医学研究与实践进步，增加对医学的理解。

现代医学教育可能忽视了医学人文价值的挖掘和人文学科价值的挖掘。现代医学生大多只重视学习专业知识，忽略了对人文社会科学和医学哲学的学习。由此可见，当代医学生大多存在重医学、轻人文的倾向。医学院校人文教育的核心应当是增强医学生对患者、对生命的尊重与关爱，遵循和维护医学增进人民健康的神圣宗旨。现代医学的发展要求我们的医学教育不仅让医学生获得知识，还要让医学生在社会发展和人文关怀上取得进步。医学院校应该将人文关怀教育渗透到医学专业的教学过程中，将人文关怀与医学理论学习有机结合在一起，最终促使人文学科真正发挥它的人文教育作用。

七、加强人文关怀的策略

学习和掌握医学理论的目的在于指导实践。理论本身应有相对独立性，以超越现实并引导现实，但这并不意味着理论可以脱离现实。因此，理论只有指向实践，才有存在的意义。我们不应该空洞地关注现实的医学理论，好的医学理论应该体现医学的精神，应该用这种精神作为开展临床实践工作的临床指南。只有这样，才可以把医学研究中的人文精神践行到临床实践中。医务工作者作为医疗行为的实践个体，应该走医学的研究与实践合一的道路，这也是医务工作者与现实生活进行对话的一种形式。医务工作者要体验生活、理解生活世界中的人，才有可能走向具备人文关怀的医学实践之路。医务工作者只有充分地关注现实人生，关注生命的本质，并以此精神指引医学实践的道路，才可以成为真正有责任感的社会人。

主要参考文献

邓笑伟, 张丹梅, 徐铭宝. 2005. 医学与人文关怀. 中国医学伦理学, 18(3): 2.

高福强, 孙伟, 邢更彦. 2017. 解读国际医学冲击波学会最新诊疗共识——体外冲击波的适应证与禁忌证. 中华医学杂志, 97(31): 2411-2415.

李怀东. 2012. 医学人文关怀的基本内涵. 中国医学伦理学, 25(4): 2.

李楠, 王晓燕. 2021. 医学生职业使命感培养现状与建议. 卫生职业教育, 39(23): 3.

刘旸, 贾云, 翁浩, 等. 2021. 不同剂量体外冲击波治疗早中期膝骨关节炎近期疗效比较. 中国康复, 36(11): 665-668.

卢建敏. 2005. 关于医学人文关怀的几点思考. 医学与哲学, 26(4): 2.

王前源, 邢更彦. 2015. 体外冲击波促进皮肤创面愈合的应用进展. 中国医学前沿杂志 (电子版), 7(11): 10-14.

魏从兵, 王丹, 魏仁贤. 2021. 体外冲击波联合针灸对脑卒中患者上肢屈肌痉挛状态的疗效观察. 神经损伤与功能重建, 16(9): 515-517, 49.

邢更彦, 张浩冲, 刘水涛, 等. 2019. 中国骨肌疾病体外冲击波疗法指南 (2019 年版). 中国医学前沿杂志 (电子版), 11(04): 1-10.

张浩冲, 何波, 徐永明, 等. 2019. 体外冲击波防治骨质疏松的研究进展. 中国医学前沿杂志 (电子版), 11(04): 16-19.

赵景春, 薛岩, 于家傲, 等. 2015. 体外冲击波疗法促进创面愈合机制研究进展. 中华烧伤杂志, 31(04): 315-317.

中国研究型医学院学会冲击波医学专业委员会, 国际冲击波医学学会中国部. 2017. 骨肌疾病体外冲击波疗法中国专家共识 (第 2 版). 中国医学前沿杂志 (电子版), 9(02): 25-33.

朱贺, 吕客. 2015. 放散式冲击波治疗股骨大转子疼痛综合征短期疗效观察. 淮海医药, (4): 372-373.

Auersperg V, Trieb K . 2020. Extracorporeal shock wave therapy: an update. EFORT Open Reviews, 5(10): 584-592.

Carlesso L C, Macdermid J C, Santaguida L P . 2010. Standardization of adverse event terminology and reporting in orthopaedic physical therapy: application to the cervical spine. J Orthop Sports Phys Ther, 40(8): 455-463.

Chuckpaiwong B, Eric M B, Theodore G H. 2009. Theodore, Extracorporeal shock wave for chronic proximal plantar fasciitis: 225 patients with results and outcome predictors. J Foot Ankle Surg, 48(2): 148-155.

Glybochko P V, Alyaev Y G, Rudenko V I, et al, 2019. The clinical role of X-ray computed tomography to predict the clinical efficiency of extracorporeal shock wave lithotripsy. Urologia. 86(2): 63-68.

Korakakis V, Whiteley R, Tzavara A, et al. 2018, The effectiveness of extracorporeal shockwave therapy in common lower limb conditions: a systematic review including quantification of patient-rated pain reduction. Br J Sports Med, 52(6): 387-407.

Liu R, Su W, Wang J, et al. 2019. Quantitative factors of unenhanced CT for predicting fragmenting efficacy of extracorporeal shock wave lithotripsy on pancreatic duct stones. Clin Radiol. 74(5): 408.

Notarnicola A, Maccagnano G, Tafuris et al. 2016. Prognostic factors of extracorporeal shock wave therapy for tendinopathies. Musculoskelet Surg, 100(1): 53-61.

第六章　冲击波医学的基本科研方法

第一节　概　　述

一、科学研究的类型

（一）按照医学科学研究性质分类

一般将医学研究分为观察性研究、实验性研究和理论性研究三种类型。

1. 观察性研究（observational study）　由于伦理和资源的限制，研究者不能全部掌握或控制研究中涉及的各种条件，大多数情况下只能进行非实验性研究（non-experimental study），即观察性研究。观察性研究是医学研究的基本方法，主要特点是研究过程中没有人为地施加干预措施，而是客观地观察记录某些现象的现状及其相关特征。

（1）描述性研究（descriptive study）：是客观地描述事物特征的研究，该研究同样需要研究者应用统计方法和指标对某些现象的现状及其相关特征进行分析。描述性研究往往是分析性研究的基础，二者没有严格的界限。

1）横断面研究（cross-sectional study）：又称现况研究，指对某人群或某样本人群在一个时点上，进行疾病及其相关因素的调查。通常暴露信息和疾病信息同时确定，相据暴露和疾病情况将人群同时分类是横断面研究方法的本质。横断面研究包括普查、随机抽样调查、非随机抽样调查等。

2）生态学研究（ecological study）：又称相关性研究（correlational study），是指在收集疾病或健康状态及某些因素的资料时，不是以个体为分析单位，而是以群体为分析单位，唯一要求是要获取所有研究人群暴露和疾病的两类信息，用以比较各组人群中暴露与疾病是否相关。

3）纵向研究（longitudinal study）：即对调查对象或监测的疾病进行长时间、连续的动态观察。纵向调查包括随访调查和疾病监测。

（2）分析性研究（analytical study）：分析性研究实质上是一种纵向的研究方法。主要包括病例对照研究和队列研究。

1）病例对照研究（case-control study）或回顾性研究（retrospective study）：是指通过对已经患病的病例进行研究，追溯与患病有关的因素，即"从果到因"，先选定病例和对照组，分别回顾暴露情况，分析因素与疾病的联系。

2）队列研究（cohort study）或前瞻性研究（prospective study）：是将研究对象按可疑病因因素的有无或暴露程度分为若干组，经过一定时间，比较各组的发病率或死亡率，从而判断暴露因素与疾病关系的研究方法。此研究是"由因推果"的研究方法，可靠性好（图6-1）。

2. 实验性研究（experimental study）　是一种研究者在一定程度上掌握实验条件，主动给予研究对象某种干预措施的研究方法。此种研究较好地排除了外界因素的干扰，可以获得较为可靠的科学数据。

（1）动物实验（animal experiment）：由于动物实验的研究对象是动物，因此容易设立对照组并能实现对实验动物进行随机分配。另外研究者可以严格控制实验条件。

（2）临床试验（clinical trial）：是指在人体进行的干预性研究。临床试验的目的是评价某种疾病的治疗方法或是发现某种疾病的不良结局。由于以人为研究对象，需要考虑受试者的知情同意、心理因素、伦理道德等问题，因此临床试验研究有其特殊性。

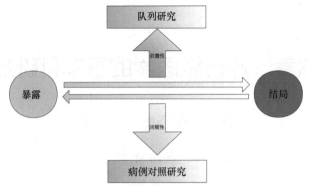

图 6-1 队列研究和病例对照研究示意图

（3）现场试验（field trial）：接受处理或某种预防措施的研究对象是个体、团体或亚人群，且研究对象为未患病的健康人或高危人群。现场试验费用较高，适宜常见病、严重疾病的预防研究。

（4）社区干预试验（community-based public health trial）：是指在某一特定人群中通过干扰某些致病因素或施加某些保护性措施，并观察对人群产生的效果。例如，水加氟预防龋齿、某些食品对儿童身体发育的作用等。

3. 理论性研究（theoretical research） 理论性研究多指数学模型的研究，是利用医学研究所获得的数据，拟建立能够反映疾病发生、发展规律及因素间关联性的研究；或用计算机仿真，进行理论研究。

（二）按照科技活动类型分类

1. 基础研究（fundamental research） 是指以认识为目的而获取自然规律、原理的新知识所进行的创造性研究。

2. 应用基础研究（applied fundamental research） 是指针对具体实际的应用目的或目标，主要为获得其应用原理（机制、规律）的新知识所进行的独创性研究。

3. 应用研究（applied research） 是指针对社会生产实践中的具体问题，将理论发展成为实际运用形式，寻求达到预定目标应采取的新技术方法和途径而进行的研究活动。

4. 产业化研究（study on industrialization） 是指运用基础研究、应用基础研究及应用研究的知识，面向产业和市场需求，为了推广新材料、新产品、新设计、新流程和新方法，或为对现有样机和中间生产进行重大改进的任何系统的创造性活动。

二、科学研究的基本过程

（一）选题阶段

科研选题的主要任务是提出科学、合理的研究假设。选题一般应该遵循创新性、科学性、需要性、可行性、效能性、兴趣性和可持续性原则。科研选题的主要来源包括：从科学实践与科学理论的不一致中发现问题、从科学理论内部的矛盾中发现问题、从不同学派理论之间的分歧中发现问题、从社会需要和现有技术手段的局限性中发现问题、从不同学科发展的交叉融合点上发现问题。科研选题的基本步骤包括：结合实际，确定方向；科学思维，提出问题；查阅文献，调查研究；初步归纳，形成假说；综合分析、确定选题。

（二）实施阶段

科研实施工作主要包含五个步骤：研究设计、收集资料、整理资料、统计分析与总结、撰写文章。

（三）发布阶段

当科研项目完成时，通过研究活动取得的具有一定学术性意义或实用价值的创造性成就或结果，称为科技成果。它包括新理论、新发现、新技术、新方法、新产品等。科技成果主要表现形式包括学术论文、著作、研究报告、产品等。另外，以不同方式发布科学技术研究成果也是研究的任务之一。

第二节　病例对照研究

一、原理与特性

（一）基本原理

病例对照研究是在目标人群中选择一组已经确诊某种疾病的患者为病例组，再在未患该病的人群中选择一组与病例组具有可比性的个体为对照组。根据回顾、调查两组过去各种可能的、存在危险因素的暴露史，比较两组间各个危险因素的暴露比例。如果两组之间某因素的暴露比例差异具有统计学意义，则认为该因素与疾病间存在统计学联系，在排除了误差和偏倚的影响后，依据专业知识作出某（些）因素为该病危险因素的推断（图6-2）。

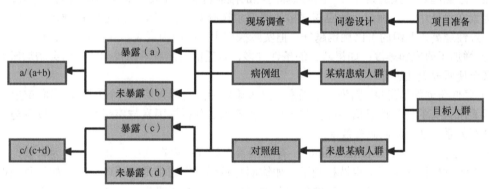

图6-2　病例对照研究流程图

病例对照研究是从疾病开始追溯原因，从因和果的时序性来看是"由果到因"的研究，故也称为回顾性研究。当某个问题的基础已经调查清楚，并提出了明确假设，这时可以考虑选择病例对照研究进行假设检验。

（二）主要特性

病例对照研究属于观察法研究、分析性研究、回顾性研究。

二、研究的类型

（一）按照病例与对照是否匹配分类

1. 不匹配设计　又称为成组设计，是指在目标人群中，分别选择一定数量的病例分为病例组与对照组，一般要求对照组的样本量大于或等于病例组。这种设计的优点是相对比较简单、对照容易选择、资料便于处理、信息丢失较少。不匹配设计适用于病例较多，或研究成本较低的大样本研究。如果条件满足，不匹配设计应作为首选。

2. 匹配设计　又称为配比设计，匹配（matching）设计要求依据病例的某些特征选择对照组，即对照组在某些特定的因素或特征上与病例保持一致。匹配的目的是使病例与对照组之间保持较好的可比性，排除某些因素对研究结果的干扰作用。例如，以性别为匹配因素，可使病例组与对照组的性别构成相同，在结果分析过程中性别不再起任何作用，也就避免了由于两组间性别构成不同而对结果造成的影响，从而使结果更容易解释。根据匹配因素在资料分析中失去作用的原理，匹配设计通常也作为控制混杂因素的有效方法。另外，匹配设计还可以提高统计学效率，即达到同样的统计学检验结果前提下，匹配设计所需要的样本量相对较小，这是选择匹配设计的主要目的。

（1）匹配设计类型：可分为频率匹配和个体匹配两类。

1）频率匹配（frequency matching）：按照某个特征在病例组中所占的频率选择对照组。例如，病例组中男性占 65%，那么对照组中男性也必须占 65%。实际上频率匹配是介于成组设计和匹配设计之间的一种类型，即按照成组设计选择病例组，按照条件选择对照组。

2）个体匹配（individual matching）：按照每个病例的某些特征选择与之匹配的对照组。如果每个病例均选 1 个与之匹配的对照，称为 1∶1 匹配的病例对照研究或配对研究（pair matching）；如果每个病例均选 2 个对照称为 1∶2 匹配的病例对照研究，依此类推有 1∶3、1∶4，最多是 1∶4。增加对照数量是为了提高病例信息的使用效率，但对照数量在 4 个以上时，效率提高不明显，因此最多 4 个。如果在一次病例对照研究中，每个病例匹配的对照数不一致，如有的对照数为 1 个，也有的对照数为 2 个、3 个、4 个，称为 1∶R 可变匹配设计。每个病例与之匹配的对照组称对子，是匹配设计资料分析的基本单位。

（2）匹配因素（匹配条件）：是指选择对照的限制因素，即要求对照与病例保持一致的因素。匹配因素在设计中一旦确定，就应该严格按照要求选择对照。理论上匹配因素越多，对照组与病例组一致性越高，两组的可比性也越好，但实际操作中匹配的因素大多存在如下缺点。

1）增加了研究的难度：如果匹配的条件过多，合适的对照就不易找到，从而会增加研究的难度，甚至使研究无法进行。

2）降低研究的信息量：因为一个因素一旦被确定为匹配因素后，这个因素就不再起任何作用，由该因素所含有的任何信息均不能参与研究，也就无法分析该因素与疾病的关系，以及与其他因素的交互关系，从而降低研究效率。

3）匹配过头错误（over-matching）：有些因素之间存在内在联系，如果一个因素被控制，与该因素有关联的因素实际上也被控制了。如饮酒与吸烟习惯通常是密不可分的，如果我们拟研究吸烟与某种疾病的关系，将饮酒习惯作为匹配因素，就相当于吸烟也被匹配了，吸烟与疾病的关系就会被掩盖而难以发现。即使被发现，二者之间的关联程度也将被低估。这种由过度匹配导致的掩盖或降低研究因素的实际作用的错误称为匹配过头错误。

匹配的因素过多不行，过少则达不到匹配的目的，一般在实际操作中以选 4 个左右为宜，通常是将已知的或具有潜在可能的混杂因子作为匹配因素。通常年龄、性别是必须要考虑的因素，因为在多数研究中年龄与性别均是混杂因子，其他因素的选择可依据研究的具体需要，如在临床研究中患者的病情、病程，在职业人群研究中工种、工龄等是重要的混杂因子。

（3）匹配设计的使用范围：匹配设计较成组设计更复杂、对照选择更困难、资料处理更烦琐（1∶1 配对设计除外）、信息更易丢失。因此，一般多用于不易开展大样本研究的情况，如病例较少、研究成本较高、研究的投入不足等。

（二）按照病例的来源分类

1. 以医院为基础的（hospital based）病例对照研究　是指在医院门诊或住院的患者中选择病例进行的病例对照研究，这种研究病例选择简单、成本低、可行性好，是许多学生做课题时首选的研究方法。但是一般选择的病例缺乏代表性，这是因为并不是每个患者都到医院就医，因而容易出现选择偏倚。

2. 以人群为基础的（population based）病例对照研究　是指在社区人群中选择病例进行的病例对照研究，这种研究代表性好，但工作难度大、研究成本高。

三、研究目的和优缺点

（一）研究目的

1. 检验病因假设 病例对照研究属于分析性研究，其主要作用是对描述性研究获得的病因假设进行检验。假设检验的基础是分析因素与疾病之间是否存在联系，当病例组与对照组某个或某些因素暴露程度不同，如果统计学证明不是偶然机会造成的，那么就认为假设成立，即暴露与疾病有联系，否则假设不成立，暴露与疾病无联系。在病例对照研究中，当得到假设不成立的结论时具有肯定意义，即因素与疾病之间不存在因果关系；但当假设成立时没有肯定意义，只能说明二者因果关系在假设的基础上又近了一步，需要进行前瞻性研究的验证。

2. 筛选危险因素 病例对照研究设计的一个特点是可以同时对多个因素进行分析，首先经过统计学检验，将有统计学联系的因素筛选出来，再将偏倚造成的虚假联系和非生物性效应的纯数字关系因素排除，剩余的就是该病的危险因素。筛选危险因素是疾病预防与控制的重要环节。

3. 快速发现问题 病例对照研究是从"果"（疾病）出发，探寻过去的"因"，只要有病例存在，收集数据就可分析出结果，甚至当天或当时就可解决问题，因此对于急需探明原因的突发公共卫生事件，病例对照研究是首选方法之一。例如，当发生集体性食物中毒时，病例组食用过，而对照组没有食用过的食物，最有可能是毒物的载体。

（二）优缺点

1. 优点 具有出结果快、可行性好、适用于罕见疾病的研究等优点。

2. 缺点 不能计算发病率、患病率、死亡率，不能证明因果关系的时序性，出现偏倚的环节较多，不适合人群暴露率低的因素研究。

第三节 队列研究

一、原理与特性

（一）基本原理

队列研究是先选定一个研究人群，即建立队列，再根据某因素的暴露情况，将研究对象分成若干个组，如暴露组和非暴露组，或不同暴露水平组等，剔除各组内已经有结局事件（如发病或死亡等）或不可能再发生结局事件的个体，随访观察一段时间，统计各组研究事件结局的发生情况，如发病人数、死亡人数等，计算和比较各组结局事件的发生率（图6-3）。如果暴露组的发生率与非暴露组的发生率存在统计学差异，则可推断暴露与事件可能存在因果关系：当暴露组的发生率高于非暴露组时，该因素被视为危险因素；当暴露组的发生率低于非暴露组时，则该因素被视为保护性因素。在建立队列时，必须保证队列成员没有结局事件发生，且将来有发生结局事

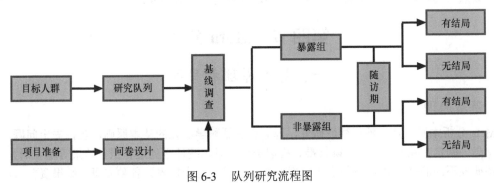

图6-3 队列研究流程图

件的可能，否则不符合进入队列要求。队列可分为固定队列和动态队列两种。固定队列（fixed cohort）是指队列成员均在短时间内进入队列，随访观察开始后到终止观察期间，没有成员退出队列和新成员加入队列。动态队列（dynamic cohort）是指观察期内新成员可随时加入队列，并且加入队列后，同时随访观察结局。

（二）基本特性

观察法研究、先因后果，设立对照组。

二、队列研究类型

（一）前瞻性队列研究

前瞻性队列研究（prospective cohort study）是指从研究对象目前的暴露状态开始，随访到将来某一时刻，结局事件需要等待一段时间才能观察到的一种研究方法，它是队列研究的基本模式。

（二）历史性队列研究

历史性队列研究（historical cohort study）是指以过去某个时点的人群为基础建立队列，根据当时资料记载的每个对象的暴露情况进行分组，在剔除该人群已经发生过研究事件的个体后，开始模拟随访到现在，比较各人群事件的发生率。历史性队列研究是利用已经发生过的资料和技术，可判断先"因"后"果"的时序关系。因此，较前瞻性设计而言，是一种快速、节省的队列研究，不需要等待事件的发生，因此可以在短时间内完成。

（三）双向队列研究

双向队列研究（ambispective cohort study）是指将历史性队列研究与前瞻性队列研究结合运用的设计模式，即在历史性队列的基础上，从现在起继续前瞻性随访一段时间，通常是因为历史性队列随访的时间不够，结局事件尚未出现，需要补充随访至结局事件出现。

三、研究目的与优缺点

（一）研究目的

检验病因假设、探究疾病自然史、评价防治效果。

（二）优缺点

相较病例对照研究而言，队列研究具有以下优点和缺点。

1. 优点   回忆偏倚小、可以直接计算相对危险度、可以证实先因后果的时序关系、可以同时研究多种疾病。

2. 缺点   实施难度大、资料处理复杂、不适合发病率较低的疾病。

第四节   Meta 分析

一、基本原理和目的

（一）基本原理

Meta 分析本质上是一种观察性研究，因而也遵循科学研究的基本原则，包括提出问题、搜集相关文献、制定文献的纳入和剔除标准、提取资料信息、统计学处理、报告结果等基本研究过程。与一般研究不同的是，Meta 分析利用已经存在的（发表与未发表）各独立研究结果资料，而不需要对各独立研究中的每个观察对象进行观测或实验并收集其原始数据。

（二）目的

增大检验功效、评价结果的一致性及解决研究中的矛盾、增强研究结果的可靠性和客观性、寻求新的假说。

（三）Meta 分析的基本特性

1. Meta 分析 本质上属于观察法。

2. 重要偏倚 Meta 分析所选取的原始研究报告在很大程度上存在发表或出版偏倚（publication bias），这种偏倚有时在具体的 Meta 分析过程中很难避免。

3. 原始研究报告的质量 原始研究报告的质量直接影响到 Meta 分析结论的正确与否。

4. 原始研究的质量 原始实验研究的设计（包括实验设计是否遵守了随机、对照、重复与均衡原则）及实验过程的质量控制（包括实验员是否严格按照实验设计中对试验因素及重要非试验因素的控制条件对各因素实施了控制、是否准确无误地测量和记录了实验数据），对 Meta 分析结论的可信与否起着决定性作用。有的作者为了发表论文，将收集到的数篇在实验设计上本身就违背了随机原则和均衡原则的论文凑到一起，进行所谓的 Meta 分析，实际上毫无价值。

二、设计要点及步骤

（一）提出问题，制订研究计划

遵循 PICO 原则，即病人（patient）、干预（intervention）、对照（control）、结局（outcome）。

（二）文献检索

文献检索的原则是多途径、多渠道、最大限度地收集与研究问题相关的文献。

（三）制订原始文献的选择标准

据研究计划书中提出的文献纳入标准和排除标准，对检出的相关文献进行仔细筛选（通常至少由两名熟悉专业知识的研究人员在接受严格培训之后，对搜集到的全部文献进行盲法审读并予以挑选），选出符合要求的研究项目进行 Meta 分析。对存有疑问的文献可以先纳入，待联系原文作者获取相关信息或分析评价后再做取舍。

（四）研究偏倚风险评估

按照临床流行病学的文献质量评价方法，对每个纳入研究文献的内在真实性、外在真实性和影响结果解释的因素等进行全面评价，其中内在真实性的评价主要是考察各独立研究是否存在偏倚及其影响程度，这在文献评价中最为重要。

（五）数据提取

从符合纳入要求的文献中摘录用于 Meta 分析的信息，如原文的结果数据、图表等，必要时还可从原文作者处获取未发表的原始数据，在数据提取前，首先制订数据提取表格，通过子实验，修改和完善表格后，再将需要的内容从原始文献摘录至数据提取表格中。

（六）合并统计

统计学处理是 Meta 分析最重要的步骤之一，其过程主要包括以下三个步骤。

1. 制订统计分析方案。

2. 选择适当的效应指标 连续变量一般用均数差表示效应的大小，二分变量用率差（rate difference，RD）、OR、RR 等来表示效应的大小。

3. 纳入研究的异质性检验 Meta 分析前尽管制订了严格的文献纳入标准及排除标准，最大限度地控制了异质性来源。但由于各独立研究的设计、试验的条件、试验所定义的暴露及测量方法的不同，以及协变量的存在均可能产生异质性，若此时将结果强行合并在一起，势必会出现差错。因此，在 Meta 分析之前，应进行异质性检验，异质性检验的目的是检查各个独立研究的结果是否具有一致性（可合并性）。若纳入 Meta 分析的各研究结果是同质的，可以采用固定效应模型计算合并后的综合效应；而当各研究结果存在异质性时，应分析其来源及其对效应合并值产生的影响。如果影响较小，可按相同变量进行分层合并分析（亚组分析）或采用随机效应模型进行合并分析；如果各研究间异质性特别大且来源不知，这就会降低这些研究结果的可合并性，此时采取放弃 Meta 分析更为明智。异质性检验方法主要有 Q 检验法与目测图形法等。

（七）深入分析

1. 亚组分析 是指按不同的研究特征，如不同的统计方法、研究的方法学质量高低、样本量大小、是否包括未发表的研究等，对纳入的文献进行分层 Meta 分析，比较合并效应间差异有无统计意义。

2. 敏感性分析

（1）采用不同模型计算效应合并值的点估计和区间估计，比较合并效应间差异有无统计学意义。

（2）从纳入研究中排除质量相对较差的文献后，重新进行 Meta 分析，比较前后合并效应间的差异有无统计学意义。

（3）改变研究的纳入标准和排除标准后，对纳入的研究重新进行 Meta 分析，比较合并效应间的差异有无统计学意义。

（八）形成结果报告

目前，对于 Meta 分析报告质量的评价，是通过系统评价和 Meta 分析优先报告条目来完成的。

思 考 题

1. 医学科研选题需要遵循的基本原则有哪些？
2. 在病例对照研究中，为什么说对照的选择更重要？为什么说要尽量选用成组设计？
3. 影响病例对照研究、队列研究的因果关系判断强度差异的原因及其研究的思路分别是什么？
4. Meta 分析的设计要点和步骤是什么？
5. Meta 分析中如何处理异质性的问题？
6. Meta 分析中敏感性分析的具体方法有哪些？

主要参考文献

陈景武. 2003. 医学研究设计与分析. 北京：中国统计出版社.

Fletcher R, Fletcher S W. 2006. Clinical Epidemiology: The Essentials. 4ed. Baltimore: Lippincott Williams &Wilkins.

Higgins J P, et al. 2011. The Cochrane Collaboration's tool for assessing risk of bias in randomised trials. BMJ, 343: p. d5928.

JMark Elwood. 2007. Critical Appraisal of Epidemiological Studies and Clinical Trials. 3ed. New York: Oxford University Press.

Liberati A, Altman D G, Tetzlaff J, et al. 2009. The PRISMA statement for reporting systematic reviews and meta-analyses of studies that evaluate health care interventions: explanation and elaboration. Epidemiology Biostatistics & Public Health, 6(10): e1-e34.

Moher D, Cook D J, Eastwood S, et al. 2000. Improving the quality of reports of meta-analyses of randomised controlled trials: the QUOROM statement. Quality of Reporting of meta-analyses. Br J Surg, 23(6): 1448-1454.

第七章 冲击波与骨疾病

第一节 骨不连与骨折延迟愈合

一、摘 要

大量研究证明，体外冲击波治疗（ESWT）可以有效治疗骨折延迟愈合和骨不连（骨折不愈合），同时可以显著降低治疗费用和相关并发症的发生率。对于冲击波促进骨折愈合的机制，传统上认为是机械（破坏性）效应，最近的研究揭示了 ESWT 的基础作用机制。冲击波通过激活不同的信号通路，在靶组织中转化为生化信号（机械转导机制），反映了冲击波治疗可促进内源性再生的潜力。

二、导 言

骨折愈合是一个复杂的生理过程，涉及多个步骤，包括血管生成和骨痂形成，最终实现骨组织坚强愈合，不同蛋白质的合成参与了整个愈合过程。转录和翻译这些蛋白质有预定的时间过程。骨骼具有独特的再生能力，发生骨折后，骨质通常能够恢复连续性，并达到之前的功能。相比而言，其他组织修复通常会产生瘢痕，其机械强度也会低于损伤前的水平。

然而，在某些情况下生理性骨折愈合会受到干扰，出现延迟愈合或不愈合。据统计，在美国每年发生的 560 万次骨折中，上述情况的发生率为 5%～10%。其中 10% 的骨折最终需要进一步的手术治疗，其中舟状骨（16%）、胫骨（14%）和股骨（14%）骨折的不愈合率较高。奥地利学者认为骨折不愈合的发生率约为 2.5%。虽然发生率较低，但也带来了很大的社会经济负担。Sprague 和 Bhandari 认为骨折延迟愈合带来的经济负担约为 8 万美元/例。

目前，对于骨折延迟愈合和不愈合的定义尚存在一定争议。临床医师应用不同的分类以区分延迟愈合和不愈合。长骨的愈合时间通常为 3 个月，超过 3 个月未愈合则被定义为延迟愈合，超过 6 个月仍未愈合则被定义为骨折不愈合。美国食品药品监督管理局将骨折不愈合定义为：9 个月内在没有额外干预的情况下骨折不愈合，在过去 3 个月内缺乏骨形成的任何放射学表现。

可能导致延迟愈合或不愈合的原因分为局部因素和全身因素。局部因素包括骨折的部位、类型、软组织损伤程度及创伤对局部血运的影响。在所有长骨中，胫骨由于其有限的软组织覆盖，开放性和粉碎性骨折的发生率较高，胫骨骨折更容易发生骨折愈合不良。全身因素包括各类合并症（如糖尿病、动脉粥样硬化、充血性心脏病）、吸烟和饮酒等不良生活习惯，药物服用史和患者的年龄等。

骨折不愈合时，机体自身缺乏内在的愈合能力，手术的目标是实现骨质最终的坚强愈合。现有的手术技术包括髓内钉（扩髓/不扩髓）、加压钢板以及自体骨移植，其中自体骨移植可以发挥骨诱导和骨传导的作用。在感染性病例中，可以选择外固定系统（如 Ilizarov 外架）治疗。然而，手术干预不可避免会损伤血运，因此可能对治疗结果产生负面影响。自体骨移植后供体部位也会出现新的损伤（如髂嵴取骨处），可能会影响患者的生活质量。因此，有必要采取有限创伤或无创的治疗方案，以避免发生手术相关并发症。然而，现有证据表明低强度脉冲超声、脉冲电磁场、骨生长因子（如骨形态发生蛋白）的治疗结果尚存在争议，并且成本效益比不佳。

在无创治疗方法中，体外冲击波已经发展为一种有价值和可重复的治疗手段。最初冲击波用于治疗泌尿系统结石，豪普特（Haupt）意外观察到髂骨皮质出现增厚的现象。于是，ESWT 被用于治疗骨折延迟愈合和不愈合。此后，VD Valchanou、P Michailov 在 1991 年报道了 ESWT 治疗骨不连的经验，提出了冲击波产生微骨折的假说，从而诱导损伤愈合。这个假说在一段时间内被认为是 ESWT 的主要作用模式，也得到蒂舍尔（Tischer）等的证实，他们观察到组织暴露于较低能流密度的冲击波下，骨形成的同时没有合并组织的损伤。

沙德恩（Schaden）等在治疗骨折不愈合时意外观察到如下情况：当由于设备技术故障，施加在目标位置的冲击波能量变成了预计的 1/3 时，便实现了骨折的最终愈合。由此开始，基础研究为冲击波治疗骨不愈合的机制提供了新的证据，加深了人们对其的认识和理解。免疫组织化学染色显示，冲击波可以诱导新生血管形成，组织学证实在这些实验中没有组织破坏表现。基础研究提示在冲击波作用部位成血管因子和成骨生长因子表达上调，上调持续约 12 周。此后，越来越多的研究关注冲击波的生物学效应，并取代了最初的机械效应假说。在最近的研究中，机械转导机制（mechanotransduction）被用来描述冲击波在组织上的生物学作用机制，更多的研究也证实了这种机械转导机制是 ESWT 的主要作用模式。

三、体外冲击波治疗骨折延迟愈合和骨不愈合的机制

虽然高能量冲击波治疗骨不愈合的临床效果已经被许多早期的研究证实，但是冲击波的基础作用机制在近期的研究中才被揭示。近年来更多深入的基础研究工作，让我们对冲击波的作用机制有了更全面的认识。在物理上，冲击波是一种携带能量并能在低声阻介质中传播的快速、短时声波，当冲击波穿越低声阻的软组织，遇到高声阻的骨组织后，会产生应力作用，将所携带的能量释放，它在组织界面上引起压缩-剪切-拉伸的作用力，而冲击波的能量也随着距离增加而迅速消散。上述力学作用直接和间接地激活了细胞内的信号级联反应。这个从物理声波转化为生物化学信号的过程被称为机械转导机制。随后，该信号导致细胞内基因表达并启动转录和翻译，最终以蛋白质合成结束，从而形成骨折的愈合过程。

研究证明，冲击波可以促进成骨细胞表面整合素的表达，其中整合素 $a_1\beta_5$ 参与细胞外基质与细胞之间的相互作用。整合素的表达增加，可以升高局部黏附激酶（FAK）的磷酸化，这是整合素参与信号转导的关键因素。体外实验显示，冲击波可以提高间充质干细胞内 FAK 磷酸化水平，是通过对 miR-138 的抑制产生作用（在骨髓干细胞向成骨细胞分化过程中，miR-138 抑制 FAK 基因的表达）。另外一种能量转导机制是冲击波引起 K^+ 和 Ca^{2+} 向细胞膜内流动，引起跨膜电流。上述细胞外基质和细胞膜的改变，都会引起下游细胞内信号的级联反应。

冲击波诱导整合素磷酸化，进一步通过 MEK1/2 激活 ERK1/2，从而导致成骨细胞的黏附、分布和迁移增加，最终刺激骨折愈合。在骨缺损模型中，冲击波可激活 ERK 和 p38/MAPK，从而增强软骨和成骨细胞的有丝分裂活性。此外，还观察到冲击波可引起超氧自由基升高，通过 Ras 和 Rac1 蛋白引起 ERK 磷酸化。

在对骨髓间充质干细胞的研究中，冲击波激活 ERK，进一步通过成骨转录因子 CBFA1 促进干细胞增殖并分化为成骨祖细胞。在蛋白质水平上，激活 ERK 信号通路上调 RUNX-2 表达，RUNX-2 是成骨的一个主要转录因子。另一方面，冲击波刺激成骨细胞，使得 RANKL/OPG 比率下降，从而对破骨细胞产生抑制。RUNX-2 蛋白水平升高和 RANKL/OPG 下降，产生的综合作用可促进骨修复。通过分析细胞外基质的基因表达，观察到冲击波可以刺激啮齿类动物股骨成骨细胞生长。其中Ⅰ型胶原前蛋白、骨钙素和骨桥蛋白在骨膜下成骨细胞的表达上调，由此形成骨膜下成骨。基因表达上调的时间从第 4 天开始，并持续到第 14 天。3 周后实验组和对照组进行股骨比较，可以观察到冲击波诱导的骨矿物质含量和骨密度增加。人骨膜细胞的体外研究也观察到冲击波治疗对这些细胞有刺激作用。人骨膜细胞暴露于冲击波后的第 6 天，实验组碱性磷酸酶的活性和对照组比较出现了下降。直到第 18 天，实验组细胞增殖和碱性磷酸酶水平升高，第 35 天细胞外基质的矿化水平升高。除此之外，还观察到冲击波干预后第 28 天，实验组细胞外基质的主要成分硫酸化糖胺聚糖的表达也增高。冲击波产生的声波刺激可以促进各种生长因子的形成和释放，其中包括骨形态发生蛋白（BMP）和白细胞介素-10 等，具体的通路和基质需要进一步研究阐明。

冲击波的作用机制不仅显示在骨组织的修复中，也存在于其他细胞类型和组织。冲击波激活的细胞内信号级联反应包括 p38、MAPK、ERK1/2 和 Akt。冲击波还可以通过 SDF-1 影响或诱导干细胞的募集。学者舒（Schuh）观察到冲击波可以影响间充质干细胞标志物的表达时间和总体表达量。联合使用自体干细胞移植和冲击波治疗骨不愈合，可以提高骨折愈合率。总之，冲击波可以在细胞和分子水平上发挥作用，诱导骨组织的再生和修复。

四、体外冲击波治疗骨折延迟愈合及骨不愈合的临床疗效

过去 20 年间，已有研究证实冲击波可以成功治疗骨折延迟愈合及不愈合。一项对 115 例骨不愈合的病例进行的随机对照研究指出，应用冲击波治疗 6 个月后，87 例（75.7%）病例得以愈合，因此冲击波被作为治疗此类疾病的一线选择。此后，超过 3500 例骨折延迟愈合或不愈合患者使用冲击波治疗，6 个月后随访时获得了 80% 的治愈率，这些骨折位于全身不同的部位。将冲击波作为骨折不愈合的一线治疗手段，除了其具有较高的成功率外，还因为与传统的"金标准"——翻修手术相比，该方法具有较小的并发症，治疗费用较低，这也是该技术在全球被推崇的原因。

根据循证医学的原则，一项治疗手段要纳入治疗规范内，如果不能证实它优于现有的方法，至少也要和现有方法具有同等效果。为此，有学者进行了一项前瞻性的随机、对照、多中心研究，观察冲击波和标准的手术治疗对长骨不愈合的治疗效果，其中包括桡骨、尺骨、股骨和胫骨。为了消除偏差，对两组的研究对象进行了精心匹配，使其分布相同。实验组选取两种冲击波治疗模式，能流密度分别为 $0.4mJ/mm^2$ 和 $0.7mJ/mm^2$，使用每个靶点脉冲次数 4000 次的频率对骨折间隙进行处理，每周治疗 4 次。为了最大程度保证可重复性，手术组采用了一个标准化的流程：取出内植物，去除多余的骨痂，对骨折断端进行清创，打通髓腔，再进行骨折复位和固定，必要时行自体骨移植。术后一年内进行放射学的评估。放射学结果显示两个实验组间没有显著性的差异，2 年后的愈合率分别为 94% 和 92%，而外科手术组则为 95%。然而，VAS 评分、下肢功能评分等则显示，在第 3、6 个月时，实验组比对照组具有更好的结果。23 例患者在行冲击波治疗时出现小片的皮肤瘀点和血肿，但未经处理，后自行消散，除此之外未发现有其他的不良反应。手术组则发现有 7%（3 例患者）的并发症发生率，包括 2 例感染（需再次手术治疗），1 例桡神经麻痹。该项一级研究证实冲击波在治疗骨折不愈合方面，具有和手术一样的效果。而且，在短期的临床和功能结果方面，冲击波甚至具有更强的优势，避免了严重的并发症。

另外一项研究对冲击波和外科手术治疗第 5 跖骨基底部骨折不愈合的临床效果进行了比较，证实两组具有相似的结果。冲击波组治疗采用的参数是 2000~4000 脉冲，能流密度为 $0.35mJ/mm^2$。手术组采用了闭合复位螺钉内固定。6 个月随访时发现骨愈合情况在两组间没有统计学意义（冲击波组和手术组分别为 91% 和 90%）。然而，冲击波组只有 1 例出现皮肤瘀斑，手术组则有 11 例出现并发症，包括再骨折、感染和内植物激惹，以上情况均需要再次手术。基于该项研究，认为冲击波和手术均适宜治疗第 5 跖骨基底部骨折不愈合，在并发症发生率和费用方面，冲击波治疗更具优势。

腕骨、肩胛骨这类骨骼通常在发生骨折后容易出现不愈合。有研究发现，肩胛骨骨折采用石膏制动等保守方案，6 个月后行影像学检查发现骨折没有愈合。对该类不愈合的患者采用了冲击波和手术治疗，均辅助支具固定。12 个月后评估骨质的形成，发现两组的结果相似，冲击波组和手术组的骨形成率分别为 79% 和 78%，两组均未出现并发症。

五、影响体外冲击波治疗骨不愈合疗效的因素

有文献汇总了 10 篇研究报道，包括 924 例骨折延迟愈合和不愈合患者，平均愈合率为 76%。对萎缩性骨折不愈合和肥大性骨折不愈合进行研究，分别有 29% 和 76% 的病例达到了骨质愈合。也有学者对 49 例不愈合患者进行了冲击波治疗，多数患者只进行了一次治疗，也有个别患者进行了 2~3 次治疗，10 个月随访时愈合率达到 75.5%。治疗失败的原因包括：骨折不稳定，骨折间

隙大于 5mm，骨质的类型，未被检测出的低毒性感染等。另一项研究发现，即使对于感染性的骨折不愈合（胫骨），冲击波也有同样的疗效。然而，冲击波对于肥大性骨折不愈合和萎缩性骨折不愈合的治疗，结果没有显著性的差异。也有学者认为，为了增加骨折愈合率，最后一次手术完成时，应当及时应用冲击波治疗。根据对 3500 例病例的治疗经验，发现骨折部位是影响冲击波治疗效果的因素。胫骨不愈合取得较好疗效的同时，肩胛骨的愈合率仅 60%。基于对大量冲击波疗效方面的研究进行总结，认为在治疗骨折延迟愈合和不愈合方面，冲击波治疗性价比高，应作为骨折治疗的一线方案。

六、使用冲击波治疗骨不愈合的经济学效应

对于医患双方来说，骨折不愈合是一个棘手的问题，社会、经济压力较高。除了容易计算的直接费用外，还包括康复、无法工作所带来的间接费用。不同国家治疗骨不愈合的直接费用介于 11 333~38 345 美元。考虑到各个国家有不同的处理方案，因此对各个国家进行比较有一定的难度。

澳大利亚就业和劳资关系部调查发现，每年骨折不愈合发生的概率可达 2.5%，此后行一次手术干预后的愈合率可以达到 68%，行两次手术后愈合率可提高 23%，行三次手术后有望再提高 7%，最后 2% 的患者则不得不面临截肢。因此，7000 例骨折不愈合患者进行手术干预产生的费用至少为 1 亿澳元，这些花费仅仅是治疗的直接费用。然而在使用冲击波治疗的情况下，按照每例花费为 1000 澳元进行估算，总费用为 3 千万澳元，可见使用冲击波治疗可节约近 6 千万澳元的直接费用。因此，使用冲击波治疗每年可节约近 66% 的花费，而这并不包括间接费用。事实上，间接费用占据总费用的 82.8%~93.3%，考虑到这些经济因素，以及冲击波具有比手术更快的愈合率，大幅降低了间接费用。因此，对于骨折不愈合，冲击波治疗不仅是一种有效的治疗手段，而且在花费方面比手术治疗具有更大的优势。

七、体外冲击波治疗骨不连方案的选择

目前体外冲击波治疗骨不连时的能量密度大小、治疗次数及总剂量还没有统一标准。ESWT 治疗骨不连的能流密度一般分为低（0.06~0.11mJ/mm²）、中（0.12~0.25mJ/mm²）、高（0.26~0.39mJ/mm²）3 个能级。体外冲击波治疗骨不连效果具有剂量依赖性，能量太低则无法达到治疗目的，而能量过高又会造成治疗期望之外的损伤。ESWT 治疗骨不连的参数方案要根据不同的患者、不同的部位来制订：青壮年往往能够耐受较高能量冲击波，而老年人因骨质疏松等宜采用中低能量的冲击波；较深、较为粗壮的长骨不连需要选用高能量的冲击波，而像距骨、尺桡骨等短骨或部位较浅的骨不连需采用低中能量的冲击波。目前，国际医学冲击波学会（ISMST）推荐的治疗方案是：能流密度 0.26~0.39mJ/mm²，自低能量开始，根据患者对疼痛的耐受性逐步增加，治疗前根据 X 线或者彩超定位，每次选择骨不连断端 2~4 个治疗靶点，每个靶点脉冲次数 1000 次，总共冲击 2000~4000 次，每次治疗间隔为 1 天，5~10 次为 1 个疗程，每疗程间隔 2~3 个月。

八、总　　结

骨不连是骨折后不可避免的并发症，尽管手术治疗骨不愈合取得了令人满意的效果，但体外冲击波治疗骨不愈合和骨折延迟愈合是有效的。体外冲击波具有治愈率高、并发症少、非侵入性、方便快捷、费用低廉等优点，而且在冲击波治疗无效时，仍可进行手术治疗，并不会给手术效果带来负面影响。不过，这一结论尚需要精心设计的随机对照研究来进一步证明。

思　考　题

1. 什么是冲击波的机械转导机制？

2. 简述冲击波治疗骨折不愈合和骨折延迟愈合的优势所在。

第二节 股骨头缺血性坏死

一、概　述

（一）定义与病因

股骨头坏死（osteonecrosis of the femoral head，ONFH）又称股骨头缺血性坏死（avascular necrosis，AVN），是指由股骨头血供中断或受损，引起骨细胞、骨髓成分死亡及随后的修复，继而导致股骨头结构改变、股骨头塌陷、关节功能障碍的一类疾病。股骨头坏死是骨科常见的难治性、致残性疾病，是引起髋关节疼痛及功能障碍的常见原因之一，晚期可伴有股骨头进行性塌陷及关节破坏，继发髋关节骨关节炎。

在我国，股骨头坏死的发病率高于欧美国家，累及中青年居多。根据病因的不同，股骨头坏死主要分为两大类：创伤性 ONFH 和非创伤性 ONFH。男性非创伤性 ONFH 的患病率高于女性，北方居民的患病率高于南方。非创伤性 ONFH 的发病机制仍不清楚，目前认为主要包括凝血功能障碍、脂质代谢异常、成骨障碍、血管化修复不良等。应用全身性类固醇激素、习惯性酒精摄入（或酗酒）、髋部创伤 [脱位和（或）骨折]、脂质代谢异常、减压病和辐射等是与 ONFH 的发生相关的常见因素。因此，我们在临床工作中特别注意 ONFH 的高危人群，包括髋部创伤，如股骨头、颈骨折，髋臼骨折，髋关节脱位，髋部严重扭伤或挫伤（无骨折，有关节内血肿）；大剂量长时间应用糖皮质激素（glucocorticoid，GC）；长期大量饮酒；高凝低纤溶倾向和自体免疫性疾病，使用 GC；有减压舱工作史。遇到这样的病例，及时给予筛查，有助于获得股骨头坏死的早期病例，从而为这类疾病的治疗赢得宝贵时间。

（二）临床表现

不同分期的 ONFH 患者的临床表现不尽相同。根据 ONFH 的中国分期，ONFH 患者的临床表现如下：

1. 临床前期（Ⅰ期） 无症状和体征。

2. 早期（Ⅱ期） 无症状或仅有轻度髋部不适，包括腹股沟部或大转子部不适，强力内旋出现髋部疼痛，关节活动无明显障碍等。

3. 塌陷前期（中期，Ⅲ期） 出现较重的急性髋部疼痛，轻度跛行，内旋受限，强力内旋疼痛加重。

4. 塌陷期（中晚期，Ⅳ期） 中重度疼痛，跛行明显，关节屈曲内旋及外展均中度受限。

5. 骨关节炎期（晚期，Ⅴ期） 重度疼痛，跛行加重，关节活动明显受限（屈曲、内收、内旋），关节畸形（屈曲外旋、内收）。

（三）辅助检查

重视病史、临床症状及体征，建议按下述程序进行辅助检查：

1. X 线检查 推荐双髋正位及蛙式位。出现新月征（crescent sign）、坏死灶被硬化骨包绕或节段性塌陷即可诊断。可排除骨关节炎、强直性脊柱炎、髋关节发育不良及类风湿关节炎等源自软骨的髋部病变。

2. MRI 为诊断 ONFH 的"金标准"，其特异性及敏感度均在 99% 以上。推荐的序列为 T_1WI、T_2WI 及 T_2WI 抑脂冠状位及轴位扫描。典型 ONFH 的图像为：T_1WI，带状低信号包绕脂肪（中、高信号）或坏死骨（中信号）；T_2WI，双线征（double line sign）；T_2WI 抑脂，病灶边缘的高信号带。对 T_1WI 显示带状低信号，T_2WI 抑脂显示股骨头、颈部除病灶区外骨髓水肿及关节积液者，应视病变已进展到塌陷前期或塌陷期。

3. CT 扫描 虽不能对 ONFH 做出 I 期诊断，但可清楚显示软骨下骨板断裂、坏死灶范围、硬化带及修复情况等，建议行 CT 冠状位及轴位二维重建。

4. 核素骨扫描 可为早期诊断提供线索，敏感度高，特异性不高。显示热区中有冷区"面包圈"征，提示 ONFH，但需 MRI 证实。

5. 股骨头数字减影血管造影（digital subtraction angiography，DSA） 为侵入性检查，不建议常规应用。

6. 组织病理学检查 为侵入性操作，建议做髓芯减压及关节置换时并用，以证实诊断。ONFH 的诊断标准为骨小梁内骨细胞空陷窝＞50%，累及邻近多根骨小梁和骨髓组织。

（四）诊断

有或无高危因素，有或无临床症状和体征，符合下述检查之一即可诊断为 ONFH。① X 线片：坏死灶被硬化带包绕，节段性塌陷，新月征，股骨头塌陷但关节间隙维持；② MRI：T_1WI，带状低信号；T_2WI，双线征；T_2WI 抑脂，坏死灶周缘高信号带；T_2WI 抑脂，股骨头、颈除病灶区外骨髓水肿，且 T_1WI 为带状低信号；③ CT：轮廓清晰的坏死灶，硬化带形成，或软骨下骨骨折。

（五）分期与分型

为了评估 ONFH 的严重程度，制订个体化的诊疗方案，判断预后、评估疗效，需要对 ONFH 进行正确的分期和分型。ONFH 的分期与分型方法众多，其中 Ficat-Arlet 分期、Steinberg 分期、国际骨循环研究协会（Association Research Circulation Osseous，ARCO）分期和中国分期应用广泛；较常用的分型方法包括日本骨坏死研究会（Japanese Investigation Committee，JIC）分型和中日友好医院（China-Japan Friendship Hospital，CJFH）分型。

2014 年 12 月，中华医学会骨科学分会关节外科学组召集国内骨坏死研究及诊疗专家讨论，制订了《股骨头坏死临床诊疗规范》。推荐使用 ONFH 中日友好医院（CJFH）分型，见图 7-1，和 ONFH 中国分期，见表 7-1。CJFH 分型具有准确性高、应用简便、可重复的优点，按坏死累及股骨头三柱结构的部位进行分型，分型结果不会受到解剖变异及位置移动的影响，准确性高，且对 ONFH 塌陷预测的准确性高，对治疗方案的选择具有临床实际指导意义，且应用简单，可重复性强。

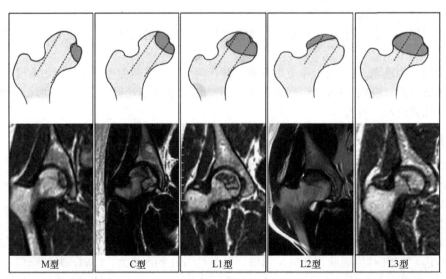

图 7-1 依据三柱理论的中日友好医院（CJFH）分型示意图及对应的 MRI 图像

根据股骨头坏死受累部位，股骨头坏死可分为内侧型（M 型）坏死累及内侧柱；中央型（C 型）坏死累及中央柱及内侧柱；外侧型（L型）坏死累及外侧柱。L 型又可分为：L1 型外侧柱部分完好；L2 型坏死累及外侧柱，但内侧柱完好；L3 型内、中、外三柱均受累及

表 7-1　股骨头缺血性坏死的中国分期

分期	临床表现	影像学	病理改变
Ⅰ期（临床前期，无塌陷） 依坏死面积分为：	无	MRI（+），核素（+），X 线片（−），CT（−）	骨髓组织坏死，骨细胞坏死
Ⅰa 期小（＜15%）			
Ⅰb 期中（15%～30%）			
Ⅰc 期大（＞30%）			
Ⅱ期（早期，无塌陷） 依坏死面积分为：	无或轻微	MRI（+），X 线片（±），CT（+）	坏死灶吸收，组织修复
Ⅱa 期小＜15%			
Ⅱb 期中 15%～30%			
Ⅱc 期大＞30%			
Ⅲ期（中期，塌陷前期） 依新月征占关节面长度分为：	急性疼痛发作，轻度跛行，重度疼痛，内旋活动受限，内旋痛	MRI T_2WI 抑脂示骨髓水肿，CT 示软骨下骨折，X 线片股骨头外轮廓中断，新月征阳性	软骨下骨折，或经坏死骨骨折
Ⅲa 期小＜15%			
Ⅲb 期中 15%～30%			
Ⅲc 期大＞30%			
Ⅳ期（中晚期，塌陷期） 依股骨头塌陷程度分为：	中重度疼痛，跛行明显，内旋活动受限，内旋疼痛加重，外展、内收活动稍受限	X 线片示股骨头塌陷，但关节间隙正常	股骨头塌陷
Ⅳa 期轻＜2mm			
Ⅳb 期中 2～4mm			
Ⅳc 期重＞4mm			
Ⅴ期（晚期，骨关节炎）	重度疼痛，跛行加重，屈曲、外展、内外旋、内收均受限	X 线片示头变扁，关节间隙变窄，髋臼囊性变或硬化	软骨受累，骨关节炎

　　ARCO 分期在 Ficat 和 Steinberg 分期的基础上进行了改进，通过结合 X 线片、CT、MRI 和灌注扫描显像来确定坏死区域的大小和位置。2019 年，ARCO 发表了新版的股骨头坏死分期（表 7-2），对既往版本进行了简化，更加简明实用，但对塌陷预测和治疗指导的功能降低。

表 7-2　2019 年 ARCO 股骨头坏死分期

ARCO 分期	影像学表现	影像学特征
Ⅰ期	X 线正常，MRI 异常	MRI：带状低信号包绕坏死区，骨扫描中有冷区
Ⅱ期	X 线和 MRI 均异常	骨硬化、局灶性骨质疏松或股骨头囊性改变等细微表现，无软骨下骨折、坏死区骨折或股骨头塌陷
Ⅲ期	X 线或 CT 示软骨下骨折	软骨下骨折、坏死区骨折和（或）股骨头塌陷
Ⅲ A 期（早期）		股骨头塌陷≤2mm
Ⅲ B 期（晚期）		股骨头塌陷＞2mm
Ⅳ期	X 线示骨关节炎表现	关节间隙变窄，髋臼改变和关节破坏

（六）治疗

股骨头坏死致残率高，严重影响患者的工作及生活。针对早期股骨头坏死有很多保髋治疗的方法，但疗效多不确切，晚期常需行全髋关节置换术（total hip arthroplasty，THA）治疗，由于脱位、假体无菌性松动、感染等并发症的存在，以及假体使用寿命的限制，患者可能需要多次人工全髋关节翻修手术，会给患者及其家庭带来沉重的负担。

ONFH 早期诊断和治疗，对防止股骨头坏死进一步恶化并塌陷有重要临床意义。尽管股骨头坏死治疗存在很多困难，但早期选择合适的诊疗技术对于延缓 ONFH 的进展是十分必要的，人们也一直在追求有效、安全、无创的治疗方法。

ONFH 治疗技术包括非手术治疗技术和手术治疗技术。

1. 非手术治疗技术

（1）保护性负重：减轻负重可有效减轻疼痛，改善功能，如使用双拐辅助行走，不建议长时间使用轮椅。同时应注意避免出现对抗性及撞击性的运动。但休息及减轻负重对于延缓股骨头塌陷的作用仍不确定。

（2）药物治疗：可单独用于治疗 ONFH，也可与其他治疗技术如保髋手术配合应用。推荐使用抑制破骨细胞功能和促进成骨细胞功能的药物，如磷酸盐类药物，以及抗凝、降脂、扩张血管、促进纤溶等药物。

（3）中医药治疗：强调早期诊断、病证结合、早期治疗。对高危人群及早期 ONFH 患者，建议给予活血化瘀、补肾健骨等中药治疗，具有促进坏死修复、预防塌陷的作用；配合保髋手术使用，可提高保髋手术效果。常用的药物如仙灵骨葆、强骨胶囊等。

（4）物理治疗：包括体外冲击波、电磁场、高压氧等。体外冲击波技术作为骨科领域新兴的治疗方法，作用于局部组织可促进细胞因子释放、干细胞激活和血管生成。高能聚焦式冲击波可用于治疗骨性结构改变的疾病，如 ONFH、骨不连等。对于早期 ONFH 疗效明显，可缓解疼痛症状，增加髋关节活动度，减轻骨髓水肿及缩小股骨头坏死区域，具有非侵入性、安全、有效等优点。高压氧技术可迅速提高机体内血氧分压和氧含量，促进成骨修复与新生血管形成偶联，改善股骨头局部代谢，也能改善 ONFH 患者疼痛症状，可作为 ONFH 治疗的辅助手段。

2. 手术治疗技术　ONFH 进展迅速，非手术治疗往往效果不佳，常需要手术治疗，包括以保留患者自身髋关节为主的修复重建术和人工髋关节置换术两大类。

ONFH 保髋手术的主要的目的是减轻患者疼痛，延缓股骨头塌陷，改善维持髋关节功能，进而延缓甚至避免髋关节置换手术。保髋手术方法主要包括：髓芯减压术、游离骨移植、带血管蒂骨移植、截骨术等。可根据 ONFH 的分期、分型及患者的年龄等因素制订个体化的治疗方案，选择合适的手术方式。

二、体外冲击波的临床应用

（一）历史

体外冲击波治疗（extracorporeal shock wave therapy，ESWT）最早在 1980 年应用于治疗肾结石，其基本原理是利用高速声波达到碎石目的。1986 年，Valchanov 等第一次将 ESWT 用于治疗假关节，其想法是破坏假关节交界处坚硬的骨质同时保留骨皮质，目的是保留骨皮质中的成骨组织和血管。近 30 年来，冲击波技术已成功地应用于医学领域。在骨外科中，冲击波能够有效治疗骨不连、假关节、肩周炎、网球肘及其他多种骨科疾病。1995 年 ESWT 开始用于治疗股骨头坏死，近些年来作为一种非侵入性、操作简单、治疗周期短、并发症少、安全的治疗方法，越来越被人们所重视。

（二）定义

冲击波（shock wave，SW）是源于一种高能机械波，通过其瞬时高能量压力（压应力）、在不同介质高速传导与反射（张应力），借助由此产生的空化作用和压电效应等机制，作用于人体活组织细胞，发挥一定的生物物理学作用，从而达到局部组织治疗修复的目的。冲击波属于高压强、短周期的特殊机械波，且其传播速度与压力成正比。冲击波兼具声、光、力学等特性，在均匀介质中的传播符合声学原理，在不同密度物质中的声阻抗和传导速度不同，会在界面产生应力作用。

（三）作用机制

冲击波治疗 ONFH 的基本原理是物理作用、物理化学作用、化学作用和生物作用等四阶段共同作用的结果，其作用机制主要包括促进骨形成、诱导血管再生、激活骨髓间充质干细胞介入及镇痛等多种生物学效应，各种生物学效应间相辅相成。ESWT 的作用效果主要取决于冲击波的压力，高能量冲击波会导致细胞结构出现不可逆的改变，低能量冲击波可诱导细胞膜的变形和细胞器与细胞质功能的改变，最终影响细胞核的转录与表达，随后细胞核产生的蛋白、生长因子及一氧化碳等都能激发一系列生物学过程。

ESWT 治疗股骨头坏死的具体作用机制尚未完全阐明，目前人们对 ESWT 治疗股骨头坏死的机制探讨不断深入，现阶段多数学者认为组织的再生与血管的再生是紧密相连的。

ESWT 是有着极高压力和速率的机械波，能够在液体和软组织中传播，当冲击波进入人体后主要作用于电阻抗改变的位点，如骨-软组织交界面，在骨与软组织之间的多重交界面冲击波能量得到反射与吸收并产生不同的机械应力效应，表现为对细胞产生不同的拉应力和压应力，拉应力可以引起组织间的松解从而促进微循环，压应力可使细胞发生弹性变形，冲击波治疗正是通过这种能量的吸收引发骨生成和血管生成效应。ESWT 能够诱导松质骨和皮质骨的生物合成效应，同时增强骨的力学性能，它能够引起一过性的骨髓损伤，但有利于疏通闭塞微细血管，松解关节软组织的粘连，这可能与合成效应有关。ESWT 能够诱导骨钙蛋白和生长因子的产生，如转化生长因子 β_1（transforming growth factor-β_1，TGF-β_1）、血管内皮生长因子（vascular endothelial growth factor，VEGF）、内皮型一氧化氮合酶（endothelial nitric oxide synthase，eNOS）等的释放，TGF-β_1 刺激骨髓基质细胞向骨母细胞及骨皮质细胞的分化；VEGF 可作用于血管内皮细胞，刺激血管内皮细胞增殖，从而促进血管新生和改善血液供应。体外冲击波能够增加血管生成及血管生长因子的表达，这些对早期股骨头坏死的干预修复是有益的。ESWT 对人体组织的作用力较强，可直接抑制神经末梢细胞，从而缓解疼痛；可改变伤害感受器对疼痛的接受频率及感受器周围化学介质的组成，抑制疼痛信息的传导。

综上所述，ESWT 是通过一定的能量转换与传递，造成不同密度组织之间产生能量梯度差及扭拉力，达到裂解硬化骨和促进骨与血管再生，促使坏死灶具有修复改善的可能性。

（四）治疗应用

虽然一些股骨头坏死灶较小的病例临床症状可能会自然消退或无临床症状，但对于坏死灶较大的 ONFH 确诊的患者，如不经过积极治疗，随着病程的进展，股骨头会出现不同程度的塌陷，最终需要行髋关节置换手术。

股骨头坏死的治疗目标是防止股骨头塌陷、保留自身的髋关节，避免或延缓髋关节置换术。ONFH 的治疗选择应根据年龄、ARCO 分期、CJFH 分型、病理类型、修复情况、体积、需求等综合考虑。

目前国内外关于 ESWT 治疗股骨头坏死的临床结果多属于临床观察或回顾性研究。研究表明，ESWT 可明显减轻疼痛、消除骨髓水肿等症状，改善关节功能，具有骨修复或血管化作用，但其是否可以延缓疾病进展甚至避免塌陷，最终影响疾病的自然病程，尚缺乏足够的证据。高能量

ESWT 成为 ONFH 非手术治疗的重要选择之一。多数临床研究一般选择聚焦式、能流密度高的冲击波治疗方式，而对于电压及焦点的大小、频率、能流密度、冲击波脉冲数等参数设置还有一定争议，缺乏统一的治疗共识。冲击波联合治疗的效果优于单纯冲击波，推荐联合保髋药物（如双膦酸盐、抗凝血剂、血管扩张剂、他汀类药物等），亦可联合髓芯减压、骨髓干细胞植入术等技术，但后者需要医疗机构具备一定的操作资质，并且对操作者也有一定的要求。

关于冲击波治疗股骨头坏死具体的适应证尚未达成专家共识，但国际医学冲击波学会（ISMST）2016 年的最新诊疗共识已经将"未出现关节破坏的股骨头坏死"列为批准的适应证。对于早中期的股骨头坏死，可以考虑体外冲击波治疗技术。笔者单位较大宗病例的临床研究观察发现，从改善临床指标的角度"治标"看，ESWT 可用于任何 ARCO 分期的股骨头坏死，可以减轻 ONFH 患者的关节疼痛症状，改善髋关节的功能状态。即使是到了晚期 ONFH 并发骨关节炎阶段，如果患者不愿意或没有条件接受关节置换术，也可以应用无创的冲击波改善患者的临床指标。从改善影像学指标的角度"治本"看，ESWT 可用于 ARCO 分期（Ⅰ期～Ⅲa 期）的早期股骨头坏死，坏死灶偏小（面积＜30%），CJFH 分型存有外侧柱支撑、坏死灶偏内、坏死灶宽度偏窄（桥距＜1cm）的 ONFH 病例。ESWT 可以缩小坏死灶的面积，逆转 ARCO 分期，改善 ONFH 的预后。笔者推荐冲击波联合疗法，为 ONFH 制订科学的个体化治疗方案，针对 ARCO 分期Ⅰ～Ⅲa 期，CJFH 分型 L1、M、C 型患者冲击波的预后较好，对 CJFH 分型 L2～L3 型患者建议冲击波技术实施髓芯减压结合骨髓自体单个核细胞或"鸡尾酒"疗法。本项推荐意见处于经验性适应证探索阶段，需要多中心前瞻性、随机、对照及进行长期随访的大样本临床研究验证。

笔者单位在 ONFH 冲击波治疗中所用冲击波治疗仪为电磁式冲击波治疗仪，冲击波穿透可调节的深度为 0～150mm，焦点也可调整，通过体表解剖标志结合局部痛点、X 线或 B 超等定位方法，冲击波管产生的冲击波直接作用于股骨大粗隆部的皮肤，借助 X 线透视照相，使冲击波聚焦在股骨头附近。通过 C 型臂成像窗口，透视定位位于股骨头坏死区和正常松质骨区之间的硬化带，在包绕坏死灶的硬化带周围选择 4～6 个冲击点（图 7-2），同时为防止治疗区域冲击波能量的丢失，在皮肤与仪器间涂擦耦合凝胶剂。所有患者在 ESWT 治疗过程中均仰卧于治疗床上，患髋可以选择蛙式位，全程由一名经验丰富的医师进行治疗，麻醉方式一般选择表面麻醉，一般不进行全身麻醉或局部麻醉。治疗过程中可以联合镇痛消炎药物解决治疗术中冲击波可能带来局部疼痛的问题（图 7-3）。术中 ESWT 应用于骨科疾病的参数及设置参照 Wang 等的方法，冲击波等级为 3～4 级，每个冲击点的冲击次数为 500～1000 次，能流密度＞0.44mJ/mm²，以 2～3Hz 的频率共行 3000～4000 次冲击波。每位患者接受两个周期为一个疗程的治疗方案，间隔时间为 1 周。ESWT 治疗后，要求患者患侧扶拐行走 4～6 周，使髋关节部分负重，也可考虑联合保髋药物治疗。

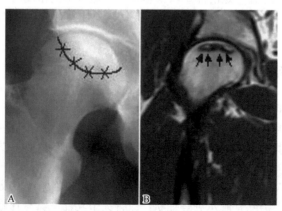

图 7-2　冲击波治疗股骨头坏死操作中冲击波治疗点的选择
（A）X 线上的定位示意图（× 表示治疗点）；（B）MRI 图像上的定位示意图（箭头表示治疗点）

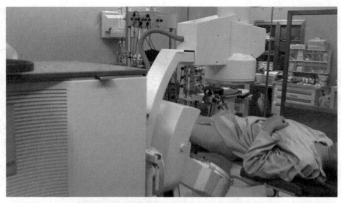

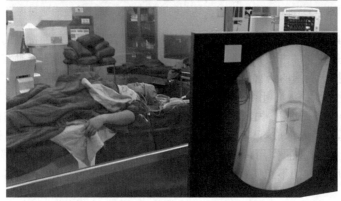

图 7-3　冲击波治疗股骨头坏死的操作图片

ONFH 冲击波治疗后应该对患者进行密切随访。随访内容应包括临床指标和影像学指标。

临床指标主要是通过疼痛视觉模拟评分法（VAS）和 Harris 髋关节评分（HHS）分别对髋关节疼痛程度及功能状态进行评估；影像学指标主要是指双髋关节正位及蛙式位 X 线片及双髋关节 MRI 检查。X 线片用于评估股骨头坏死灶的位置及大小、双侧股骨头的差异、是否存在新月征及髋关节是否有退行性变；借助 MRI 检查评估坏死灶病变范围的变化、关节表面的连续性及骨髓水肿的情况。

冲击波治疗中及治疗后极少出现系统性或神经血管性并发症，较少发现与设备有关的问题及并发症。部分患者在患髋大粗隆的治疗部位出现水肿及红斑（图 7-4），一般不用特殊处理，水肿和红斑在数天后缓解或消失（图 7-5）。

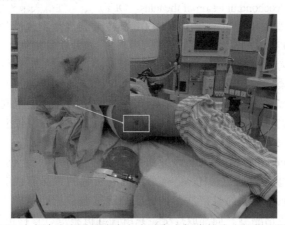

图 7-4　ONFH 冲击波治疗后部分患者患髋在大粗隆的治疗部位出现水肿及红斑

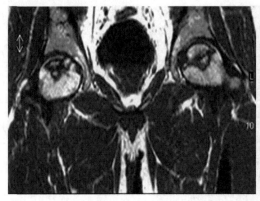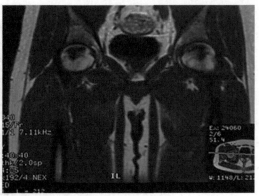

图 7-5　冲击波治疗股骨头坏死的典型病例，病灶修复后明显缩小

　　ESWT 是一种具有非侵入性、组织损伤小、并发症少及操作简便等特点的治疗方法。但是在应用 ESWT，特别是高能冲击波治疗股骨头坏死时，需要进行坏死灶的准确定位才能取得最好的疗效，同时应避免损伤周围的器官组织。

　　目前 ESWT 治疗股骨头坏死尚有许多问题未解决。对于 ESWT 的临床报道还相对较少，缺少证据级别较高的临床研究；冲击波治疗设备的参数设置、作用频率、聚焦范围、能量选择及治疗次数等相关问题尚未形成行业内统一的专家共识；ESWT 治疗股骨头坏死的适应证也没有统一的行业标准；冲击波的作用原理、机制也尚未完全阐明。但我们相信随着相关的设备研发、治疗技术和应用研究的不断探索，体外冲击波技术必将成为治疗股骨头坏死不可或缺的重要手段之一。

思 考 题

1.什么是股骨头缺血性坏死？哪些是高危风险人群？

2.股骨头坏死常用的分期和分型有哪些？

3.如何制定冲击波治疗股骨头坏死的治疗方案？

第三节　距骨骨软骨损伤与距骨骨坏死

一、定　义

　　距骨骨软骨损伤（osteochondral lesion of the talus，OLT）是急性踝关节外伤后常见的损伤。近 50% 的踝关节扭伤和 73% 的踝关节骨折中会出现 OLT。其主要表现是剥脱性骨软骨炎（osteochondritis dissecans，OCD）。OCD 在不同文献中的描述略有差异，如骨软骨损伤、骨软骨骨折、剥脱骨折、经距骨穹隆骨折等。也有急性或创伤性剥脱性骨软骨炎，慢性或非创伤性剥脱性骨软骨炎等。此外，幼儿剥脱性骨软骨炎与成年剥脱性骨软骨炎区别不大，不用严格区分。由于 OLT 和 OCD 的治疗方式类似，很多文章中 OLT 的治疗部分常涉及 OCD。两者也经常同时出现。简而言之，非创伤性时常用 OCD，创伤性损伤更多使用 OLT。由于距骨及其周围软骨组织血供差、再生能力弱，距骨损伤往往预后不佳，且易发生骨坏死，对骨科医师来说极具挑战。

　　距骨骨坏死（osteonecrosis of the talus）大部分（约 75%）继发于创伤，超过 90% 的创伤相关骨坏死病例是由距骨颈骨折严重（Hawkins 分级高）引起的。而非创伤性距骨骨坏死病例约占 25%，通常继发于影响血流的系统性疾病，如镰状细胞贫血和长期糖皮质激素应用等。距骨骨坏死的其他非创伤性原因包括酗酒、局部放疗史、系统性红斑狼疮、肾移植和血栓形成等。

二、发病情况

Coltart 于 1951 年首次报道了距骨软骨病变的发病率。在 25 000 例骨折中，统计出 0.09% 的骨软骨损伤发生率，包括 OCD。近期研究提及，6～19 岁的儿童和青少年 OCD 的总发病率为 4.6/100 000。2～5 岁儿童中为 0，在 6～11 岁患者中为 1.1/100 000，12～19 岁的儿童和青少年发病率最高，为 6.8/100 000。此外，数据显示，12～19 岁男性发生 OCD 风险是女性的 6.9 倍。在儿童和青少年中，22.9% 的患者需要手术。从损伤部位看，距骨软骨、距骨穹隆和胫骨软骨骨折有时是单纯的骨软骨损伤，有时是 OCD。也有文献指出，大多数病变（53%～58%）位于距骨内侧缘，发生在前后方向的中 1/3 处。少数位于距骨外侧缘（34%～42%），主要发生在前后方向的中间 1/3 处。只有一小部分位于距骨中央的 1/3 处。距骨和胫骨同时病变的发生率高达 35%，有症状的病灶多位于距骨外侧穹隆的中 1/3 处，位于距骨内侧缘中 1/3 处的很少。

三、临床表现及诊断

距骨病变的主要症状是踝关节弥漫性疼痛，可合并肿胀或活动受限，无其他典型体征。因此，诊断主要靠影像学，如踝关节的 X 线平片（正位片和侧位片）、CT 及 MRI。其中 CT 或 MRI 更为精准，能够实现早期诊断。CT 缺点为放射剂量高，但对病变的骨性部分显示清晰。而 MRI 在 X 线没有任何变化或仅有微小变化的情况下，能够更清晰地显示骨髓，在病变初期就能看到骨髓水肿。此外，MRI 也可以清晰显示软骨形态。甚至有学者使用 MRI 对 83% 的病变进行了正确的分级。也有研究认为 CT 造影检测踝关节软骨损伤时更为可靠。此外，还有文献指出距骨软骨病变的 MRI、CT 和关节镜检查之间无差异，但临床症状和标准 X 线片确有显著差异。在软骨病变的检测中，该研究认为 CT 更易于发现软骨缺损。而通过与关节镜对比，MRI 会高估软骨病变的大小和范围。总之，关于随访检查的影像学技术没有明确的建议。X 线片、CT 扫描和 MRI 扫描各有优劣。大多数情况下，X 线片和 CT 往往用于随访，MRI 因其成本较高，较少使用。

四、传统治疗方式及疗效

距骨软骨病变的治疗取决于病变的级别、发病时间和临床症状。治疗主要针对最初和有症状的病灶。无移位的急性症状性损伤患者通常采用非手术治疗。包括短腿石膏或步行靴固定 6 周，后缓慢恢复活动。小部分非创伤性病例可能是特发性病例，治疗方案主要包括非手术治疗、关节保留手术和关节融合手术。在治疗选择上，主要根据患者的年龄和疾病的严重程度，就单纯的 OCD 和 OLT，只要初期关节软骨完整，就可保守治疗，包括：①休息；②关节制动；③避免负重；④使用非甾体抗炎药（NSAIDs）等。对于成人或是未成年人，OLT 和 OCD 保守治疗应限制在 6 个月左右。2017 年踝关节软骨修复国际共识指出，踝关节急性非移位骨软骨损伤保守治疗的最佳方案是负重着陆固定 4～6 周。严重疼痛和肿胀患者可使用 NSAIDs。如果 4～6 周后症状没有改善，需使用骨髓浓缩液或富血小板血浆等生物制品。在一项 OCD 研究中，研究者发现 6 个月后只有 16% 的患者病灶完全愈合。另有 6% 的患者在固定后仍有疼痛，需要手术治疗，42% 的患者由于未愈合的病灶和疼痛而不得不接受手术。46% 的患者虽没有症状，但 X 线片仍有持续性病变。因此，在保守治疗失败后，共有 58% 的患者需要手术。此外，可以明显看出，临床和影像学并不完全匹配，这意味着即使在无症状的患者中，影像学上仍可检测到变化。另一项研究中，35 例 OCD 患者中的 34 例出现软骨下囊肿。经过平均 38 个月的保守治疗，9 例患者疗效满意。而且病变的大小与临床结果之间没有相关性，外侧病变比内侧病变预后好，没有明显的骨关节炎发展，保守治疗后的平均成功率为 45%。

五、冲击波技术

体外冲击波治疗（ESWT）是在 20 世纪 80 年代首次提出的，它是基于能量转换和传输的原理。冲击波通过装置进入目标组织，将机械能作用于不同密度组织的界面上。这种作用可以刺激软组织，促进微循环和弹性变形，诱导新生血管，增加成骨相关生长因子的表达。因此，ESWT 可以调控炎症过程和激活骨修复过程。该疗法在治疗肌肉骨骼疾病，如慢性髌骨肌腱疾病、骨不连骨折和外侧或内侧上髁炎方面已见疗效，被认为是一种安全、无创、有效的治疗方法。数十年来，ESWT 已在多个应用领域广泛开展，应用到许多骨科疾病的治疗中。其优点是在应用于肌肉骨骼疾病时无创且并发症较少。而且国际医学冲击波学会于 2008 年 3 月建议将 OLT 列入 ESWT 的适应证。有文献报道，ESWT 可以加速兔膝关节剥脱性骨软骨炎的愈合过程，提高软骨和软骨下骨的质量。国内也有学者报道，ESWT 联合骨髓源性干细胞移植是 OLT 一种有效的治疗选择，可以改善患者症状，缓解疼痛，促进骨折愈合。ESWT 是否有助于保守治疗仍有待探索，有学者使用术中 ESWT 来改善骨髓吸收浓缩物植入后的愈合，或用于关节镜下微骨折后的术后疼痛缓解。对于可能预测 OCD 保守治疗结果的因素，有研究指出，少数患者主诉关节镜清创术和微骨折后踝关节症状复发，关节疼痛伴活动受限。应用 ESWT 后，OLT 后遗症状得到明显改善，恢复明显增快。从治疗前到所有随访点，VAS 评分均显著降低，尤其是在 ESWT 后 12 周，并在末次随访后仍会继续改善。在最后一次随访时，MRI 检查显示病变有很大的消退，影像学也未见关节间隙狭窄、软骨下骨折、距骨骨坏死等。患者术后疼痛缓解的同时也能早日进行负重活动。总之，关节镜下清创和微骨折技术可改善 OLT 病变区血供，促进其愈合。ESWT 作为关节镜术后应用的创新技术，可以促进成骨作用，加速软骨修复过程。两种方法的互补可以实现 OLT 更佳的临床治疗效果。

六、冲击波治疗的作用机制

1. 机械作用　类似于微骨折手术，冲击波可利用液电能量转换和传递，使各组织之间出现能量差异，从而造成组织内部微小损伤，改善病变区血供，诱导成骨等。

2. 压电效应　冲击波的张应力和压应力可以产生压电效应，因细胞内很多信号传递都是通过电效应产生，冲击波的压电效应可以改变细胞内的电位状态，从而影响细胞的电信号传递，进而诱发对应生物效应，如促进骨愈合等。

3. 空化效应　为其间接效应，即冲击波的压力和扩张效应造成微泡在细胞内或细胞外产生微米大小的剧烈破裂，气体会以极高的速度膨化，并对细胞或组织产生类似于剪切力的局部张力。此外，冲击波还有一些可能生物学作用，促进生物学因子的表达，在骨修复过程中，生长因子的调节性表达起关键作用。

冲击波可通过调节多种细胞因子（包括成骨因子和成血管因子）的表达来促进其成骨。骨形态发生蛋白（BMP）是骨修复中最主要的诱导因子。冲击波可使 BMP 大量产生，从而加强诱导成骨作用，促进成骨细胞增殖和骨再生。冲击波也可提高间充质干细胞的可利用性和分化潜能，促进间充质干细胞向骨缺损或损伤区聚集，参与骨的修复促进细胞的增殖，有研究表示，TGF-β、VEGF 和 BMP 等因子均可由冲击波诱导表达。

七、小　　结

距骨病变是一个严重的临床问题，轻者踝关节活动受限，重者可引起患者残疾。其治疗方式多样，无论是保守治疗还是手术治疗都极具挑战。多种治疗方案的选择在很大程度上取决于疾病进展的阶段。关节镜手术治疗的目标是持久地缓解疼痛、水肿和关节症状，同时延迟骨关节炎的发生。例如，软骨修复、软骨再生和软骨置换技术等。尽管在某些患者中，保留关节可以成功地阻止疾病进展和减轻疼痛，但仍存在风险。晚期疾病通常需要进行关节融合手术。尽管有多种治疗选择，但却无任何一种能够完全优于其他治疗方式。微骨折似乎对小于 1.5cm 的病变有效，对于较大的损伤，当微骨折失败时，可以考虑软骨再生或置换。

冲击波应用于骨关节疾病，在骨科领域仍然是一种较新的治疗手段，其如何影响骨组织结构与代谢，以及何种能流密度的冲击波是治疗的最佳波源，仍待进一步研究。此外，国内与国外仪器之间的能流密度表达方式不一，给临床规范治疗带来许多不便，这些工作均需进一步研究完善，从而帮助提高疾病疗效及开发新的治疗方式。

思 考 题

你认为距骨骨软骨损伤后，进一步出现距骨骨坏死的高危因素有哪些？有哪些可以预防或者避免软骨损伤后发生骨坏死的措施？

第四节　骨关节炎

一、概　述

（一）概念

骨关节炎（osteoarthritis，OA）的术语最早由英国 Garrod 医师于 1980 年正式提出，以前多称为骨性关节炎或退变性关节炎、老年性关节炎，以及骨质增生性关节炎。对于该病的记载可以追溯到公元前。可见骨关节炎是伴随了人类整个的进化过程。骨关节炎是由于关节软骨及软骨下骨的退变而导致关节周围结构失衡、骨质增生的一种慢性关节性疾病，随年龄增长而发病率明显增加。临床上典型的特点是以关节负重性疼痛、肿胀、功能受限及关节边缘骨质增生为主。其发病机制还不是很明确，很可能是多因素、多诱因引起的。骨关节炎发病率有逐年增高的趋势，目前全世界骨关节炎患者已经达到了 4 亿人。产生这种状况主要有两个原因，一是人类寿命不断延长；二是各年龄段的人群运动量的增加。

（二）流行病学特征

一般来讲，关节软骨 40 岁以后开始退变，在所有的负重关节中膝关节是骨关节炎症状出现较早的关节。根据流行病学调查的结论，40 岁以上人群的骨关节炎的患病率为 46.3%，60 岁升至 62%。而在 75 岁以上的人群中有 80% 膝关节受累。统计显示骨性关节炎总的发病率无地域及种族差异，骨关节炎女性发病率高于男性，男女之比约为 1：6，尤其是绝经后妇女更多见。我国已进入老龄化社会，保守估计每年新增患者在 2000 万以上。这使得关节病医生面临巨大挑战。虽然关节置换在某种程度上对终末期的关节炎具有很好的治疗效果，但是对于早期和中期的骨关节炎还缺少有效的治疗手段。

（三）骨关节炎分类

骨关节炎按病因分为原发性和继发性。原发性是指无明显原因引发的骨关节炎，多由关节自身变性、遗传、体胖、增龄等因素造成，多见于中年后患者，病变累及全关节。继发性是指一般由外伤、畸形、骨坏死等造成软骨损伤、关节炎症及韧带或关节囊损伤，继发成骨关节炎，多见于青壮年患者。原发性骨关节炎在临床中更为常见，现在的观点认为，导致骨关节炎的相关因素通常认为是年龄、体重、性别、职业、活动量、损伤、遗传、畸形、激素、骨密度等综合因素。

（四）骨性关节炎发病的机制

近年来，对骨关节炎的发病机制的研究较多，早期观点是应力损伤理论，而现在的观点多倾向于分子生物学的研究，总结起来有三种主要的观点：一是认为关节超负荷伴随滑液性质的改变使得软骨下骨微骨折及微血管形成，导致细胞外基质分解、软骨细胞损伤，以及关节软骨退变。这是基于软骨外因素提出的影响骨关节炎发病的解释。二是软骨基质内的稳定平衡破坏，蛋白酶或抑制剂，以及细胞因子和生长因子之间的比例失调，产生一系列酶促反应，直接导致细胞外基质变性。三是软骨细胞病理性凋亡引起关节软骨细胞数量的大量减少，导致关节软骨退行性变。无法完成有效的修复，从而导致骨关节炎的发生，纵观这些理论，不管是软骨外的因素，还是软骨本身的因素，软骨的失效是主要的结果，从生物经济性理论来讲，软骨细胞变性，其调控一定是多节点、多诱因的，单一的阻断式的治疗方式很难有确切的治疗效果，但是通过近些年的研究比较确切的结论是：随着年龄增长，软骨细胞与骨基质退变，胶原纤维结构破坏，蛋白多糖减少，在这基础之上，可使软骨细胞、蛋白多糖及胶原蛋白的抗原决定簇显露，引起抗自体软骨成分的自身免疫反应，产生的抗原和抗体可抑制软骨细胞 DNA、蛋白多糖和胶原的合成，而关节内环境的紊乱又进一步使血液循环障碍，引起骨内高压造成疼痛，由于氧供不足，发生骨小梁坏死，坏死的骨小梁在改建过程中引起骨质增生和硬化，从而导致关节软骨和软骨下骨的顺应性及应力形变发生改变，在活动中关节的接触面也发生变化，加重了关节软骨损伤，进而发生软骨下骨裸露、硬化、囊性变，骨赘形成，滑膜增生、积液，韧带及半月板退变、纤维化，肌肉萎缩，最终关节面广泛破坏，形成关节畸形。所以，关节的退变是全关节的而非单个组织结构的退变。

（五）骨关节炎的评估和分级

目前对骨关节炎的评估及分级是基于放射学的检查分级方式，临床上较常用的是 Kellgren-Lawrence（K-L）分级，它主要分为：0 级表示正常。Ⅰ级表示关节间隙可疑变窄、似有骨赘。Ⅱ级表示关节间隙可疑变窄、明显骨赘。Ⅲ级表示关节间隙明确变窄、中量骨赘。Ⅳ级表示关节间隙明显变窄或者消失、大量骨赘、硬化和畸形。还有较为常用的是 Outerbridge 髌骨软骨的分级：0级表示正常关节软骨；1 级为软化和肿胀的软骨；2 级表示软骨有早期的裂隙但没有达到软骨下骨，直径小于 0.5 英寸（1.27cm）；3 级表示软骨裂隙到达软骨下骨，但没有暴露软骨下骨，直径大于 0.5英寸（1.27cm）；4 级为各种直径的软骨下骨暴露。它主要针对的是软骨的分期，可以作为 K-L 分级的补充，虽然早期是针对膝关节骨关节炎，但是对负重关节和部分非负重关节同样适用，这种分级方法对骨关节炎的治疗具有重要的意义。

（六）常见关节骨关节炎的临床表现

1. 负重关节的临床表现（髋关节、膝关节、踝关节） 主要症状为关节负重性的疼痛，如关节早期上下楼疼、蹲起疼、行走疼、关节肿胀、关节僵硬、活动时有骨擦音，后期出现关节积液及骨性肥大功能障碍或畸形。查体早期出现关节周缘的压痛、研磨痛，伸屈角度受限，关节肿胀早期为少量关节积液的局限性肿胀，随病情进展可有弥漫性肿胀和滑囊增厚性关节肿。另外，典型的症状是晨僵，时间一般为数分钟至数十分钟（该晨僵表现不同于类风湿关节炎，它不一定出现在早晨刚起床时，而是在关节静止一段时间后都可出现僵硬，所以常称为"胶着感"）。

2. 非负重关节的临床表现（肩关节、肘关节、腕关节及指间小关节） 相对于负重关节而言，非负重关节的临床表现较轻，主要症状为关节逐渐加重的活动受限、关节僵硬，疼痛一般较轻。活动时，可闻及弹响，后期也会出现功能障碍或畸形。但病程较长，发病率较低，查体关节被动活动受限，更容易出现关节的僵硬和强直。

（七）实验室检查

血常规、免疫复合物及血清补体等指标一般在正常范围内。伴有滑膜炎的患者可出现 C 反应蛋白（CRP）和红细胞沉降率（ESR）轻度升高。类风湿因子及抗核抗体阴性。关节积液一般呈淡黄色、透明、黏稠度正常。骨关节炎的 X 线特点为：非对称性关节间隙变窄；软骨下骨硬化和囊性变；关节边缘的骨质增生和骨赘形成；关节内游离体；关节畸形。根据患者的症状、体征和影像学检查诊断骨关节炎并不困难。

（八）骨关节传统性治疗手段

1. 保守治疗

（1）一般治疗：患者教育、自我保健、心理辅导、减肥、关节活动度训练、肌力强化训练、辅助支具、物理疗法、针灸疗法、非负重活动等。

（2）药物治疗：口服药物如非甾体抗炎药（NSAIDs）、环氧合酶-1 和环氧合酶-2（COX-1 和 COX-2）、止痛药、软骨营养药、中药等。关节内注射药如糖皮质激素、透明质酸钠。另外还包括局部外用药等。

2. 手术治疗 包括关节镜清理、关节周围截骨和关节置换等。

二、骨关节炎的冲击波治疗

体外冲击波治疗（ESWT）虽然是一种机械刺激，但其生物学作用包括组织再生、伤口愈合、血管生成、骨重建和抗炎。对骨坏死和关节软骨的影响具有积极的作用。它通过一氧化氮途径使血管生成生长因子（包括 NO、VEGF、vWF 和 FGF 等）显著升高，降低骨坏死和骨质疏松，逆转骨性关节炎的变化，促进软骨形成，而且可以根据 MRI 影像学表现或关节镜下所见，精准定位软骨损伤部位，使 ESWT 直接作用于损伤区域。与传统外科手术相比，体外冲击波疗法具有非侵入性、高效、费用低廉和易于被患者接受等优势，被誉为"不流血的手术刀"，现已成为治疗早期骨性关节炎的重要手段及首选方案。

（一）体外冲击波治疗骨关节炎的机制

体外冲击波作为一种非侵入性的治疗方法，除了在其他系统中的应用，近年来主要应用于骨科领域，尤其在治疗肌肉骨骼疾病方面取得较好的疗效。大量的基础性研究表明冲击波可以促进骨折愈合和软骨的二次重建，笔者在前期试验中用低能量的冲击波可以诱导增强间充质干细胞成骨潜能，增加倍增的数量。但在动物实验中发现，冲击波可以显著增加骨折愈合的稳定性，其作用机制是微骨折的发生，波动性的张应力和压应力的产生能刺激成骨细胞成骨和使骨小梁的应力重建提高强度；当超过阈值时会导致细胞不可逆的损伤。现在达成的共识是高能冲击波在骨折端产生的高能量可以使骨端产生间隙，增加骨折局部的血供。高能冲击波所产生的骨碎屑可成为内植骨的基础，由于对能量的吸收不同，当骨折端小的软组织坏死后又等于清除了部分阻碍生长的软组织。从细胞生物学讲成骨细胞胞质内骨形态发生蛋白（BMP）的表达量是增加的。

有学者把冲击波解除疼痛和改善功能的机制归因于冲击波损害了疼痛感受器，但是从最新的研究结果来看，冲击波治疗的骨肌腱疾病的机制有微骨折的产生、二次愈合、钙盐的重建等，具有多机制共同结果的特点。这对骨关节炎早期出现关节周围疼痛非常重要，也具有临床治疗意义。

众所周知，骨关节炎的起始是非炎症因素引起的关节软骨的损伤，而冲击波对于退变的早期更为有效，尤其在止痛方面，其机制可能是：①机械刺激产生生物力学效应，促进细胞增殖与代谢，刺激微血管再生和增强组织修复能力，促进软骨的修复；②高能冲击波使介质中含有的小气泡急速膨胀，导致组织发生微创、微小骨折及血肿形成，诱导血管化发生，减轻局部炎症反应，促使疾病愈合；③冲击波可以改变信号通路，使调节 RNA 发生改变，进而抑制下游反应，减缓细胞凋亡；④冲击波可以使血管内的微血栓碎裂，从而预防早期的软骨坏死。

结合以上可能的机制，冲击波治疗骨的退变和重建具有一定的效果，其确切的机制还需要深入的研究。但其是否可以逆转骨性关节炎的变化，是否能促进坏死组织的修复，还需要更多的大样本的研究。

（二）冲击波治疗骨关节炎临床技术

众所周知，骨关节炎是一种好发于中老年人的关节退行性病变，其病理特征主要是关节软骨变性破坏、软骨下骨硬化、滑膜增生、骨赘形成、软组织挛缩等，可引起膝关节疼痛、功能障碍、畸形等症状，发病率及致残率高，严重影响患者的生活质量。对于早期的骨关节炎患者治疗效果较差，体外冲击波治疗在作者所在的医院开展较广泛，作者认为高能量的 ESWT 常用于治疗股骨头缺血性坏死等疾病，中低能量的 ESWT 则多用于治疗骨科腱膜病和骨性关节炎，能更有效也减轻了疼痛，患者耐受性更好，患者更容易接受，但是也发现了一个更有趣的现象，即高能量的短期效果较好，但长期效果不确定。2019～2021 年，有文献报道对 90 例 Kellgren-Lawrence（K-L）分期属于Ⅰ～Ⅲ期骨关节炎的患者采用冲击波治疗，能量密度分别为 $0.12mJ/mm^2$、$0.16mJ/mm^2$、$0.22mJ/mm^2$。结果显示：在治疗 1 个月后（每周两次），各组患膝的 VAS 和 WOMAC 评分均明显低于治疗前，Lysholm 评分均明显高于治疗前，但Ⅰ期、Ⅱ期两组疗效均高于Ⅲ期，但是三组患者均有缓解，高能量流组患者缓解效果出现较早（图 7-6、图 7-7）。

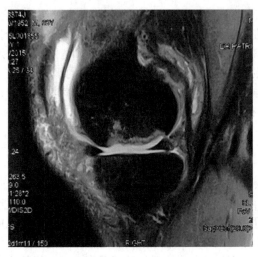 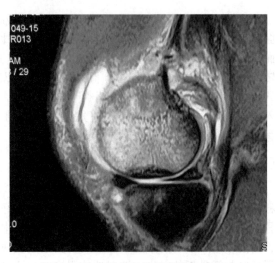

图 7-6　治疗前的骨关节炎的软骨 MRI　　　　图 7-7　治疗后的骨关节炎的软骨 MRI

综上所述，中低能量的 ESWT 能有效地缓解早中期 OA 患者的疼痛症状并改善关节功能，但是查阅文献得知，虽然 ESWT 治疗 OA 具有较好的疗效，但关于 ESWT 的参数设置尚无统一标准（ESWT 的参数包括穿透深度、波形、治疗压力、能流密度、冲击频率、冲击次数等）。因此，还需要大量的临床实践。但总的来讲，高能量的 ESWT 用于骨不连、股骨头坏死，而中低能量范围的 ESWT 治疗 OA 的效果较好。

目前，临床上常使用中小型体外冲击波治疗仪，选用适宜的传导子，设置好参数后对患膝进行冲击治疗。因传导子的型号决定了 ESWT 的波形、穿透深度及不同治疗压力下对应的能流密度，则根据传导子治疗压力与能流密度的对应关系，通过选取适宜的传导子，并根据患者的反馈调节压力。ESWT 治疗骨关节炎在镇痛方面效果是肯定的，但针对的是受损软骨。文献提出了很多探索性的结论，如通过作用于 Wnt/β 等细胞通路，对白细胞介素进行调节以及对相关因子的表达进行调控，以此来抑制软骨细胞凋亡及软骨基质破坏。现在比较公认的是利用应力刺激等机械性刺激来促进软骨细胞增殖分化，修复软骨损伤以促进软骨下骨重塑。ESWT 能有效减少骨囊肿的形成，减轻软骨下骨塌陷，从而重建软骨下骨、延缓骨关节炎的自然病程。我们得出的结论是，ESWT 通过与多种治疗方法协同，能更好地减轻骨关节炎患者的临床症状，提高骨关节炎患者的生活质量，延长关节置换的时间。

三、冲击波治疗骨关节炎的临床应用

骨关节炎在骨科门诊中较为常见，多发于中老年人，就诊人数占了骨科门诊的 1/3 以上，此病严重影响患者日常工作和生活。近年来，体外冲击波治疗（ESWT）作为一种物理治疗手段，在运动医学和关节外科领域被广泛运用。自从 1987 年 ESW 首次被应用于骨科疾病治疗，便拉开了冲击波进入临床的序幕。此后，这项技术的实验研究和临床研究在许多国家广泛开展。近年来，由于临床能产生良好的治疗效果，ESWT 对骨关节炎患者疼痛症状的治疗作用引起了人们的关注。

一般来说，聚焦式冲击波治疗时调节反射体第二焦点至患者疼痛部位，以患者压痛点为中心，分别从横纵两个方向进行定位，在水囊上涂抹耦合剂后进行治疗。放散冲击波采用生物反馈法进行定位，标记出疼痛位置，将耦合剂涂抹在指定位置，同时将冲击波治疗头贴于此位置。

下面将冲击波治疗骨关节的具体操作及参数叙述如下（图 7-8～图 7-13）。

（一）髋关节

聚焦式冲击波：患者可采用仰卧位，髋关节轻度外展、外旋，体表解剖标志为股骨头中心点，结合痛点定位，能流密度 0.15～0.30mJ/mm²，2.5～4Hz。避开重要的血管和神经，取前侧、前外侧、外侧，以及后侧 3～4 个点，每点 500～800 次，总共 2000～3000 次，间隔 3～7 天，3～5 次为一个疗程。因病变部位较深，故发散式压力波临床使用较少。

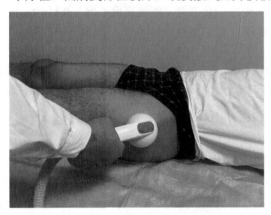

图 7-8 髋关节操作示意图

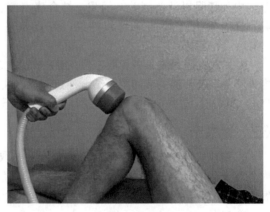

图 7-9 膝关节操作示意图

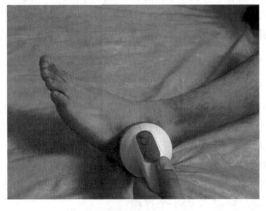

图 7-10 踝关节操作示意图

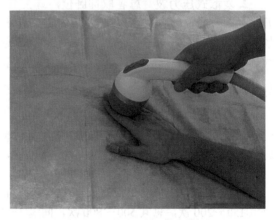

图 7-11 指关节操作示意图

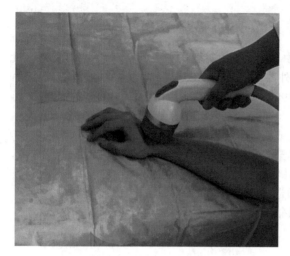

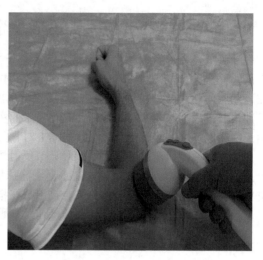

图 7-12 腕关节操作示意图 　　　　图 7-13 肘关节操作示意图

（二）膝关节

1.聚焦式冲击波 患者取坐位，膝关节屈曲 60°～100°，取髌骨上缘、髌上囊、髌骨两侧支持带、内外膝眼以及两侧关节间隙，结合痛点部位，共 7～10 个点，能流密度 0.05～0.11mJ/mm²，4～8Hz，避开重要的血管和神经。每点 80～120 次，总共 600～1200 次，间隔 3～7 天，3～5 次为一个疗程。

2.发散式压力波 患者取坐位，膝关节屈曲 50°～80°，取髌骨上缘、髌上囊、髌骨两侧支持带、内外膝眼以及两侧关节间隙，结合痛点部位，共 7～10 个点，压力场 1.8～2.8bar，6～8Hz。每点 150～200 次，总共 1000～2000 次，间隔 3～7 天，3～5 次为一个疗程。

（三）踝关节

1.聚焦式冲击波 患者取仰卧位，踝关节取功能位，取踝关节前侧、前内侧及前外侧（避开内外踝及胫前动脉）、后外侧及后内侧（避开胫后动脉），结合痛点部位，共 5～6 个点，能流密度 0.02～0.08 mJ/mm²，5～10Hz。每点 80～120 次，总共 500～700 次，间隔 3～7 天，3～5 次为一个疗程。

2.发散式压力波 患者取仰卧位，踝关节取功能位，取踝关节前侧、前内侧及前外侧（避开内外踝及胫前动脉）、后外侧及后内侧（避开胫后动脉），结合痛点部位，共 5～6 个点，压力场 1.4～2.5bar，6～8Hz。每点 120～150 次，总共 600～900 次，间隔 3～7 天，3～5 次为一个疗程。

（四）肘关节

1.聚焦式冲击波 患者患肢屈曲 60°～90°，取肱尺关节内外侧及尺骨鹰嘴上方，以后侧为主（前侧容易损伤正中神经和肱动脉），结合痛点部位，共 3～4 个点，能流密度 0.02～0.08mJ/mm²，5～10Hz。每点 80～120 次，总共 300～500 次，间隔 3～7 天，3～5 次为一个疗程。

2.发散式压力波 患者患肢屈曲 60°～90°，取肱尺关节内外侧及尺骨鹰嘴上方，以后侧为主（前侧容易损伤正中神经和肱动脉），结合痛点部位，共 3～4 个点，压力场 1.4～2.0bar，5～8Hz。每点 150～200 次，总共 500～800 次，间隔 3～7 天，3～5 次为一个疗程。

（五）腕关节

1.聚焦式冲击波 患肢伸直，取腕关节背侧正中、桡背侧和尺背侧、掌内侧及掌外侧，避开尺动脉和桡动脉，结合痛点部位，共 5~6 个点，能流密度 0.02~0.08mJ/mm^2，5~10Hz。每点 80~120 次，总共 400~700 次，间隔 3~7 天，3~5 次为一个疗程。

2. 发散式压力波　患肢伸直，取腕关节背侧正中、桡背侧和尺背侧、掌内侧及掌外侧，避开尺动脉和桡动脉，结合痛点部位，共 5~6 个点，压力场 1.2~2.0bar，5~10Hz。每点 120~150 次，总共 600~900 次，间隔 3~7 天，3~5 次为一个疗程。

（六）指间关节

1. 聚焦式冲击波　患指伸直，取指间关节背侧、掌侧及关节两侧间隙，共 4 个点，能流密度 0.02~0.05mJ/mm^2，8~10Hz。每点 60~80 次，总共 240~320 次，间隔 3~7 天，3~5 次为一个疗程。

2. 发散式压力波　患指伸直，取指间关节背侧、掌侧及关节两侧间隙，共 4 个点，压力场 1.0~1.5bar，8~10Hz。每点 100~120 次，总共 400~480 次，间隔 3~7 天，3~5 次为一个疗程。

（七）常见并发症及处理

大部分患者治疗后无任何不适，极少数患者治疗后局部有疼痛、血肿、瘀紫、点状出血等，无须处理。小部分患者在治疗结束后疼痛迅速显著缓解，但是 1~3 天后疼痛再次出现，个别患者还会感到疼痛加重，此症状为治疗后的正常反应，通常在 1 周内疼痛会进行性减轻，直至消失。建议患者治疗 3 天内不要热敷。

思　考　题

1. 除骨关节炎以外，体外冲击波还可以治疗哪些骨科疾病？
2. 膝关节骨关节炎典型临床表现是什么？
3. 非负重性骨关节炎的临床表现有哪些？
4. 冲击波治疗骨关节炎的机制是什么？

第五节　应力性骨折

应力性骨折是由于反复轻微的外力作用于骨骼的某一点上，随着时间的推移诱发的一种微小骨折，又称为积累性劳损或发际线骨折。这种骨折最早于 1855 年被报道，临床上表现为活动期间沿骨干的孤立性疼痛、肌肉力量下降和痉挛。应力性骨折不是由单一的严重撞击造成的，而是重复的最大负荷（如长距离跑步或反复跳跃）造成的累积伤害的结果，一般表现为骨骼中的小裂缝，无移位，多见于运动员的过度运动。最常发生的部位是下肢的负重骨，如胫骨和腓骨（小腿骨）、跖骨和舟骨（足骨），而少见于股骨、骨盆和骶骨。发生于足部的应力性骨折有时被称为"行军骨折"，这是因为这种损伤多发于长距离行军的士兵中。此外，骨质疏松等疾病会让骨骼变脆，在正常使用的情况下也会发生应力性骨折。

应力性骨折产生的疼痛通常始于特定部位，但在初期往往会被忽视。疼痛会随着时间逐渐加重并出现局部肿胀，休息时则会减轻。X 线片显示皮质骨中一条放射透明线，愈合较慢，大部分对保守治疗反应良好。通过休息，在数月内可逐渐恢复运动。约 1/3 的患者通过保守治疗预后不佳，对这部分患者，手术固定可能是最后的治疗方法。手术作为一种侵入性的干预方式，有发生相关并发症的风险。ESWT 可通过机械传导，刺激骨转换、成骨分化和血管新生，已被成功用于治疗延迟愈合和缺血性坏死。1999 年以来，它曾被提出用于应力性骨折的治疗，也取得了良好的效果。在本节中，我们将介绍目前冲击波治疗应力性骨折的相关进展。

一、骨重塑与应力性骨折

正常情况下，骨骼通过重塑来适应逐渐增加的负荷。因为生理应变下的疲劳负荷会增加微损伤。这种损伤是骨骼维持正常功能的结果，通过骨组织的吸收和重建来替换损伤骨组织，就能消除骨的微损伤。这一过程是通过激活骨内多种细胞单元来完成的，可以实现动态控制钙稳态，并以修复特定的微损伤为目标。在应力性骨折的治疗中，同样必须强调骨重塑的重要性。

当某项活动的强度或持续时间增加过快，骨骼得不到足够的恢复时间，骨吸收速度超过了身体能够替代的速度，应力性骨折便发生了。从某种意义上来说，应力骨折与工程材料的疲劳失效类似，疲劳失效是由于相对大量的重复，如果仅有一次用力，则不会导致失效。微损伤的范围从微裂纹到弥散损伤、交叉阴影，最后是微骨折，这取决于能量的大小、累积疲劳应力及骨作为材料的机械阻力。Taylor 等曾证明了胫骨内侧是骨骼中最脆弱的区域之一，这是由于胫骨轴曲线、正常步态和运动中的不对称机械载荷及其血管分布的差异造成的。他进而提出了一个数学模型，为在特定运动条件、时间和年龄下预测应力性骨折提供了指导。同时，这也意味着如果我们通过相应的方法调控骨重塑过程，可能会降低骨微损伤的风险，从而治疗应力性骨折。

二、冲击波治疗应力性骨折的主要临床研究

对于应力性骨折，传统的治疗方案是休息 1～2 个月，放弃所有体力活动，然后逐渐恢复，部分愈合不良的患者需要手术治疗。然而，手术可能导致多种并发症，包括骨不连。

体外冲击波治疗是治疗应力性骨折的一种相对较新的方法。1999 年在伦敦举行的国际医学冲击波学会（ISMST）会议上，Hotzinger 报道了第一例采用 ESWT 治疗胫骨应力性骨折的病例，取得了良好的效果。在这首例报道后，Leal 等于 2001 年招募了 26 名患有双侧胫骨应力性骨折的 18 岁海军学员，进行了一项随机、单盲、自我对照的临床研究。所有患者症状持续时间超过 3 个月，保守治疗效果差。研究者以 0.1～0.27mJ/mm² 的能流密度，每隔 1 周两次应用 2000 次聚焦冲击波治疗。治疗组和对照组的患者在 12 个月后均无疼痛，两组的骨扫描和 X 线检查结果也相似。但相比对照组，冲击波治疗组的疼痛于短短 3 周内在不同的临床情况（体育活动时、运动后、休息状态和压力测试）中均显著降低。结果表明 ESWT 可减少高水平运动员胫骨应力性骨折的疼痛和恢复时间。

随后的一些病例报告进一步验证了 ESWT 治疗应力性骨折的效果。Audain 和 Gordon 曾报道过数个高水平运动员在应用 ESWT 后，疼痛得到有效控制后重返赛场并取得良好成绩的案例。Abello 和 Leal 也报道了 ESWT 治疗一名体操运动员足舟骨应力性骨折的良好结果。

Taki 在 2007 年研究了 5 名患有应力性骨折的运动员，该研究中有 4 名男性和 1 名女性，年龄为 17～22 岁。这些患者积极参加棒球、篮球、足球或马拉松比赛，并报告胫骨中 1/3（图 7-14）、第 5 跖骨底部、耻骨下支或踝关节内踝受伤。所有应力性骨折均采用保守治疗，但距骨骨折除外。距骨骨折采用手术内固定支持，应用常规治疗效果不佳。初始症状与 ESWT 之间的时间间隔为 6～25 个月。他们应用 0.29～0.40mJ/mm² 的较高能流密度，单周期 2000～4000 次的冲击波治疗。在治疗后 2～3 个月的随访中，临床上没有出现疼痛症状，同时影像学上观察到骨质巩固，运动员在治疗后 3～6 个月恢复积极运动。Taki 等建议，ESWT 应成为年轻运动员治疗应力性骨折的首选治疗方法，保守治疗（休息和石膏固定）可能意味着延迟恢复体育活动的时间。

Moretti 等在 2009 年报道了应用中能量冲击波治疗 10 名应力性骨折足球运动员的结果。患者年龄从 19～29 岁不等，患有胫骨或第 5 跖骨慢性骨折。他们的方案是每周期 4000 次 0.09～0.17mJ/mm² 的中低能量冲击波，共进行 3～4 个周期（距骨 3 次，胫骨 4 次）。他们在治疗后 8 周获得 100% 的治愈率，所有患者均恢复到比赛水平。患者报告休息时和行走时均无疼痛，所有病例的影像学评估均显示愈合。研究者建议逐渐恢复运动，增加运动强度。尽管冲击波参数有所不同，但 Moretti 的结果与 Taki 等记录的相似。他们认为中低能量在应力性骨折治疗中的应用

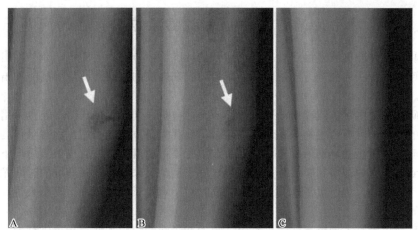

图 7-14 Taki 等提供的一名体外冲击波治疗 22 岁男子篮球运动员胫骨应力性骨折病例
（A）体外 ESWT 前胫骨中 1/3 应力性骨折；（B）ESWT 后 3.5 个月，出现骨巩固；（C）ESWT 后 1.5 年，骨骼已完全巩固

是成功的，可以防止成骨细胞和破骨细胞之间失去平衡，更好地刺激骨沉积中成骨细胞的增殖和活性。

三、冲击波治疗应力性骨折的机制

虽然近 20 年来，人们对冲击波的生物效应进行了深入研究，但尚无专门的基础实验研究 ESWT 对应力性骨折的治疗效果。与肾结石的治疗不同，骨科冲击波应用的主要目标不是破坏组织，而是刺激组织再生。机械转导对骨转换的影响已获得全球共识，而 ESWT 对于骨折延迟愈合、缺血性坏死和应力性骨折的治疗可能存在相似的生物学机制。

冲击波作为一种持续时间短暂的声波脉冲，能够在组织内产生压缩、剪切和拉伸力量。冲击波的压力在一个 10ns 的短暂时间范围内增加，峰值可达 100MPa，然后迅速下降至负相位，最后回归基线值。无论是哪种技术（液电、电磁还是压电）产生的脉冲，它们都表现出峰值压力高、下降快、负压相、持续时间短和频率范围宽的特点。这种物理能量转化为生物反应的过程称为机械转导，可以是直接的，也可以是间接的。生化信号进一步导致相应的基因表达和蛋白质合成改变，启动空间和时间上一致的愈合过程。

体外冲击波诱导血管生成是最早证明的治疗应力性骨折的机制之一，体外冲击波可明显刺激血管，增加局部 HIF-1α、血管内皮生长因子和一氧化氮合酶的表达，最终导致血管生成。血管生成是与成骨分化偶联的过程，血管生成增加反过来可以促进骨形成。体外冲击波对骨膜细胞也有明显的作用，有助于细胞迁移和受损愈合。

同时冲击波也被证明可用于其他多种不同的细胞和组织类型，特别是成骨细胞。根据机械转导的途径，冲击波刺激成骨细胞上整合素（尤其是 $\alpha_1\beta_5$）的表达增加，这种跨膜整合素积极参与细胞外基质和细胞之间的相互作用，在整合素表达增加的情况下，黏着斑激酶（FAK）磷酸化增加，从而被激活，在机械转导中起重要作用。雷帕霉素靶蛋白复合体 1（mTORC1）的磷酸化也是体外冲击波触发上游因子的关键调节过程。此外，冲击波刺激还能激活其后续蛋白 S6K。K^+ 和 Ca^{2+} 内流增加导致的膜电位改变是冲击波脉冲传到胞内的重要机制。一方面，在成骨细胞和骨髓间充质干细胞中，FAK 的磷酸化进一步通过 MEK1/2 激活 ERK1/2，促进间充质干细胞和非活性细胞分化为成骨细胞，同时刺激成骨细胞黏附、分布和迁移增加，最终促进应力性骨折愈合。冲击波激活的 ERK 和 p38/MAPK 增强了软骨和骨生成的有丝分裂细胞活性，增加了成骨转录因子 CBFA1 和 RUNX-2 水平，导致干细胞增殖和向骨祖细胞分化的增加，骨生成增强。另一方面，在冲击波刺激的成骨细胞中 RANKL/OPG 值降低，表明破骨细胞生成受到抑制，有利于应力性骨折的修复。

四、冲击波治疗应力性骨折临床应用存在的问题

在奥地利，体外冲击波是治疗骨折延迟愈合的标准治疗方法。事实上，体外冲击波在治疗肌腱炎、骨不连和股骨头坏死等方面也已经非常成功。在疼痛的骨骼局部应用高能冲击波常能获得较好的效果。

前述的研究均使用聚焦式冲击波装置治疗应力性骨折，同时聚焦式冲击波也可用于应力性骨折延迟愈合的治疗，且符合生物学逻辑，至今未见有相关并发症的报道，因此可作为对常规治疗反应不佳的应力性骨折的标准治疗方法。冲击波治疗不需要麻醉，而且在多数情况下，在冲击波治疗后数周到 2 个月内即可判断治疗是否成功。对于运动员来说，返回赛场的时间尤为重要，即使冲击波治疗不成功，也可以考虑其他选择。同时对于有生长板的年轻运动员来说，这种治疗也是很有效果的。

然而，目前还没有大规模盲法随机对照试验为冲击波治疗应力性骨折提供有力证据，因此本节的结论存在一定的局限性。同时需要进一步研究以确定冲击波治疗时最佳能流密度、脉冲次数和冲击波持续时间。理想情况下研究应局限于同一块骨骼和同质的患者群体。总之，应用 ESWT 治疗应力性骨折是符合生物学规律的。相信随着临床和基础研究的开展，这一无创、安全、有效的治疗方式将更好地造福广大患者。

五、结　　论

应力性骨折是活动过量的运动员疼痛和功能障碍的常见原因。应力性骨折的早期阶段通常对物理治疗、药物治疗和控制负荷等方法有反应。高风险应力性骨折保守治疗可能对其无效，甚至可能需要手术固定，如此容易导致骨不连，推迟运动功能的恢复。阻止进展为高风险骨折是这种疾病治疗方案的一部分。冲击波治疗作为一种无创的体外治疗方法，其疗效和安全性都很高，无须麻醉，且并发症少。

体外冲击波的机械刺激已证明可以刺激成骨细胞的增殖、迁移和活化，并能刺激血管形成，促进骨折愈合。冲击波的机械转导对骨基因表达和新生血管形成有直接影响，这些作用已用于骨折延迟愈合、缺血性坏死和剥脱性骨软骨炎的治疗。目前的病例系列和专家报告文献表明，冲击波治疗是一项高效、安全的方法，在运动医学中治疗应力性骨折的前景十分明朗。

思　考　题

除冲击波治疗外，应力性骨折的治疗方法有哪些？

第六节　体外冲击波与骨质疏松症

一、概　　述

骨质疏松症（osteoporosis，OP）是一种以骨量降低、骨小梁微结构破坏为特征的全身性骨骼疾病，该病可导致骨组织强度下降，脆性增加，是骨折发生最重要的危险因素之一。骨质疏松症好发于绝经后女性和老年男性，主要分为原发性和继发性两大类。原发性骨质疏松症包括绝经后骨质疏松症（Ⅰ型）、老年骨质疏松症（Ⅱ型）和特发性骨质疏松症（包括青少年型）。绝经后骨质疏松症一般发生在女性绝经后 5~10 年内；老年骨质疏松症一般指 70 岁以后发生的骨质疏松；特发性骨质疏松症主要发生于青少年，病因至今尚不明确。

随着人口老龄化日趋严重，骨质疏松症已成为我国面临的重要公共健康问题。骨质疏松性骨折（脆性骨折）指受到轻微创伤或日常活动中即发生的骨折，是骨质疏松症的严重后果。骨质疏

松性骨折的常见部位是椎体、髋部、前臂远端、肱骨近端和骨盆等，其中最常见的是椎体骨折，80岁以上女性椎体骨折患病率可高达36.6%。髋部骨折是最严重的骨质疏松性骨折，是老年患者致残和致死的主要原因之一，发生髋部骨折后1年之内，20%患者会死于各种并发症，约50%患者致残，生活质量显著下降。目前，骨质疏松症的治疗仍然以药物为主，抗骨质疏松症药物按作用机制可分为骨吸收抑制剂、骨形成促进剂、其他机制类药物及传统中药。但是，药物治疗存在治疗周期长、患者依从性不佳、费用高、起效慢等问题。

体外冲击波是一种同时兼用声、光、力学特性的机械波，在骨肌疾病领域的应用越来越广泛。冲击波在人体组织中传播时其能量不易被吸收，可直接到达组织深部，在软组织和骨骼交界面释放，具有裂解硬化骨、松解粘连、刺激微血管再生、促进骨折愈合及软组织修复等多种生物学作用。研究表明，低强度体外冲击波疗法可增加骨特异性转录因子的表达，提高骨痂的数量和质量，改善生物力学性能，促进骨质疏松性骨折的愈合。由于体外冲击波具有靶向性，其能量和作用方向均能精细控制，适用于增强局部密度。因此，近年来多项研究将体外冲击波用于骨质疏松骨折的防治，其原理是将体外冲击波作用于局部易骨折部位，增加局部骨密度，进而降低骨质疏松性骨折的发生率，效果良好。

二、体外冲击波治疗骨质疏松症的临床应用

骨质疏松症是一种中老年人易患的骨骼性疾病，随着老龄化的进程加剧，已经成为威胁人类健康的重要因素。骨质疏松症的治疗方法种类繁多。现阶段，我国大部分医院在治疗骨质疏松疾病时，仍以药物治疗为主。但患者长期依靠服药控制病情，则会产生抗药性，出现一系列不良反应。非药物治疗方式包括磁场治疗与冲击波治疗，其中冲击波治疗对患者伤害较小、疗效显著，应用前景十分广泛。

（一）体外冲击波治疗骨质疏松性骨折

1. 体外冲击波治疗骨质疏松性椎体压缩骨折　骨肌疾病已成为影响我国中老年人生活质量的主要疾病，其中骨质疏松引起的胸腰椎椎体压缩性骨折最为常见。传统治疗方法以卧床休息、药物治疗、手法治疗为主，治疗周期长，疗效不确切，且药物治疗不良反应大，长期卧床还可能出现其他并发症。当椎体发生压缩性骨折后，身体的重力线前移，椎体前柱承受压力增大，致使中柱、后柱的牵引力增大，导致关节应力发生改变、关节囊挛缩、关节突关节的炎性增生，甚至出现关节半脱位，反射性的牵拉及刺激脊神经后支引起胸腰背部肌肉痉挛及疼痛。临床研究表明，发散式体外冲击波可作为缓解上述情况的有效手段，具有见效快、安全、有效等优点。此外，体外冲击波还可以作为椎体压缩性骨折椎体成形术的辅助疗法，用于治疗术后疼痛不缓解、肌痉挛、臀上区皮肤感觉障碍及腰椎活动受限等情况，不仅能够快速缓解症状还能加速功能恢复，为临床治疗提供新的思路。微聚焦高能体外冲击波还能提高骨密度，预防骨量持续丢失，提高患者生活质量，值得临床推广应用。

2. 体外冲击波治疗骨质疏松性骨折延迟愈合　骨质疏松性骨折后，若不对骨质疏松症进行有效的干预，骨折往往会延迟愈合，且愈合质量不佳。体外冲击波通过机械刺激产生生物力学效应，具有促进细胞增殖与代谢，刺激微血管再生和增强组织修复能力的作用，其具有的成骨效应已得到公认。大量研究证实，体外冲击波能够增强骨折的骨痂形成，提高骨痂量，改善骨痂的显微结构，促进骨痂的改建，加速骨质疏松性骨折的愈合。在临床上可用于加速桡骨远端、肱骨近端等部位的脆性骨折，从而降低骨不连或骨折延迟愈合的发生率，在术后抗骨质疏松治疗方面也较传统疗法具有显著优势。

（二）体外冲击波治疗骨质疏松的时机和能量选择

与一般创伤性骨折不同，骨质疏松性骨折具有骨重建异常、骨折愈合过程缓慢、恢复时间长、

局部骨质量差等特点，并且多见于老年人群，因此在治疗时机的选择方面需要更加慎重。研究表明，体外冲击波一方面可用于骨质疏松性骨折的预防，通过刺激局部成骨，达到提高骨密度、改善骨质量预防骨折的效果；另一方面还可用于骨质疏松性骨折的治疗，如用于骨质疏松性骨折进行固定的患者，患者术后即刻开始体外冲击波治疗，能明显改善骨转换指标，为进行骨折固定的骨质疏松症患者提供了新的选择。

在治疗骨肌疾病时，一般将体外冲击波按照能流密度分为 3 个层次：低、中、高，低能量范围为 $0.06\sim0.11mJ/mm^2$；中能量范围为 $0.12\sim0.25mJ/mm^2$；高能量范围为 $0.26\sim0.39mJ/mm^2$。研究表明，在骨质疏松促进成骨的治疗中一般采用中、高能量，中、高能量甚至大于 $0.39mJ/mm^2$ 的能量范围均对骨质疏松性骨折有不同程度的治疗效果，但治疗的最佳能量仍需进一步研究。如何在最适宜的部位作用最适宜的能量，仍是学者们下一步需要关注的问题。

（三）体外冲击波治疗骨质疏松症的效果

有学者采用 $0.26mJ/mm^2$、1Hz、2000 次的体外冲击波冲击固定后的骨质疏松大鼠中段胫骨，发现体外冲击波能显著增加骨质疏松大鼠护骨因子（OPG）及骨形态发生蛋白-2（BMP-2）的表达水平，前者在治疗后 6 周达到峰值，后者在治疗后 4 周达到峰值，可持续 8 周。还有学者应用聚焦式体外冲击波对骨质疏松的山羊模型进行治疗，治疗部位为跟骨、桡骨远端、股骨髁，其能流密度为 $0.5mJ/mm^2$，脉冲次数为 5000 次，频率为 4Hz，每月治疗 1 次，共治疗 9 次，发现山羊跟骨骨小梁的骨密度显著增长（增长 2.9%）。此外，体外冲击波与抗骨质疏松药物联合应用时，更能有效减少患者骨量丢失现象，并且促进患者体内新骨形成，从而达到增强骨质强度的作用，疗效十分显著。

总之，体外冲击波是近些年来出现的介于保守治疗和手术治疗之间的新型无创治疗方法，作为一种力学机械波刺激作用于生物体内，是高振幅、高频率的脉冲机械波，通过声能形式传递能量，这种能量是通过极短时间内产生急剧变化的压力差来释放的。通过高能量机械波的刺激，可在短期内提高局部骨质的质量、强度，可作为预防或治疗骨质疏松性骨折高发部位骨折发生的一种费用低、安全有效、非侵袭的方法。但其治疗的最佳能量及次数仍需进一步研究。体外冲击波在骨质疏松性骨折的预防及治疗中具有广阔的应用前景。

三、体外冲击波治疗骨质疏松症的作用机制

近年来随着对冲击波疗法研究的逐步深入，该方法已广泛应用于骨不连、骨折、股骨头坏死、急慢性软组织损伤、关节炎、肌腱炎等的治疗，并且均起到了十分显著的效果；除此之外，国内外专家学者在冲击波治疗的基础实验研究方面逐渐开展了大量研究及探讨，为冲击波在临床医学领域的精准应用提供依据。大量研究已经证实体外冲击波能够诱导骨质疏松骨组织的骨小梁重建，增加局部骨量，改善骨小梁的微结构，提高生物力学性能，这与冲击波的生物学效应及相关机制密不可分。

（一）体外冲击波的生物学效应

1. 空化效应 体外冲击波的张力使局部产生低压并生成气泡，这些气泡在张力波的影响下不断增多。在冲击波和气泡不断地相互作用下，气泡内的能量和压力发生急剧变化，而随着流体运动，气泡到达高压强、低流速区域之后，气泡就会塌缩、爆裂，并对机体组织产生一系列生物学效应，如组织粘连松解、细胞通透性增加、细胞内蛋白合成与分泌改变等。这种效应是体外冲击波引发生物学效应的主要因素。

2. 机械应力效应 体外冲击波在非均一性物体（如大部分实质性器官）中传播时，因介质声学特性和机械特性的差异而形成托力梯度。在不同组织的界面处可以产生不同的机械应力效应，表现为对细胞产生不同的拉应力和压应力。拉应力可以使局部组织松解，改善微循环；压应力可

以使细胞发生弹性变形，改变细胞生物学功能。由体外冲击波本身产生的破坏性力学效应为直接作用，在冲击波的张力相时，由张力波产生的空化效应是介质或材料被破坏的间接作用。

3. 成骨效应　体外冲击波对骨的生物学效应主要表现为出血、骨小梁的破坏、骨髓外流等。适当能量强度的体外冲击波可集聚并激活成骨细胞，达到促进成骨及骨折愈合的效果。研究发现，一定强度的体外冲击波可造成局部成骨细胞坏死，约 72 小时后周围的成骨细胞被激活并集聚，诱发成骨和骨痂的形成，这一发现成为治疗骨折的有效依据。同时，间接作用的空化效应也诱发了成骨细胞移行和新的骨组织形成。

4. 镇痛效应　冲击波是一种新型的疼痛治疗技术，临床现已用于多种急慢性疼痛的治疗之中，如关节炎性疾病所致疼痛、组织劳损与创伤导致疼痛及骨折后疼痛等，临床效果值得关注。冲击波释放高强度压力波，在不同组织的界面处产生牵拉力，引起软组织间弹性变形，从而松解炎症导致的局部软组织粘连，释放抑制疼痛物质，疏通微血管促进微循环，增加组织摄氧，加速新陈代谢。此外，冲击波可通过刺激痛觉感受器，改变其对疼痛的接受频率，改变感受器周边化学介质的组成，从而抑制疼痛信号传递，并且能够转染体内内源性内啡肽前体基因，诱导机体释放抑制疼痛的物质，从而缓解疼痛。

5. 代谢激活　体外冲击波对多种细胞的新陈代谢也有影响。冲击波释放的能量将改变细胞膜的通透性，加速膜内外离子交换过程，并加快代谢分解产物清除与吸收。研究发现，体外冲击波可促使成骨细胞表达细胞外基质蛋白的相关基因，而这种蛋白是促进成骨的重要物质。

（二）体外冲击波骨诱导机制

骨诱导（osteoinduction）是指在骨生长因子的作用下，未分化间充质细胞不断进行有丝分裂并逐渐转变为具有成骨能力的成骨细胞的过程。骨诱导成骨过程需有三个要素：骨诱导物质、间充质细胞及有利于骨生长的血供环境。

1. 体外冲击波促进生长因子的表达　目前，大部分学者都认为冲击波的成骨作用是通过促进了一种或多种细胞因子的表达而引起的。研究表明体外冲击波疗法可通过分子水平诱导生长因子的合成，如成纤维生长因子-2（FGF2）、血管内皮细胞生长因子（VEGF）和骨形态发生蛋白-2（BMP-2）等，对细胞增殖与分化及新骨的形成都有诱导和调节作用。在骨折修复过程的不同时期，具有诱导成骨作用的生长因子对骨形成起到了关键性的促进作用。同时在骨母细胞的培养中发现：体外冲击波可以明显上调骨母细胞诱导的 TGF-β 表达，也说明了体外冲击波促进骨髓间质细胞增殖和向骨母细胞分化与 TGF-β 的诱导有关。

2. 体外冲击波影响细胞增殖分化　自从首次在动物实验中发现冲击波的成骨作用以来，对其在细胞增殖分化作用方面的研究越来越多，目前的研究主要集中于成骨与破骨细胞、软骨细胞、骨髓间充质干细胞、肌纤维细胞和肌腱细胞等。研究显示：体外冲击波作用于骨组织时，能够通过上调整合素 α_5 和 β_1 的 mRNA 和蛋白表达促进成骨细胞黏附、扩散和迁移能力，增强碱性磷酸酶活性和 I 型胶原蛋白、II 型胶原蛋白合成，并且通过调节 RAS 蛋白介导的促分裂原活化蛋白激酶（MAPK）信号转导通路，逐渐激活细胞外调节蛋白激酶和磷酸烯醇式丙酮酸羧激酶，激活骨缺损部位成骨细胞的有丝分裂等。但是，只有当体外冲击波的能流密度在合适范围内时才会对成骨细胞增殖产生促进作用，当能流密度过大时相反会产生抑制作用。不过，关于成骨细胞是如何感知体外冲击波从而激活成骨活性蛋白表达的，目前并不清楚。

体外冲击波还能作用于破骨细胞，通过抑制核蛋白转录因子 c-Fos 和 T-细胞核因子 c1 表达，降低破骨细胞特异性酶活性，从而抑制骨吸收能力，并且冲击波能够抑制肿瘤坏死因子-α（TNF-α）、转录因子 NF-κB 和白细胞介素-1（IL-1）活性，进而抑制破骨细胞的生成。

体外冲击波的机械物理刺激可促进骨髓间充质干细胞（BMMSCs）分化，并且激活 MAPK 传导通路的 ERK1、ERK2 和 p38/MAPK 途径，增加细胞外基质的矿物质化作用，能够促进骨髓间充质干细胞的增殖能力和向成骨细胞、软骨细胞等分化的能力。此外，体外冲击波还能加速原始骨细胞的募集，这些骨髓基质细胞则又会在冲击波作用下向骨细胞转化。同时，高能体外冲击波的损伤性刺激引起的骨折区新的创伤反应，加重了炎症和血管反应，延长了炎症期；当大量新生毛细血管出现后，各种炎症因子和细胞因子又促使血管周围细胞分化，为成骨细胞和成软骨细胞的大量形成奠定了基础。

3. 体外冲击波促进局部血管再生 体外冲击波具有空化效应，在体内通过高速振动产生空化泡，空化泡破裂导致微喷射，有利于疏通闭塞的微细血管，扩张血管，促进局部血流加快，促进血管新生，增加局部损伤组织血供，促进组织代谢。一氧化氮是体内组织修复的重要因子，冲击波能够促进一氧化氮生成，随之迅速扩张血管，并且冲击波能够对 VEGF 起作用，有研究应用 $0.06mJ/mm^2$、$1.25Hz$ 的低能量冲击波治疗睾丸缺血再灌注损伤大鼠后发现 VEGF 表达显著上调，从而刺激血管内皮细胞增殖，增加血管通透性，介导血管内皮细胞的迁徙，进而调节血管新生。另外，冲击波也可以促进缺血组织血管化再生。

总之，骨质疏松症是由于各种原因导致的骨组织代谢异常，破骨作用大于成骨作用，骨转换失去平衡，最终形成以骨密度降低为主的病理、生理改变。随着体外冲击波促进成骨机制和治疗骨科其他疾病研究的深入，利用体外冲击波成骨作用治疗骨质疏松症、退变性骨关节病将成为新的研究方向。

思 考 题

1. 体外冲击波是否可以作为椎体压缩性骨折椎体成形术的辅助疗法？其作用机制是什么？
2. 体外冲击波诱导成骨的机制包括哪些？
3. 体外冲击波的空化效应指的是什么？

主要参考文献

高福强, 孙伟, 邢更彦. 2017. 解读国际医学冲击波学会最新诊疗共识——体外冲击波的适应证与禁忌证. 中华医学杂志, 97(31): 2411-2415.

高文静, 高文涛, 庄志刚. 2019. 放散式冲击波治疗骨质疏松性椎体压缩骨折疼痛的疗效分析. 中国疼痛医学杂志, 25(5): 394-395.

李成东, 朱庆堂. 2020. 体外冲击波治疗桡骨远端骨折复杂区域疼痛综合征的疗效观察. 现代医学, 48(10): 1254-1258.

李松建, 张力. 2005. 高能震波治疗对 Colles 骨折后 Sudeck 萎缩患者骨密度的影响. 中国临床康复, 9(43): 130-131.

李振伟, 牛国旗, 朱勋兵. 2020. 椎体成形术后残留腰痛的体外冲击波治疗体会. 华北理工大学学报 (医学版), 22(4): 291-295.

李子荣. 2015. 股骨头坏死的临床诊疗规范. 中华骨与关节外科杂志, 9(1): 1-6.

刘搏宇, 李宏宁, 金先跃, 等. 2016. 体外冲击波对早中期膝关节骨性关节炎患者关节液中 IL-1β、TNF-α 及 MMP-13 表达的影响. 中国矫形外科杂志, 24(19): 1807-1810.

孙伟, 李子荣. 2019. 体外震波治疗股骨头坏死: 误区与挑战. 中国修复重建外科杂志, 33(6): 659-661.

孙伟, 李子荣. 2020. 国际骨循环研究协会股骨头坏死分期. 中华骨科杂志, 40(13): 889-892.

王诗玮, 李玉姝. 2021. 糖皮质激素诱导骨坏死. 中华骨质疏松和骨矿盐疾病杂志, 14(04): 404-411.

武政, 冯阳阳, 阴彦斌. 2017. 微聚焦高能冲击波治疗骨质疏松性骨折的疗效评价. 创伤外科杂志, 19(2): 135-138.

邢更彦, 张浩冲, 刘水涛, 等. 2019. 中国骨肌疾病体外冲击波疗法指南 (2019 年版). 中国医学前沿杂志 (电子版), 11(4): 1-10.

Afroze D, Kumar A . 2019. ER stress in skeletal muscle remodeling and myopathies. FEBS J, 286(2): 379-398.

Audain R, Alvarez Y, Audain R, et al. 2012. Focused shockwaves in the treatment and prevention of tibial stress fractures in athletes. in: Transactions of the ISMST 15th International ISMST Congress.

Barbier O, Amouyel T, de I'Escalopier N, et al. 2021. Osteochondral lesion of the talus: what are we talking about?. Orthop Traumatol Surg Res, 107(8S): 103068.

Bruns J, Habermann C, Werner M. 2021. Osteochondral lesions of the talus: a review on talus osteochondral injuries, including osteochondritis dissecans. Cartilage, 13(1): 1380S-1401S.

Cao, Y X, Xu Y, Huang Q, et al. 2020. Characteristics of osteochondral lesions of the talus in different age groups. Int J Sports Med, 41(12):

873-878.

Chang C C, Greenspan A, Gershwin M E. 1993. Osteonecrosis: current perspectives on pathogenesis and treatmen. Semin Arthritis Rheum, 23(1): 47-69.

Chen Y J, Kuo Y R, Yang K D, et al. 2004. Activation of extracellular signal-regulated kinase (ERK) and p38 kinase in shock wave-promoted bone formation of segmental defect in rats. Bone, 34: 466-477.

Cheng J H, Wang C J. 2015. Biological mechanism of shockwave in bone. Int J Surg, 24(Pt B): 143-146.

Chiodo C P, Herbst S A. 2004. Osteonecrosis of the talus. Foot Ankle Clin, 9(4): 745-755.

Cui L, Zhuang Q, Lin J, et al. 2016. Multicentric epidemiologic study on six thousand three hundred and ninety five cases of femoral head osteonecrosis in China. Int Orthop, 40(2): 267-276.

Deegan S, Saveljeva S, Gorman A M, et al. 2013. Stress‐induced self‐cannibalism: on the regulation of autophagy by endoplasmic reticulum stress. Cell Mol Life Sci. 70(14): 2425-2441.

Dias dos Santos P R, De Medeiros V P, Freire Martins de Moura J P, et al. 2015. Effects of shock wave therapy on glycosaminoglycan expression during bone healing. Int J Surg, 24: 120-123.

Fermin T M, Hovsepian J M, D'Hooghe P, et al. 2021. Arthroscopic debridement of osteochondral lesions of the talus: a systematic review. Foot (Edinb), 49: 101852.

Foste A J, Plat M J, Hube J S, et al. 2017. Central-acting therapeutics alleviate respiratory weakness caused by heart failure‐induced ventilatory overdrive. Sci Transl Med, 9(390): 47-69.

Gao, F, Chen N, Sun W, et al. 2017. Combined therapy with shock wave and retrograde bone marrow-derived cell transplantation for osteochondral lesions of the talus. Sci Rep, 7(1): 2106.

Gebauer D, Mayr E, Orthner E, et al. 2005. Low-intensity pulsed ultrasound: effects on nonunions. Ultrasound Med Biol, 31: 1391-1402.

Gordon R, Lynagh L. 2002. ESWT treatment of stress fractures. in: Transactions of the ISMST 5th International ISMST Congress 2002.

Grambart S T. 2016. Arthroscopic management of osteochondral lesions of the talus. Clin Podiatr Med Surg, 33(4): 521-530.

Gross C E, Haughom B, Chahal J, et al., 2014. Treatments for avascular necrosis of the talus: a systematic review. Foot Ankle Spec, 7(5): 387-397.

Gross C E, Sershon R A, Frank J M, et al. 2016. Treatment of osteonecrosis of the talus. JBJS Rev, 4(7).

Haffner N, Antonic V, Smolen D, et al. 2016. Extracorporeal shockwave therapy (ESWT) ameliorates healing of tibial fracture non-union unresponsive to conventional therapy. Injury, 47: 1506-1513.

Hak D J. 2011. Management of aseptic tibial nonunion. J Am Acad Orthop Surg, 19: 563-573.

Haupt G, Haupt A, Gerety B, et al. 1990. Enhancement of fracture healing with extracopreal shock wave. J Urol, 143: 23.

Herrera J M, Lc M M, Duran R, et al. 2005. Treatment of tibial stress fractures in high perfonrmance athletes with extracorporeal shockwave lithotripsy. Revista de la Sociedad Colombiana de Cirugia Ortopedica y Traumatologia SCCOT, 19: 73-80.

Hetz C. 2012. The unfolded protein response: controlling cell fate decisions under ER stress and beyond. Nat Rev Mol Cell Biol, 13(2): 89-102.

Hofmann A, Ritz U, Hessmann M H. 2008. Extracorporeal shock wave-mediated changes in proliferation, differentiation, and gene expression of human osteoblasts. J Trauma, 65: 1402-1410.

Hotzinger A, Radelb L, Lauber U S, et al. 1999. MRI-guided SWT of multiple stress fractures of the tibia. in: Transactions of the ISMST 2nd International ISMST Congress.

Hu J, Liao H, Ma Z, et al. 2016. Focal adhesion kinase signaling mediated the enhancement of osteogenesis of human mesenchymal stem cells induced by extracorporeal shockwave. Sci Rep, 6: 20875.

Huang H M, Li X L, Tu S Q, et al. 2016. Effects of roughly focused extracorporeal shock waves therapy on the expressions of bone morphogenetic protein-2 and osteoprotegerin in osteoporotic fracture in rats. Chin Med J (Engl), 21: 2567-2575.

Kawcak C E, Frisbie D D, McIlwraith C W. 2011. Effects of extracorporeal shock wave therapy and polysulfated glycosaminoglycan treatment on subchondral bone, serum biomarkers, and synovial fluid biomarkers in horses with induced osteoarthritis. Am J Vet Res, 72(6): 772-779.

Kearney C J, Hsu H P, Spector M. 2012. The use of extracorporeal shock wave-stimulated periosteal cells for orthotopic bone generation. Tissue Eng Part A, 18: 1500-1508.

Keene G S, Parker M J, Pryor G A. 1993. Mortality and morbidity after hip fractures. BMJ, 6914: 1248-1250.

Khaminets A, Heinrich T, Mari M, et al. 2015. Regulation of endoplasmic reticulum turnover by selective autophagy. Nature, 522(7556): 354-358.

Kieves N R, MacKay C S, Adducci K, et al. 2015. High energy focused shock wave therapy accelerates bone healing. A blinded, prospective, randomized canine clinical trial. Vet Comp Orthop Traumatol, 28: 425-432.

Koolen M K E, Kruyt M C, Zadpoor A A, 2017. Optimization of screw fixation in rat bone with extracorporeal shock waves. J Orthop Res , 36(1):76-84.

Kuo S J, Su I C, Wang C J, et al. 2015. Extracorporeal shock wave therapy (ESWT) in the treatment of atrophic non-unions of femoral shaft fractures. Int J Surg, 24: 131-134.

Kyung-Hoi Koo, Michael A. Mont, Lynne C. 2014. Osteonecrosis. 1st ed. Berlin Heidelberg: Springer, 3-15.

Leal C, D' Agostino C, Gomez G S, et al. 2015. Current concepts of shockwave therapy in stress fractures. Int J Surg, 24(Pt B): 195-200.

Leal C, Herrera J M, Murillo M, et al. 2002. ESWT in high performance athletes with tibial stress fractures. in: Transactions of the ISMST 5th International ISMST Congress.

Ling X, Cummings S R, Mingwei Q, et al. 2000. Vertebral fractures in Beijing, China: the Beijing Osteoporosis Project. J Bone Miner Res, 10: 2019-2025.

Liu X, Sun H, Yan D, et al. 2010. In vivo ectopic chondrogenesis of BMSCs directed by mature chondrocytes. Biomaterials, 31(36): 9406-9414.

Ma K, Vattem K M, Wek R C. 2002. Dimerization and release of molecular chaperone inhibition facilitate activation of eukaryotic initiation factor-2 kinase in response to endoplasmic reticulum stress. J Biol Chem, 277(21): 18728-18735.

Mackert G A, Schulte M, Hirche C, et al. 2017. Low-energy extracorporeal shock wave therapy (ESWT) improves metaphyseal fracture healing in an osteoporotic rat model. PLoS One, 12: e0189356.

Mont M A, Cherian J J, Sierra R J, et al. 2015. Nontraumatic osteonecrosis of the femoral head: where do we stand today? a ten-year update. J Bone Joint Surg Am, 97(19): 1604-1627.

Moretti B, Notarnicola A, Garofalo R, et al. 2009. Shock waves in the treatment of stress fractures. Ultrasound Med Biol, 35(6): 1042-1049.

Notarnicola A, Tamma R, Moretti L, et al. 2012. Effects of radial shock waves therapy on osteoblasts activities. Musculoskelet Surg, 3: 183-189.

Ochiai N, Ohtori S, Sasho T, et al. 2007. Extracorporeal shock wave therapy improves motor dysfunction and pain originating from knee osteoarthritis in rats. Osteoarthritis Cartilage, 15 (9): 1093-1096.

Patel D S, Roth M, Kapil N. 2011. Stress fractures: diagnosis, treatment, and prevention. Am Fam Physician, 83(1): 39-46.

Saunier J, Chapurlat R. 2018. Stress fracture in athletes. Joint Bone Spine, 85(3): 307-310.

Taki M, Iwata O, Shiono M, et al. 2007. Extracorporeal shock wave therapy for resistant stress fracture in athletes: A report of 5 cases. Am J Sports Med, 35(7): 1188-1192.

Tam K F, Cheung W H, Lee K M, et al. 2009. Shockwave exertsosteogenic effect on osteoporotic bone in an ovariectomized goat model. Ultrasound Med Biol, 7: 1109-1118.

Taylor D, Kuiper J H. 2001. The prediction of stress fractures using a "stressed volumen" concept. J Orthop Res, 19: 919-926.

Wang C J. 2012. Extracorporeal shockwave therapy in musculoskeletal disorders. J Orthop Surg Res, 7: 11.

Wang C J, Cheng J H, Huang C C, et al. 2015. Extracorporeal shockwave therapy for avascular necrosis of femoral head. Int J Surg. 24(Pt B): 184-187.

Wang C J, Wang F S, Yang K D, et al. 2008. Treatment of osteonecrosis of the hip: comparison of extracorporeal shockwave with shockwave and alendronate. Arch Orthop Trauma Surg, 128(9): 901-908.

Wang Q W, Zhang Q Y, Gao F Q, et al. 2019. Focused extra-corporeal shockwave treatment during early stage of osteonecrosis of femoral head. Chin Med J (Engl), 5; 132(15): 1867-1869.

Zhang Q, Liu L, Sun W, et al. 2017. Extracorporeal shockwave therapy in osteonecrosis of femoral head: A systematic review of now available clinical evidences. Medicine (Baltimore), 96(4): e5897.

Zhao D W, Yu M, Hu K, et al. 2015. Prevalence of nontraumatic osteonecrosis of the femoral head and its associated risk factors in the Chinese population: results from a nationally representative survey. Chin Med J, 128(21): 2843-2850.

第八章 冲击波与运动系统慢性损伤

第一节 肌 腱 病

一、概 述

肌腱病是一种临床综合征，多表现为长期、局限性的肌腱疼痛，可能与局部机械性负荷和代谢情况有关。肌腱病的危险因素分为外部因素和内部因素，外部因素与作用于肌腱的负荷有关，内部因素与个人的肌腱特性和愈合能力有关。常见的肌腱病包括钙化性冈上肌腱炎、肱骨外上髁炎、髌腱炎和跟腱炎等。

二、肌腱的解剖结构

（一）钙化性冈上肌腱炎

肩袖由冈上肌、冈下肌、小圆肌和肩胛下肌共同组成，像袖子一样包裹着肩关节，可有效维持肩关节的稳定并保障其功能。冈上肌起于肩胛骨冈上窝，止于肱骨大结节的上方，是肩关节肌群中的汇集点，因此极易受损。当肩关节外展90°时，冈上肌腱通过肩峰与肱骨头之间形成的狭小间隙，易受喙肩韧带和肩峰的摩擦、挤压而损伤。这些损伤会加速退行性改变，引起肌腱无菌性炎症，导致钙盐代谢异常，产生钙盐沉着。冈上肌腱钙化约占肩袖肌腱钙化的90%。

（二）肱骨外上髁炎

肘关节是由尺骨、桡骨的近端和肱骨的远端组合而成，并由关节囊包裹而成，包含肱尺关节、肱桡关节和上尺桡关节。肱骨外上髁炎的发病与过度的伸腕、伸指及前臂旋后运动有直接的关系。内源性负荷本质上是肌肉的过度收缩，可以是向心性的或离心性的。外源性负荷（如创伤及外翻应力）产生异常的关节应力，可造成韧带撕裂及创伤性关节炎。在体育运动中，内源性及外源性因素兼而有之。急性损伤可见于外上髁区域的直接外力致伤以及极度、骤然的运动。主要病变发生在桡侧伸腕短肌腱起点的周围，病变肌腱常常呈暗灰色，水肿、质脆，如同硬化的肉芽组织，显微镜下可见排列整齐的正常腱性纤维被肉芽组织样血管及纤维增生所取代。

（三）髌腱炎

髌腱位于膝关节的前方，是膝关节的重要组成部分，连接着髌骨和胫骨。髌骨是强大的伸膝装置，它可以协助膝关节做屈伸动作，并维持着髌骨的稳定性。髌腱炎是髌腱发生的一种慢性、退行性、劳损性的无菌性炎症。

（四）跟腱炎

跟腱是位于小腿后方的一条粗大、坚韧的肌腱，由腓肠肌和比目鱼肌远端汇合而成，止于跟骨结节。研究显示，跟腱的主要血液供应来自肌腱系膜，其中前方系膜是血液供应最为丰富的部位。但是，在跟骨止点上方2~6cm的区域，肌腱血液供应相对较差，此区域反复的微小创伤可能导致局部组织无法修复，跟腱疼痛也多发生于此。

三、肌腱病的病理生理和发病机制

休闲体育活动的增加，使肌腱病的发病率不断升高，在中年人中尤为明显。肌腱病的危险因素通常分为内因和外因，内因与个体的肌腱特性或愈合能力有关，外因与作用于肌腱的负荷有关。在众多因素中，年龄增长和肌腱负荷总量增加最有可能诱发肌腱病。

肌腱病在过去往往被称为肌腱炎，这是因为人们认为其病理改变主要为炎症变化，但越来越多的组织病理学研究表明，大多数病例的病变组织中缺乏中性粒细胞，仅有少量炎症细胞的参与，肌腱病本质上是一种由反复机械负荷引起的退行性病变，而不是传统意义上的炎性病变。

四、常见肌腱病的临床表现

（一）钙化性冈上肌腱炎

钙化性冈上肌腱炎的患者就诊的主要原因是肩关节酸胀、疼痛，尤以夜间痛为主，疼痛部位一般在肩外侧、大结节处，并可放射到三角肌止点或手指处，可伴活动受限，主要表现为过头运动困难，部分患者在重体力活动时出现力弱。

（二）肱骨外上髁炎

肱骨外上髁炎以肘关节外侧疼痛为主要症状，表现为肘关节外侧酸痛无力，疼痛逐渐加重，可因用力不当而突然发病，但多数起病缓慢，疼痛可沿前臂向远端放射。严重时胳膊不能上抬，不能拧毛巾，不能提重物，有时连端杯喝水或系纽扣都不能完成。查体可发现前臂肌肉紧张，肘关节不能完全伸直，肘或腕关节僵硬或活动受限，握力减弱，前臂旋转功能受限。

（三）髌腱炎

髌腱炎表现为膝关节前方局部疼痛，运动后加重，有时在长时间屈膝后也会加重，多数患者都有运动量增加（运动频率、强度或时间）的病史。疼痛的位置局限于髌腱的髌骨止点。早期疼痛仅在运动后出现，随着症状加重，疼痛在日常活动或休息时也会出现。

（四）跟腱炎

跟腱炎既可以急性起病，也可以慢性起病。多见于从事跑步和冲击性负荷的运动员。急性跟腱炎常常发生于运动负荷增加、奔跑平面改变、训练环境变化或更换跑具的运动员。通常主诉足跟刺痛或烧灼痛。在跟腱骨性止点上方 $1\sim3cm$ 可触及疼痛。触诊时，患者可以存在软组织肿胀、局部压痛和捻发音。

慢性跟腱炎是由于急性病变没有得到完全治愈而迁延来的，疼痛变为反复的间歇性发作，常在锻炼后加重，疼痛局限于足跟后外侧，可伴有肌腱增厚、腓肠肌紧张。触诊时可发现跟腱呈坚硬结节状。

五、诊 断 依 据

（一）钙化性冈上肌腱炎

钙化性冈上肌腱炎好发于中青年及以上的体力劳动者、家庭主妇、运动员等，一般起病缓慢，诱发因素包括外伤史或单一的工作姿势、体力劳动。当肩关节外展至 $60°\sim120°$ 时，可引起明显疼痛而致活动受限，在大结节处可有明显压痛。X 线检查可见冈上肌腱钙化。

（二）肱骨外上髁炎

肱骨外上髁炎的临床检查表现为桡侧伸腕短肌腱起点处的压痛（压痛点位于外上髁中点远端

偏前处）；伸肘位前臂旋前腕关节抗阻背伸时可诱发疼痛，伸肘位腕关节做最大程度的掌屈时也可诱发疼痛；慢性病程时可出现轻度的肘关节屈曲挛缩。

临床检查必须除外肱桡关节异常和桡神经卡压，前者在屈肘时被动旋转前臂可诱发疼痛不适，疼痛点位于肱桡关节处，较外上髁炎更偏远；后者在外上髁炎患者中约有 5% 合并桡神经症状，抗阻旋后前臂（旋后肌卡压）或伸直中指时可诱发疼痛。应常规行 X 线检查，可以排除关节的合并疾病，如骨关节炎，如果合并内侧不稳定时，可行外翻应力片检查。外上髁钙化可见于 7% 的病例，但与预后无关。

（三）髌腱炎

髌腱炎患者在查体时可发现在髌骨下方有局限性压痛。X 线片可以发现髌腱内的钙化；MRI 可以发现髌腱增厚，并伴有局灶性高信号，且在 T_2 加权像上能够发现髌腱的部分撕裂，表现为局部的 T_2 高信号；多普勒超声可以发现肌腱内增生血管的血流信号，从而发现没有症状的髌腱病变。

（四）跟腱炎

在跟腱骨性止点上方 1～3cm 处可以触及疼痛。触诊时，患者可以存在软组织肿胀、局部压痛和捻发音。X 线片通常呈阴性，偶尔可以发现足跟后上疼痛畸形（Haglund 畸形）。在慢性损伤的部位，骨与肌腱的交界处可以出现骨刺。

六、治疗原则和常用治疗方法

（一）非手术治疗

1. 相对休息　避免剧烈活动，"相对休息"的确切含义是避免受伤部位的过度运动而并非严格的制动；受伤部位进行可控的功能锻炼，对于相邻的正常关节，应进行更为积极的功能锻炼。

2. 冰敷或热疗　在慢性肌腱病的持续治疗期间可起到辅助作用。

3. 非甾体抗炎药　口服非甾体抗炎药可能有助于短期（5～7 天）缓解疼痛。

4. 糖皮质激素　研究表明，糖皮质激素可对急性肌腱病患者起到作用；在慢性肌腱病的治疗中，目前的研究表明糖皮质激素并不能给患者带来明确的益处。

5. 改进训练方法及运动器材　正确的训练方法不仅可以提高成绩，还有助于预防伤病。改进训练方法的关键是详细询问病史，改进不良的运动习惯及姿势。如对于肱骨外上髁炎患者，有些运动器材会加重肌腱的负荷，造成劳损，从生物力学角度分析，网球运动要求"甜点"位于球拍中心，偏心击球会加大扭矩，使肌肉肌腱容易出现负荷过度的情况。选择球拍时，大小重量要适中，并且要握持舒适。手柄越粗，力臂会越大，所以手柄的选择也很重要，要根据手的大小选择手柄，判断手的大小通常测量环指尖至掌中横纹间的距离。另外，器材的体积、重量、柔韧程度也要与个体相匹配。

6. 康复训练　当急性炎症反应及疼痛消退时，可尽快进行有序、渐进的肌肉力量训练。肌腱病恢复较慢，往往需要数月才能完全痊愈。治疗成功的关键在于耐心并认真地坚持完成康复训练计划，其重点是循序渐进地进行负荷锻炼。

（二）手术治疗

如果严格保守治疗 6 个月后症状仍无有效改善，则宜请外科医师协助诊治，仔细评估手术的风险和获益。大多数手术操作包括切开腱周组织并松解粘连，以及清除肉眼下变性的组织。

1. 钙化性冈上肌腱炎　当保守治疗无效时，可根据情况选择切开手术或关节镜下钙化灶清除手术。关节镜手术的优势是微创、术后恢复快，术后第 1 天大部分患者即感觉疼痛明显缓解。在避免术中三角肌止点损伤破坏方面，镜下手术比切开手术更具优势。此外，关节镜探查可对盂肱关节以及肩峰下间隙内合并的病变一起进行处理。

2. 肱骨外上髁炎　经典的手术方法为肘外侧切口，于外上髁前方向远端肱桡关节切开约 5cm，自桡侧伸腕长肌和伸肌总腱之间切开进入，切开深度为 2~3mm，显露其深方的桡侧伸腕短肌。术中应辨别全部病变的肌腱组织并予以切除，切除病变组织后，会产生缺损区，通常为桡侧伸腕短肌腱起点的部分。此时可以在骨皮质上钻 2~3 个深达松质骨的孔，目的是使局部形成血肿，促进血管及健康的肌腱纤维长入，以填充桡侧伸腕短肌腱起点切除后的缺损部分。

3. 髌腱炎　目前手术治疗的方法包括髌腱切开、坏死部分切除、髌骨下极钻孔、胫骨结节移位、经皮髌腱纵行切开、关节镜下髌腱部分切除等方法。对于慢性肌腱病变保守治疗无效的病例，手术治疗的成功率在 80% 以上。

4. 跟腱炎　手术干预为切除增生的滑囊，术后踝关节需固定于中立位 2 周。

七、常见肌腱病的冲击波治疗

（一）禁忌证

1. 全身性因素
（1）严重心律失常患者。
（2）安装有心脏起搏器患者。
（3）严重高血压且血压控制不佳患者。
（4）恶性肿瘤已经多处转移患者。
（5）妊娠妇女。
（6）严重认知障碍和神经疾病患者。
（7）治疗区域存在血栓患者。

2. 局部性因素
（1）局部感染及皮肤破损患者。
（2）关节液渗漏患者。
（3）冲击焦点位于肺、脑、脊髓、大血管及重要神经干走行区域的患者。

（二）临床疗效

既往研究显示体外冲击波治疗肌腱炎的总体疗效满意，依据既往文献和最新指南，对于钙化性冈上肌腱炎、肱骨外上髁炎，体外冲击波治疗证据级别为 1a，A 级推荐；对于跟腱炎，体外冲击波治疗证据级别为 1b，A 级推荐；对于髌腱炎，体外冲击波治疗证据级别为 2b，B 级推荐。

（三）治疗体位

治疗体位以舒适和方便治疗为原则，一般采取坐位或卧位。反射体或治疗头一般放置在肢体血管神经较少的一侧，同时应避开内固定物，如病变特殊，可根据病变部位及医师的临床经验选择反射体或治疗头的位置，以有利于病变部位吸收最大能量的冲击波为原则。治疗区域必须涂抹耦合剂，不能有空气存在，以免损伤皮肤。

1. 钙化性冈上肌腱炎
（1）发散式压力波：患者可采用坐位或仰卧位，上臂中立位或轻度内旋，使冈上肌腱朝向肩关节上方，采用体表解剖标志结合痛点定位，以触痛点为中心进行治疗，避开重要的血管和神经（图 8-1）。
（2）聚焦式冲击波：患者可采用俯卧位，在 X 线或超声下定位，可看到明显钙化点。

2. 肱骨外上髁炎
（1）发散式压力波：患者可采用坐位或仰卧位，患侧肘关节屈曲，前臂旋前，触诊肱骨外上髁压痛点及前臂激痛点并标记治疗区（图 8-2）。

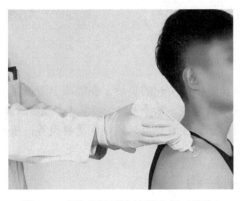

图 8-1　在治疗区域涂抹耦合剂（坐位）

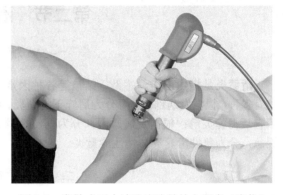

图 8-2　发散式压力波治疗肱骨外上髁炎（坐位）

（2）聚焦式冲击波：患者可采用坐位或仰卧位，在 X 线或超声下定位到肱骨外上髁。

3. 髌腱炎

（1）发散式压力波：患者可采用坐位或仰卧位，膝关节伸直或微屈（图 8-3）。

（2）聚焦式冲击波：患者可采用俯卧位，膝关节伸直或微屈，在 X 线或超声下定位到髌骨下端。

4. 跟腱炎

（1）发散式压力波：患者可取膝关节伸直位，踝关节放松位，采用俯卧位（图 8-4）。

（2）聚焦式冲击波：患者可采用坐位，膝关节屈曲，把足部放在反射体上，在 X 线或超声下定位到跟腱处。

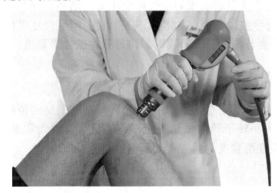

图 8-3　发散式压力波治疗髌腱炎（仰卧位）

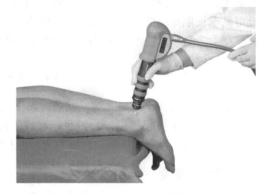

图 8-4　发散式压力波治疗跟腱炎（俯卧位）

（四）治疗方法

1. 发散式压力波　采用生物反馈法进行定位，标记出疼痛位置，将耦合剂涂抹在指定位置，同时将冲击波治疗头贴于此位置。能量 1.0～3.0bar，频率 6～12Hz，冲击次数 2000 次，治疗间隔 5～10 天，一个疗程治疗 3～5 次。

2. 聚焦式冲击波　治疗时调节反射体第二焦点至患者疼痛部位，以患者压痛点为中心，分别从横纵两个方向进行定位，水囊上涂抹耦合剂。能量 0.1～0.5bar，频率 1～2Hz，冲击次数 2000 次，治疗间隔 5～10 天，一个疗程治疗 3～5 次。

（五）常见并发症及处理

大部分患者治疗后无任何不适，极少数患者治疗后局部有疼痛、血肿、淤紫、点状出血等，无须处理。小部分患者在治疗结束后疼痛迅速显著缓解，但是 1～3 天后疼痛再次出现，个别患者还会感到疼痛加重，此症状为治疗后的正常反应，通常在 1 周内疼痛会进行性减轻，直至消失。建议患者治疗后 3 天内不要热敷。

第二节 滑 囊 炎

一、概 述

滑囊炎是指由创伤、感染、结核等各种因素致滑囊受损而引起的炎症。在临床上滑囊炎的分类有多种，根据发病部位，可分为肩峰下滑囊炎、肘关节滑囊炎、股骨大转子滑囊炎、髌前滑囊炎、跟腱后滑囊炎等；根据发病原因，分为创伤性滑囊炎、感染性滑囊炎、风湿性滑囊炎等；按发病缓急，分为急性滑囊炎与慢性滑囊炎。

二、滑囊解剖结构

滑囊即滑膜囊，是分布于皮肤、肌肉、肌腱、韧带与骨面之间的密闭结缔组织囊，与关节腔相通或独立存在。滑囊内衬滑膜，通过分泌滑液起到减少摩擦、增加运动灵活性的作用。任何原因引起的滑囊炎症反应都称为滑囊炎，临床上多数为无菌性炎症反应。

三、病理生理和发病机制

滑囊发生炎症反应后，局部会出现滑膜增生、积液增多，随着肿胀的加重，局部还会出现疼痛和发热。关节内的滑囊炎可能会引起关节活动受限，少数情况下，滑囊炎还会继发细菌感染，形成化脓性滑囊炎，表现为滑囊部位严重的红肿、发热、疼痛。

滑囊炎可由损伤引起，包括直接暴力损伤、关节剧烈活动或局部长期受压等。结晶诱导的滑囊炎可见于长期痛风的患者。自身免疫性疾病也会导致滑囊炎，如类风湿关节炎。滑囊炎还可能与肿瘤有关。此外，当细菌经皮肤破损处侵入或经血行播散进入滑囊时，可导致化脓性滑囊炎。

四、临 床 表 现

对于浅表突起部位，如鹰嘴、髌前、髌下或跟骨后等，发生滑囊炎时局部可有较明显的炎症表现；而对于深部突起部位，如鹅足、肩峰下或大小转子等，虽然相应部位的滑囊炎较为常见，局部表现却不典型。根据疾病进程可分为急性和慢性滑囊炎，两者有着不同的临床表现。

（一）急性滑囊炎

急性滑囊炎通常由创伤、痛风或感染引起，特征表现是疼痛，一般起病迅速，通常持续数日到数周，可伴有局限性压痛和活动受限，且常会多次复发。任何受累滑囊附近肌肉的主动收缩都会引起疼痛，受累滑囊邻近肌肉无负荷的被动运动一般不引发疼痛，但当运动牵拉或压迫使滑囊内压力升高时，也会引发疼痛。因此，急性鹰嘴滑囊炎患者完全伸肘时不会引发疼痛，但完全屈肘时症状明显加重。同理，急性髌前滑囊炎患者通常在完全伸膝时症状缓解，而屈膝时症状加重。

（二）慢性滑囊炎

慢性滑囊炎较急性滑囊炎更为多见，一般起病较为缓慢，常由反复发生在同一部位的损伤或急性滑囊炎迁延不愈导致。多见于经常摩擦、压迫滑囊的人群。由于滑膜增生，滑囊壁逐渐变厚，最终滑囊发生粘连、积液。滑囊在缓慢扩张的过程中会逐渐适应增加的囊内压力，因此慢性滑囊炎患者通常疼痛轻微，但存在与疼痛不成比例的滑囊肿胀和增厚。疼痛、肿胀和触痛可导致肌肉萎缩和活动受限。

五、诊 断 依 据

大多情况下，无明显诱因在关节或骨突出部分逐渐出现一圆形或椭圆形的包块，缓慢长大，伴压痛，表浅者可扪及边缘，有波动感，局部皮肤无炎症。当受到较大外力后，包块可迅速增大，并伴剧烈疼痛，局部皮肤可有发红、发热。可行包块穿刺，慢性期为较为清亮、稀薄的黏液，急性损伤后为血性黏液，继发感染后，可见化脓性炎症表现。

六、常用治疗方法

除了脓毒性滑囊炎外，其余滑囊炎大多具有自限性，可自愈。因此，治疗目的是减轻当前症状，维持关节活动度，防止与活动减少有关的继发性并发症，如肌肉萎缩和关节挛缩。治疗方法包括保守治疗和手术治疗。

（一）保守治疗

1. 休息和关节保护　嘱急性滑囊炎患者，患病期间应注意减少患病关节的活动，可通过支具、夹板或绑带固定患者受伤的关节。并且，应教会患者如何识别加重症状的诱因，并提供关节保护建议，如日常活动易使髌前滑囊受到机械性损伤者，应使用护膝。

2. 冰敷　患者受伤后 48～72 小时内或肿胀疼痛明显的患者可进行冰敷。

3. 非甾体抗炎药　对于疼痛明显的患者，可以酌情使用非甾体抗炎药，以抗炎止痛。一般而言，对于没有相对禁忌证的非急性感染性滑囊炎的患者，我们主张开始治疗时使用非甾体抗炎药，一般优先使用非选择性非甾体抗炎药，如布洛芬或萘普生。对于胃肠道出现风险相对高的患者，可用选择性非甾体抗炎药来代替，同时预防性使用质子泵抑制剂。此外，对于禁忌使用全身性非甾体抗炎药的浅表性滑囊炎患者，可选择局部应用非甾体抗炎药，如局部应用双氯芬酸。

4. 糖皮质激素　对于深部滑囊炎，可以联合注射局部麻醉药和糖皮质激素，这种治疗方法不但有助于明确诊断，也可以为患者带来治疗益处。一般采用 1.5 英寸（3.81cm）的针头，将 1～2ml 1% 利多卡因与糖皮质激素的混合液缓慢注射到滑囊部位。使用较粗的针头是为了避免将类固醇注入肌腱。若在麻醉阶段疼痛就能够减轻，则支持疼痛产生于该滑囊区域。对于浅表性滑囊炎患者，目前的研究提示在滑囊内注射糖皮质激素的获益尚不确切，但却可能增加局部感染、皮肤萎缩等风险。在滑囊肿胀严重的情况下，可以用针从肿胀的滑囊中抽出液体，通过化验明确诊断，同时抽出液体后有助于缓解由滑囊压力过高引起的疼痛。待症状缓解后，可以进行关节活动和肌肉力量锻炼。

（二）手术治疗

对于保守治疗无效，或者反复发作的患者，可考虑行滑囊切除术。但手术后有一定复发概率，为了降低复发风险，手术时应尽量除去可能引起滑囊炎的因素，如跟骨后结节过于突出，需同时行骨突切除术。例如，髌前滑囊炎，传统手术方法为经膝前方切口，切开进行滑囊切除，但是由于膝前皮肤较薄，切除囊壁的时候容易穿透皮肤，因此很多医师建议保留前方囊壁，仅对后方囊壁进行切除。而且，切开手术术后并发症较多，包括切口瘢痕疼痛、屈膝和下蹲受限、切口区域皮肤感觉过敏等，另外手术还可能损伤隐神经的髌下支，造成相应区域皮肤感觉减退。新的手术方法使用关节镜进行滑囊切除，手术创伤小，效果满意，并发症少，术后需要使用弹力绷带加压包扎 10 天。

七、冲击波治疗

（一）适应证

适应证包括肩峰下滑囊炎、肘关节滑囊炎、髋部滑囊炎、膝关节滑囊炎和跟腱后滑囊炎等。

（二）临床疗效

体外冲击波疗法是一种非侵入式的物理治疗方法，目前在治疗滑囊炎上已取得了一定成效，其生物学效应包括：刺激治疗区域的痛觉神经感受器，使神经的敏感性降低，从而缓解疼痛；松解组织间的粘连，促进血管扩张和再生，改善血液循环，减轻治疗区域的炎症反应；改变细胞周围化学环境，增加细胞膜通透性，产生多种自由基，促进组织修复。

2017 年，Acar 等比较了体外冲击波和糖皮质激素注射治疗肩峰下滑囊炎的疗效。在这项前瞻性随机临床试验中，43 名肩峰下滑囊炎患者被随机分为 2 组，第 1 组接受了 3 次体外冲击波治疗，第 2 组接受了 1 次糖皮质激素注射。结果显示第 3 个月和第 6 个月后，第 1 组的 VAS 评分低于第 2 组，差异有统计学意义。该试验表明体外冲击波疗法可作为治疗肩峰下滑囊炎的一种非侵入性选择，安全可靠。对于股骨大转子滑囊炎，Marín-Pena 等的研究显示，与单独肌肉拉伸训练相比，联合体外冲击波治疗会获得更好的效果。

（三）治疗体位

肩峰下滑囊炎和膝关节滑囊炎取坐位，肘关节滑囊炎取仰卧位，跟腱后滑囊炎取俯卧位（图 8-5），髋部滑囊炎取侧卧位（图 8-6）。

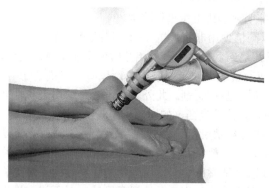

图 8-5　发散式冲击波治疗跟腱后滑囊炎（俯卧位）　　图 8-6　发散式冲击波治疗髋部滑囊炎（侧卧位）

（四）治疗方法

患者取相应体位，用探头对疼痛处进行冲击治疗 2000 次，压力由低到高，频率 6～8Hz，每周治疗一次，5 次为一周期。

（五）常见并发症及处理

大部分患者治疗后无任何不适，极少数患者治疗后局部有疼痛感、血肿、瘀紫、点状出血等。治疗过程中，可能出现酸痛，或者原有疼痛症状稍有加重，这是细胞自我修复进程被激活、局部代谢加快的缘故，患者休息后即可缓解，通常 1 周内疼痛会逐渐减轻。如治疗局部发生肿胀或瘀斑，可进行局部冰敷。

第三节　狭窄性腱鞘炎

一、概　述

狭窄性腱鞘炎为临床常见病，分为桡骨茎突狭窄性腱鞘炎和屈指肌腱狭窄性腱鞘炎。这种疾病通常由长期劳损或外力损伤所导致，以局部疼痛和功能障碍为主要表现。该病常迁延不愈，反复发作，女性发病率高于男性，好发于长期使用手指和腕关节的中老年女性、电脑操作者和管弦乐器演奏者等，哺乳期妇女发病率也较高。

桡骨茎突狭窄性腱鞘炎，又称 De Quervain 病，以腕部桡侧疼痛为主，伸拇指或腕关节尺偏时疼痛加重；屈指肌腱狭窄性腱鞘炎又称"扳机指"，以手指关节屈伸受限为主要临床表现，拇指、中指、环指发病率最高。

二、解剖结构

　　人体的肌腱凡只需做直线滑动的，其周围都包绕腱周组织，这种疏松有弹性的网状结构，含有微小血管，为肌腱提供营养，并将肌腱与周围的筋膜、肌间隔、骨膜等组织隔开，便于肌腱在这些硬韧组织上滑动。凡需成角滑动的，如肌腱越过关节滑动需成角时，其肌腱周围必有滑膜鞘、纤维鞘管或支持韧带等结构。肌腱的腱周组织、滑膜鞘、纤维鞘管及肌腱的支持带等组织是保障肌腱滑动、营养、发挥肌腱功能的重要结构。

　　腱鞘是包围在肌腱外面的鞘管，分为两部分：外层纤维层和内层滑膜层。纤维层为深筋膜增厚所形成的骨性纤维性管道；滑膜层位于纤维层内，是包绕各肌腱的双层套管状滑液鞘，分脏层、壁层两层，两层之间含有少量滑液，起润滑和营养肌腱的作用。桡骨茎突处，拇短伸肌和拇长展肌在同一鞘内，经过桡骨茎突桡侧。指屈肌腱鞘内包含屈指肌腱，附着于指骨及其关节囊，对肌腱起约束、支持和润滑作用，并增强肌肉的拉力。腕关节处的屈伸肌腱，均走行于腕部的纤维鞘管内，其腱鞘作用为改变肌腱滑动的直线方向，使滑动的肌腱集中位于腕关节的轴心，手指屈曲肌腱位于一完整的纤维鞘管内，鞘管壁薄厚不一，关节部位鞘管壁较薄，并有一定的松弛度，利于关节的屈伸活动。

三、病理生理和发病机制

　　目前认为狭窄性腱鞘炎的病因主要有两个方面，一方面为慢性劳损，另一方面则为其特殊的解剖结构。

（一）桡骨茎突狭窄性腱鞘炎

　　腱鞘炎的病因尚不十分明确。该病曾归因于使拇指一直处于伸展姿势的职业活动或重复性活动，激素因素也可能与致病相关。但支持上述病因假说的证据有限，且多为观察性研究。组织病理学检查显示局部病变多为黏液样变性，而非炎症。下面主要从慢性劳损和解剖因素两方面进行分析。

　　1. 慢性劳损　　当腕关节长期进行过度屈伸活动时，肌腱滑动产生较大摩擦，可导致腱鞘损伤，病变处纤维鞘管充血、水肿，后期发生结缔组织增厚，形成环状狭窄，受卡压的肌腱呈局部隆起，色暗黄，失去原有光泽，触之皮下为结节样肿物或硬结，从而引起疼痛和关节卡压。

　　2. 解剖因素　　桡骨茎突处有一窄而浅的骨沟，上面覆右腕背侧韧带，形成骨纤维通道，拇长展肌腱和拇短伸肌腱通过此鞘管折成一定角度后，分别止于第1掌骨基底和拇指近节指骨基底。当肌腱滑动时产生较大的摩擦力，尤其是腕尺偏或拇指活动时，折角加大，增加了肌腱与鞘管壁的摩擦。长期反复慢性刺激后，肌腱与鞘管壁结构发生变化，从而产生狭窄性腱鞘炎的临床表现。有研究发现这些易发生狭窄性腱鞘炎的部位都有一定的骨性突起，桡骨茎突粗大的患者更易发生桡骨茎突狭窄性腱鞘炎。

（二）屈指肌腱狭窄性腱鞘炎

　　屈指肌腱狭窄性腱鞘炎是成人手部疼痛最常见的原因之一。据报道，一般人群的患病率约为2%。该病可累及一根或多根手指。在糖尿病、类风湿关节炎或蛋白质全身沉积性疾病患者中，屈指肌腱狭窄性腱鞘炎的患病率更高。

　　1. 慢性劳损　　掌指关节长期进行过度屈伸活动，可导致屈指肌腱失去原有的光泽，变成暗黄色，呈梭形膨大，手指屈伸时，膨大的肌腱勉强可以通过腱鞘的狭窄环，即产生扳机样动作及弹响。

　　2. 解剖因素　　该病好发于掌骨头处屈指肌腱纤维鞘管的起始部，拇掌指关节处掌骨头上有两粒籽骨，拇长屈肌腱位于两粒籽骨之间，该部位的纤维性骨管相对狭窄，肌腱通过此处受到机械性刺激，摩擦力加大，导致肌腱与鞘管壁结构发生变化。

四、临床表现

（一）桡骨茎突狭窄性腱鞘炎

1. 发病特点　在中老年人群中发病较多，手工操作者、女性多见。

2. 起病情况　起病缓慢，也可表现为突发症状。

3. 症状　桡骨茎突处出现局限性疼痛，可放射至拇指或前臂，伸指及腕关节尺偏时或劳累后症状加重。桡骨茎突处可触及一硬节，按压有明显疼痛。早期晨起时拇指僵硬，活动后缓解，严重者拇指伸展活动受限。

（二）屈指肌腱狭窄性腱鞘炎

1. 发病特点　多发生在拇指、中指、环指，双手同时发病亦多见。

2. 起病情况　起病缓慢，早期以局部酸痛为主，晨起时或劳累后加重，晚期疼痛持续，可向腕关节延伸。

3. 症状　早期晨起时僵硬，活动后缓解。晚期手指屈伸受限并可有弹响发生，严重者可出现屈曲位交锁，手指屈曲后无法主动伸直，需借助外力，掌指关节掌侧可触及一硬结，局部有压痛。

五、诊断依据

（一）桡骨茎突狭窄性腱鞘炎

1. 发病特点　多见于中老年、手工操作者，女性多见。

2. 压痛　桡骨茎突处疼痛，伸拇及腕尺偏时症状加重，可触及一豌豆大小的硬结，压痛明显。

3. 握拳尺偏试验（Finkelstein 试验）阳性　拇指屈曲于掌心内握拳，使腕关节处于中立位，行尺偏，桡骨茎突处产生剧烈疼痛则为阳性。

4. X 线检查　结果一般呈阴性，超声检查可能发现的异常包括：伸肌支持带增厚、多普勒超声显示示血运丰富、拇长展肌腱和拇短伸肌腱增厚，以及伸肌支持带增厚引起的狭窄致拇短伸肌腱部分变薄。

（二）屈指肌腱狭窄性腱鞘炎

1. 发病特点　中老年多见，女性发病率高于男性，多发生于拇指、中指、环指。

2. 压痛　掌指关节掌侧压痛明显，可触及硬韧结节。

3. 弹响及活动障碍　根据临床表现诊断，掌指关节出现交锁与弹响，患指需借以外力完成伸屈动作。

六、常用治疗方法

桡骨茎突狭窄性腱鞘炎通常具有自限性，发病时疼痛往往会影响患者正常生活，所以治疗目标为缓解症状，并降低功能受限的程度。有关其自然病程的数据有限，据临床观察，该病一般会在 1 年左右缓解，且较少复发。屈指肌腱狭窄性腱鞘炎的治疗目的同样是缓解疼痛，并使手指能更顺利地屈伸。两者的治疗方法均包括非手术治疗和手术治疗。

（一）非手术治疗

非手术治疗适用于早期症状较轻的患者。

1. 局部制动　对于慢性劳损起病的早期患者可采取局部制动，佩戴外固定支具可以限制肌腱与鞘管壁的摩擦，以促进肿胀的消除，减少肌腱与腱鞘之间粘连的机会。

2. 理疗 使用电磁波、中频、直流电等常见物理治疗，以达到加速炎症消散的目的。

3. 封闭治疗 现多使用曲安奈德配合利多卡因。曲安奈德的主要作用为抗炎，利多卡因可起到镇痛作用，两者联用，既可以促进炎症吸收、消除水肿，还可以减轻肌腱在腱鞘内活动的阻力，从而达到止痛效果。糖皮质激素注射治疗的不良反应罕见，主要包括皮下脂肪萎缩和色素沉着减少。

4. 外敷或内服药物 目前多采用局部经皮吸收或口服非甾体抗炎药，如扶他林凝胶外用或口服扶他林片。

5. 中医治疗 可采用中医推拿按摩、针灸、小针刀等方法治疗狭窄性腱鞘炎。

6. 康复训练 包括腕关节及手指的活动度训练和拉伸训练，上述治疗方法配合康复训练会加速腕关节及手指活动度的恢复。

（二）手术治疗

非手术治疗只能缓解局部症状，不能解除关节卡压，无法消除其对关节功能的影响。手术适应证为：①疼痛明确、局部有压痛、可触及皮下硬结者；②肌腱在鞘内活动时有明显的摩擦音、弹响音或发生绞锁者；③经保守治疗无效者。

1. 桡骨茎突狭窄性腱鞘炎 沿皮肤纹理做横行切口，术后瘢痕小。注意保护桡神经浅支。彻底松解鞘管内的纤维间隔、粘连带及肉芽组织。术中活动拇指以确认松解程度。避免过多切除肌腱腱鞘而发生肌腱滑脱。检查肌腱有无变异。切除多余的迷走肌腱是手术成功的重要因素。

2. 屈指肌腱狭窄性腱鞘炎 手术切口选用横切口，切开皮肤后注意保护两侧神经血管束，尤其注意拇指桡侧神经血管束位于掌侧皮下；完全切除腱鞘，充分松解肌腱，术中检查手术效果。术后进行不受到任何限制的屈伸指活动。

七、冲击波治疗

（一）适应证

临床确诊桡骨茎突狭窄性腱鞘炎或屈指肌腱狭窄性腱鞘炎，局部制动或其他保守治疗后无效，局部组织无感染、近1个月内未使用封闭治疗或小针刀手术，无全身禁忌证者。

（二）临床疗效

冲击波可以松解软组织粘连，刺激微血管再生，改善局部组织微循环，加速炎性物质在体内的代谢；同时，冲击波也可引起细胞周围自由基的改变，释放抑制疼痛因子，降低神经的敏感性，从而达到镇痛效果。

2016年，Yildirim等比较了体外冲击波和糖皮质激素注射治疗屈指肌腱狭窄性腱鞘炎的疗效。在这项前瞻性随机临床试验中，40名屈指肌腱狭窄性腱鞘炎患者被随机分配到体外冲击波治疗组或激素注射组。使用治愈率、视觉模拟评分表、发病频率、症状严重程度、功能状态评估治疗的有效性，治疗后6个月，两组治疗后的测量结果较治疗前均有显著改善。且两组间的治愈率、疼痛程度和功能状态没有显著差异。该试验表明体外冲击波疗法可作为治疗屈指肌腱狭窄性腱鞘炎的一种非侵入性选择。

（三）定位

患者取坐位，询问其痛点并结合体表解剖进行定位，用记号笔做好标记。可结合超声观察腱鞘增厚和炎性表现位置进行定位。

（四）治疗方法

采用发散式体外冲击波，选用15mm治疗头，能流密度为低、中级，频率6～10Hz，每个痛点冲击 100～300 次，主要针对桡骨茎突、掌指关节处进行冲击，冲击总次数 2000 次，3～5 天治疗一次，5 次为一个疗程（图 8-7、图 8-8）。治疗过程中随时询问患者感受，根据患者耐受程度由小到大逐渐增高能量，同时注意避开附近重要神经、血管，当患者感觉治疗作用点出现酸胀痛感时为最有效冲击治疗。

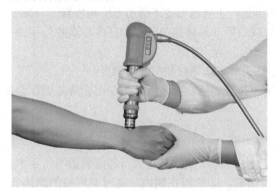 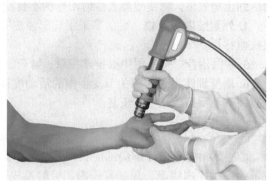

图 8-7　发散式冲击波治疗桡骨茎突狭窄性腱鞘炎　　图 8-8　发散式冲击波治疗屈指肌腱狭窄性腱鞘炎

（五）常见并发症及处理方法

治疗结束后易出现肿胀、瘀斑、皮下出血等情况，若出现上述情况，嘱患者采取冰敷 10～15 分钟进行处理。

第四节　周围神经卡压性疾病

一、概　　述

周围神经卡压是常见的外周神经疾病，1959 年最早由 Thompson 与 Kopell 命名，周围神经在解剖通路上的某一点或多点存在狭窄或硬韧的壁性结构，使周围神经与其长轴垂直方向的移动受到限制，并且对神经产生机械性压迫从而出现症状与功能影响。其主要临床表现为肢体的疼痛和麻木，在临床中易与软组织劳损相混淆，且难鉴别。周围神经卡压性疾病在临床中主要包括胸廓出口综合征、腕管综合征、肩胛上神经卡压综合征、梨状肌综合征等。

二、解　剖　结　构

（一）胸廓出口综合征

胸廓上口上界为锁骨，下界为第 1 肋骨，前方为肋锁韧带，后方为中斜角肌。上述肋锁间隙又被前斜角肌分为前、后两个部分。锁骨下静脉位于前斜角肌的前方与锁骨下肌之间；锁骨下动脉及臂丛神经则位于前斜角肌后方与中斜角肌之间。当骨性因素或软组织因素对神经或血管造成压迫时，则产生相应症状。

（二）腕管综合征

腕管由腕横韧带及腕骨形成，腕管顶部为腕横韧带，桡侧附着在舟骨结节、大多角骨嵴，尺侧附着在豆骨和钩骨沟，它是一个三面骨性、一面为韧带的纤维性鞘管。腕管内有 9 条肌腱，与 1 条正中神经紧密排列，屈拇长肌腱位于正中神经的桡侧，其他 8 条屈肌腱位于正中神经的尺侧或深面。正中神经进入腕管处位于腕横韧带深面，指浅屈肌的浅层，后至掌长肌与桡侧屈腕肌之间于腕横纹上 5cm，稍偏桡侧，呈扁平状。腕管内正中神经受压后，常出现感觉或运动障碍。

（三）肩胛上神经卡压综合征

肩胛上神经来源于臂丛神经干，其纤维来源于 C_5 神经根，偶尔来源于 C_6 神经根，穿过肩胛上横韧带下方的肩胛上切迹进入肩胛上窝，是运动和感觉的混合神经。

（四）梨状肌综合征

梨状肌起自骶骨前外侧面，止于股骨大转子部，属于下肢外旋肌之一，臀部的神经和血管通过坐骨大孔后全部显现，而此部位与梨状肌有密切的关系，坐骨神经起自骶神经丛，经坐骨神经通道穿至臀部，位于臀大肌、梨状肌的前面，上孖肌、闭孔内肌、下孖肌、股方肌的后面，向下至大腿。由于梨状肌解剖特点及其变异，加之外伤、疾病、劳损导致梨状肌肥厚、纤维化，从而产生狭窄压迫。

三、病理生理和发病机制

周围神经卡压根据性质可分为急性卡压和慢性卡压；急性神经卡压可造成血运阻断而影响神经功能，根据卡压程度的不同，可以造成不同程度的神经内微循环持续性障碍及神经轴浆流运输受损；慢性卡压后最早出现的是神经-血流屏障的改变，随后有髓神经纤维发生变性和脱髓鞘改变，最后表现为运动神经传导速度的减退。其具体机制仍待更深入研究。

（一）胸廓出口综合征

胸廓出口综合征的病因分为骨性因素和软组织因素。其中骨性因素占30%，包括第7颈椎（C_7）横突过长或颈肋、第1肋骨异常等。软组织因素包括先天性束带、斜角肌变异等。肩外伤是胸廓出口综合征的最主要原因，机械、炎症及肿瘤等因素较为少见。胸廓出口综合征分上干型（C_5、C_6 受压），下干型（C_8、T_1 受压），混合型为全臂丛受压。临床中以下干型多见，占85%～90%。

（二）腕管综合征

腕管综合征即腕部正中神经卡压。凡能引起腕管内各种结构体积增大或腕管容积减少的因素，都可导致正中神经受压，腕管综合征发生的原因分为全身因素和局部因素两种。

1. 全身因素　神经源性因素、感染及非感染性炎性反应、体液失衡等。多见于女性，好发于绝经前期、妊娠期、绝经后期，这期间机体对脑垂体激素的抑制作用下降，从而刺激结缔组织生长，使腱膜、韧带增厚，使其腕管内狭窄，压力增高，正中神经受压。

2. 局部因素　腕部骨折或脱位使腕管的形状发生改变，减少了腕管容积，使正中神经受压；腕管内肌腱炎性病变，不仅可引起腕管内容积变小压迫神经，如滑膜炎、类风湿性滑膜炎、钙化性肌炎；还会引起腕管内肿物形成，如腱鞘囊肿、异位肌肉、脂肪瘤、肿瘤等；多发生于腕关节使用过度的劳动者。

（三）肩胛上神经卡压综合征

肩胛上神经在通过肩胛上切迹时位置相对固定，这使其易于在重复运动时受损，使运动神经在切迹处摩擦出现神经的炎性反应，从而产生水肿导致卡压的发生。另外，肩部骨折脱位、肿瘤、囊肿等也可致其卡压。

（四）梨状肌综合征

1. 局部因素　使坐骨神经在梨状肌处受压的因素，包括臀部外伤出血、粘连、瘢痕形成，注射药物使梨状肌变形、纤维挛缩，以及髋臼后上部骨折移位骨痂过大等。

2. 解剖变异　少数患者的坐骨神经在出骨盆时解剖位置变异，走行于梨状肌内，当髋外旋时，肌肉强力收缩，坐骨神经的压力负荷显著增加，负荷随着时间逐渐积累，从而导致坐骨神经发生慢性损伤。

四、临床表现

上肢周围神经卡压主要表现为颈肩部不适、手部麻木疼痛、上肢无力，严重者还会出现肌肉萎缩。下肢周围神经卡压则表现为腰腿疼痛不适，伴有无力、麻木等。下肢神经卡压比上肢少见得多。

（一）胸廓出口综合征

麻木、疼痛、肌力减退、怕冷、肿胀等，疼痛多在 C_8、T_1 支配区，麻木区域以尺神经支配区为主，前臂内侧皮神经支配区麻木为其重要体征。

（二）腕管综合征

正中神经所支配的拇指、示指感觉麻木，偶有疼痛，多以中指为主，夜间或清晨麻痛感觉明显，麻痛影响睡眠，这是本病的第一个特点。另外，神经感觉异常只限于腕以下正中神经支配区，这是本病的第二个特点。神经受压数月会出现大鱼际萎缩，以拇短展肌和拇对掌肌最为明显。

（三）肩胛上神经卡压综合征

肩胛上神经卡压综合征患者表现为肩部钝痛，位于后外侧部，肩外展、外旋无力，可有进行性冈上肌萎缩，但大多数病例无明显肌萎缩，临床诊断较为困难。

（四）梨状肌综合征

梨状肌综合征患者大腿后侧、小腿外侧、足底有放射性疼痛，可伴有麻木感，患肢无力、跛行、腰部无明显异常。严重时臀部呈现"刀割样"或"灼热样"的疼痛，双腿屈曲困难，难以入睡。直腿抬高试验可为阳性，Tinel 征阳性可以初步判断卡压位置。

五、诊断依据

（一）胸廓出口综合征

患者手及上肢酸痛、麻木、乏力及肌肉萎缩，并有下述情况可诊断为胸廓出口综合征：①前臂内侧皮神经有明确的感觉障碍；②臂丛神经下干的运动、感觉障碍；③锁骨下动脉或静脉有受压征象（脉搏改变或静脉曲张）；④颈椎平片可见颈肋或第 7 颈椎（C_7）横突过长；⑤特殊试验阳性者；⑥肌电图检查尺神经锁骨段神经传导速度减慢者。

（二）腕管综合征

根据临床表现及检查诊断并不困难，但需与颈椎病、前斜角肌综合征、胸廓出口综合征、脊髓硬化症、进行性肌萎缩、多发性神经炎相鉴别：①夜间发病及症状加重是腕管综合征一大特点，神经感觉异常只限于腕部以下正中神经分布区；②拇短展肌肌力减退是本病最常见的体征；③ X 线及肌电图检查，可帮助诊断及鉴别诊断。

（三）肩胛上神经卡压综合征

肩胛上神经卡压综合征诊断比较困难，患者常以肩痛、肩周炎来院就诊。在对该病诊断时要仔细询问病史，行完整的体格检查、影像学检查（CT、MRI、造影）及肌电图检查。

1. 肩胛骨牵拉试验 患侧手放于健侧肩部，使肘处于水平位，将患侧肘部向健侧牵拉，刺激肩胛上神经，产生局部疼痛者为阳性。

2. 利多卡因试验　向肩胛上切迹压痛点注射 1% 利多卡因 1～2ml，如症状缓解，可倾向于诊断。

3. X 线检查　X 线片可显示肩胛上切迹的形态变化，有助于诊断。

4. 肌电图检查　肩胛上神经卡压会诱发电位潜伏期延长，冈上肌和冈下肌出现正向波、纤颤波及运动电位减少或消失。

（四）梨状肌综合征

根据梨状肌综合征主要的临床表现可作出诊断，需与腰椎管狭窄症、腰椎间盘突出症、腰椎肿瘤等鉴别。梨状肌综合征所致的臀部疼痛一般向同侧下肢的后面或后外侧放射，患者大小便、咳嗽、打喷嚏等时可使疼痛加重。患侧局部压痛明显，尤以梨状肌部位为甚，可伴萎缩，触诊有时可触及梨状肌束局部变硬。肌电图检查可显示坐骨神经传导速度减慢，潜伏期延长，甚至出现神经损伤电位。

六、常用治疗方法

周围神经卡压治疗包括非手术治疗和手术治疗。非手术治疗有药物治疗、休息、热敷、按摩、理疗或封闭治疗。其中药物主要包括肌松药、镇痛药及神经营养药物，对于一些顽固性的可能存在心理障碍的患者也可以给予抗抑郁、抗焦虑类药物，必要时进行心理科、神经内科会诊。手术治疗主要是对受卡压的神经进行解压，去除压迫神经的组织，必要时进行神经外膜松解。

（一）胸廓出口综合征

1. 保守治疗　包括纠正日常生活中的姿势，进行肩关节周围肌力锻炼，痛点明显时可行局部封闭及理疗等。

2. 手术治疗　保守治疗效果不明显时可以考虑手术治疗，手术治疗方法包括前中斜角肌切断术、经腋路第 1 颈肋切除术。

（二）腕管综合征

1. 保守治疗　多数轻度或中度从未治疗的病例，可先采用非手术治疗以缓解症状，如患肢制动、休息、抗炎、理疗、封闭。

2. 手术治疗　保守治疗无效者，均需手术治疗。

（三）肩胛上神经卡压综合征

1. 保守治疗　休息、理疗、应用止痛药，局部封闭。

2. 手术治疗　如保守治疗无效，宜早期手术治疗，进行神经松解。

（四）梨状肌综合征

1. 保守治疗　治疗的第一步是给予理疗，包括骨盆和髋部强化及梨状肌拉伸，必要时可给予适当止痛药，理疗对大部分患者都有效。超声引导下糖皮质激素注射对某些患者有益。

2. 手术治疗　如果症状严重影响日常活动且进行保守治疗后仍持续存在，可考虑行手术治疗。神经的恢复与手术松解有密切关系，如减压不及时、受压时间过长，则恢复不理想，及时彻底地减压是挽救神经功能的关键。

七、冲击波治疗

（一）适应证

适应证包括胸廓出口综合征、腕管综合征、肩胛上神经卡压综合征、梨状肌综合征等。

（二）临床疗效

2020 年，Xu 等进行了一项随机对照试验，比较了体外冲击波和糖皮质激素注射治疗腕管综合征的疗效，其中 30 名患者接受了体外冲击波治疗，25 名患者接受了糖皮质激素局部注射。结果显示，与糖皮质激素组相比，冲击波治疗组的疼痛评分更高，且差异有统计学意义，这提示通过体外冲击波治疗腕管综合征安全有效。但是，Li 等则得到了不同的结果，其通过 Meta 分析比较了体外冲击波和糖皮质激素注射治疗腕管综合征的疗效，共纳入了 5 篇随机对照试验，其结果提示在缓解疼痛和功能改善方面，体外冲击波治疗和糖皮质激素注射治疗的效果没有显著差异。未来，我们需要更多高证据等级的研究对此进行论证。

（三）治疗体位

治疗体位为坐位或俯卧位，充分暴露疼痛部位及受压神经区域（图 8-9～图 8-12）。

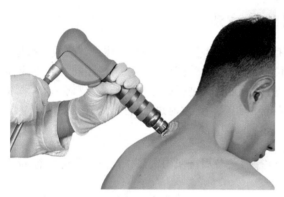

图 8-9　发散式冲击波治疗胸廓出口综合征

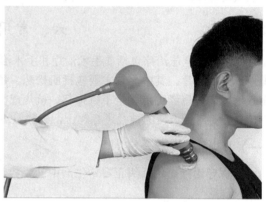

图 8-10　发散式冲击波治疗肩胛上神经卡压综合征

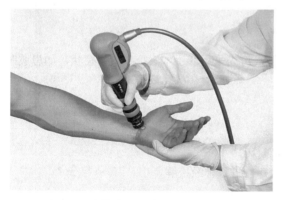

图 8-11　发散式冲击波治疗腕管综合征

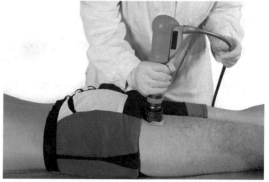

图 8-12　发散式冲击波治疗梨状肌综合征

（四）治疗方法

采用聚焦式冲击波或发散式压力波，较深层下肢神经卡压以聚焦式冲击波治疗为主，表浅的上肢神经卡压采用发散式压力波。采用超声或体表标志点定位疼痛位置，并进行标记。向患者交代知情同意的内容，强调治疗后注意事项。

1. 聚焦式冲击波　能量 1～8bar，频率 120～180Hz，累计次数 1800 次，3～5 天一次，5～10 次为一个疗程；注意定位焦点避开神经干，避免造成损伤，逐渐增加能量，时刻关注患者表现，每 500 次更换治疗位置，建议更换 3～4 次。

2. 发散式冲击波　能量 1～2.5bar，频率 10～50Hz，累计次数 2500 次，3～5 天一次，5～10

次为一个疗程；注意治疗过程中对治疗头施加力道均匀一致，逐渐增加能量，时刻关注患者表现，每 500 次更换治疗位置，每次治疗总冲击次数在 2500 次左右。

（五）常见并发症及处理

治疗后疼痛出现一过性加重，建议暂停治疗并充分休息，至恢复为止；治疗局部发生肿胀或瘀斑，建议局部进行冰敷，不进行任何会产生热量的其他治疗。

极少数颈肩部治疗过程中，可能出现咳嗽、咽干等症状，一般时间较短，治疗结束后立即缓解。治疗中如出现该情况，需要及时避开该治疗点位。

思 考 题

1. 冲击波治疗常见肌腱病的禁忌证有哪些？常见并发症及处理包括哪些？
2. 发散式压力波治疗肌腱病的方法有哪些？
3. 为使冲击波治疗取得最佳的效果，应如何放置反射体或治疗头的位置？
4. 冲击波治疗应避开哪些重要组织器官？
5. 体外冲击波疗法的生物学效应有哪些？
6. 冈上肌腱易发生无菌性炎症的解剖学原因是什么？
7. 肱骨外上髁炎的特征查体表现有哪些？
8. 急性和慢性滑囊炎在临床和病理表现上的区别有哪些？
9. 狭窄性腱鞘炎的发病机制有哪些？
10. 体外冲击波治疗狭窄性腱鞘炎的原理是什么？
11. 周围神经卡压会引起哪些神经组织的病理生理改变？
12. 腕管综合征有哪些特征性临床表现和体征？
13. 神经性卡压性疾病在治疗过程中，对于聚焦式冲击波和发散式冲击波，该如何正确选择并应用呢？
14. 在治疗周围神经卡压性疾病过程中，是否需要避开神经干？
15. 如何处理冲击波治疗引起的局部肿胀或瘀斑？

第五节　肌筋膜疼痛综合征

一、概　　述

肌筋膜疼痛综合征（myofascial pain syndrome，MPS）是一组以反复持续或间断肌肉疼痛为主的肌肉失调综合征，属临床常见慢性疼痛性病症，与慢性劳损、外伤、感受风寒、局部筋膜慢性炎症损伤、神经末梢乙酰胆碱类物质蓄积等有关，可引起肌肉、筋膜水肿，出现渗出性、纤维性病变，伴手指、面部、颈部等部位肌肉慢性钝痛，进而出现无菌性炎症反应，突出表现为慢性软组织源性疼痛，伴一个或多个激痛点，压迫有痛感或自主神经反应。所谓的激痛点也称"扳机点"或"触发点"，表现为骨骼肌或肌筋膜中可触及的紧张性索条上高度局限和易激惹的点，当压迫它时会产生牵涉痛、局部压痛和自主神经反应等表现（图 8-13）。肌筋膜疼痛综合征可分为原发性和继发性，可发生于任何年龄，以中年多见，女性多于男性。肌筋膜疼痛综合征是引起肌肉疼痛的重要原因，到目前为止还没有统一的诊断标准和治疗方案。

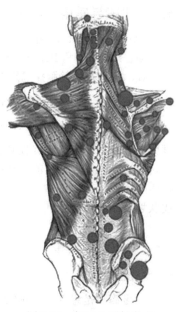

图 8-13　躯干主要触发点

二、病因及易感因素

1. 创伤　挫伤、扭伤及劳损可能引起急性肌筋膜痛，慢性反复超负荷或过度使用肌肉可能引起肌筋膜痛。

2. 机械性因素　如不良姿势、脊柱侧弯、工作或生活环境不适于个人体格。

3. 退变因素　如年龄、骨骼和关节的结构性退变。

4. 神经受压　神经受到刺激可能导致脊髓节段敏感性增加，相应神经支配的肌肉可能出现肌筋膜痛。

5. 情绪及心理因素　焦虑、烦躁使交感神经兴奋、失眠都可能导致肌肉紧张，易疲劳，容易发生肌筋膜痛。

6. 内分泌代谢失调因素　营养不良、慢性感染、内分泌代谢失调是肌筋膜痛的易发和维持因素。

7. 慢性肌力不平衡导致的疼痛　骨骼肌大体可分为两种，一种是动力性肌肉，活动关节产生运动，如菱形肌和臀中肌；另一种是静力性肌肉，维持人体形态和姿势，如斜角肌和腰方肌。现代社会中，由于生活和工作需要，静力性肌肉长时间处于紧张状态，易导致肌力平衡失调，可能发生肌筋膜痛。

三、发 病 机 制

（一）能量代谢危机学说

1980 年，Simons 等首先提出此学说，他进行了大量的关于触发点临床试验证实触发点的存在，认为肌肉因为损伤或反复微损伤，使肌浆的网状结构受损分解而钙离子被释放出来，或通过受损的肌纤维细胞膜从细胞外进入到胞质内，但血流未能相应增加，未能及时清除多余的钙离子。在 ATP 供给正常和这种异常钙离子增多时，产生失神经控制的自发性的肌纤维收缩，肌纤维变短。这种慢性持续性纤维收缩将明显增加机体局部能量消耗及抑制局部血液循环，使局部缺血、低氧，可刺激神经血管反应物质的释放，其结果是进一步损害了局部循环和降低肌纤维组织的氧耐量，如此反复形成恶性循环，最终产生能量的代谢危机，形成紧张性肌纤维，多个紧张性肌纤维形成紧张性索条，即触发点。

（二）肌梭异常电位学说

1993 年，Hubbard 等提出了此假说，假说的基础在于他们于触发点处肌电图发现有自主的电位活动，Hubbard 和 Berkoff 认为小区域的电位是由于不正常兴奋的交感神经刺激肌梭内的纤维收缩所致，这也是肌筋膜疼痛综合征的发病原因。

（三）运动神经肌肉终板功能异常学说

运动神经肌肉终板功能异常学说是对肌梭异常电位学说的进一步研究，认为肌肉的损伤或过度劳累导致了局部运动终板功能异常。Mense 等验证终板过度释放乙酰胆碱导致形成收缩结节的假说，证实触发点部位的运动终板功能异常。所以，肌筋膜疼痛综合征患者常伴有自主神经功能障碍症状，如皮肤滚动疼痛、对触摸和温度高度敏感、血流改变、异常出汗、反应性充血和烧灼感、皮肤划痕症等。

四、临 床 表 现

（一）症状

1. 疼痛　是患者最常见的主诉，多发生于肌肉损伤或过度使用后，典型的疼痛为深部位、定位差的持续性酸胀痛或钝痛呈紧束感或重物压迫感。常局限于身体的 1/4 部位，颈后、下腰部、肩和胸部是本病最常累及的部位，后颈部肌肉的慢性疼痛从颈竖直肌或上斜方肌的触发点一直到头顶，可引起患者持续数天的头痛；下腰部脊柱旁肌肉的疼痛从臀中肌的触发点波及下肢，症状类似坐骨神经痛的表现；冈下肌的疼痛波及侧面的三角肌，并下传至手臂，还可累及手部。存在多个触发点时会有一个广泛区域的疼痛。患者常夜间痛醒，晨起有僵硬感，活动后疼痛有所减轻，劳累或傍晚又加重，与情绪、气候、环境有关。

2. 功能异常 急性触发点常伴有自主神经反应，如皮肤对触摸和温度高度敏感、异常出汗、反应性充血、烧灼感和皮肤划痕症。触发点可影响本体感受功能如出现平衡失调前庭性眩晕。另外，还可出现运动功能障碍，包括运动范围受限、肌肉无力、痉挛、协调性下降。

（二）体征

触发点的体征如下：①触诊受累肌肉可发现局部压痛点；②用大约 30Pa 按压触发点可产生患者主诉的疼痛；③触发点及其周围肌肉呈紧绷感，可触及硬结即紧张带；④受累肌肉活动范围受限；⑤受累肌肉常表现为假性肌无力（非肌萎缩）；⑥按压触发点超过 5 秒常引出牵涉痛；⑦横向抓触或针刺触发点常可观察到局部抽搐反应。

一般认为，具有自发性疼痛或对运动有反应性疼痛的点称为急性触发点，而把仅在按压时有疼痛或不舒服的敏感点称为潜在触发点。触发点引起的牵涉痛在单个肌肉上是固定不变的，并且是局限的皮下痛，具有轻微模糊的边界，体表投影大大超过起始压痛点，每个触发点都有一个独特的牵涉痛分布区。

五、诊断和鉴别诊断

（一）诊断

肌筋膜疼痛综合征（MPS）至今尚未有统一的诊断标准，常用的标准为 Simons 在 1990 年提出的临床诊断标准。

1. 主要标准 ①主诉区域性疼痛；②主诉疼痛或触发点牵涉痛的预期分布区域的感觉异常；③受累肌肉可触及紧张带；④紧张带内的某一点呈剧烈点状触痛；⑤在测量时存在某种程度的运动受限。

2. 次要标准 ①压痛点重复出现疼痛或感觉异常；②横向抓触或针刺入带状区触发点诱发局部抽搐反应；③伸展肌肉或按压触发点缓解疼痛。

只有满足 5 个主要和至少 1 个次要标准，才能确诊为 MPS。但是当前有关 MPS 的文献所用的诊断标准不一致，影响文献数据的可比性及流行病学调查。因此，特别需要统一诊断标准。

既往文献使用最多的标准是：利用紧张带内触痛点、触压触发点引出患者主诉的疼痛、牵涉痛和局部抽搐反应。上述标准再加上运动范围受限，是研究者最常用的诊断标准组合。最近研究显示一些实验室检查可客观地证实急性触发点的特征：超声和肌电图可记录局部抽搐反应、肌电图可记录触发点的自发性电活动（spontaneous electrical activity，SEA）和显微镜下可观察到触发点活检组织的收缩结节及巨大圆形肌纤维。

（二）鉴别诊断

1. 肌纤维疼痛综合征 表现为全身性关节及肌肉的疼痛，没有明显的牵涉痛。

2. 风湿性多肌痛 以近端肌群（肩胛带肌、骨盆带肌）和颈肌疼痛与僵硬为主要特征，可单侧或双侧，亦可局限于某一肌群，但没有局限性压痛点及牵涉痛。

3. 其他 由于 MPS 表现为局部疼痛，需与引起颈后、下腰部、肩和胸部局部肌肉疼痛的疾病相鉴别。比如，面部 MPS 与局部颞下颌关节疼痛易混淆，后者常有关节内部紊乱和退行性变。

六、常用治疗方法

肌筋膜疼痛综合征的治疗方法众多，短期目标是缓解临床症状，长期目标是恢复肌肉弹性，消除致病和维持因素，降低复发率。

（一）理疗

理疗可以缓解疼痛和肌肉痉挛。热疗是理疗中最常用的方法，它能促进血液循环，使组织膨胀，缓解肌肉痉挛和疼痛。普通热疗的穿透力有限，热力仅能到达浅表的肌肉组织。超声的穿透力强，能到达较深的部位。禁忌证是局部肿瘤和炎症、皮肤损害。电疗是另一种常用的物理疗法，可以促进血液循环，消除炎症介质，缓解肌肉痉挛和水肿，但不能用于有肿瘤、感染和安装心脏起搏器的患者，孕妇慎用。

（二）药物治疗

药物包括非甾体抗炎药、镇痛药、肌肉松弛药、抗抑郁药物及类固醇皮质激素。对乙酰氨基酚和肌松药有缓解肌肉疼痛和痉挛的作用，如果无效，可以使用非类固醇类抗炎药或 COX-2 选择性抑制药，尤其适用于局部有炎症的患者。严重的肌筋膜痛，必要时可以使用麻醉镇痛药。睡眠有利于肌肉放松，对于有睡眠障碍和失眠的患者，可以加用催眠药。

（三）针刺

针刺可使触发点消失。针刺通过调节神经传导通路，激活扩散的神经递质，释放内啡肽来缓解疼痛。对于有出血倾向、凝血障碍、局部或全身感染、晕针的患者禁用。此方法不宜和肌内注射同时使用。

（四）肌内注射

常用的注射液有：0.25% 利多卡因、0.5% 普鲁卡因、双氯芬酸、肉毒素 A 和皮质醇激素。其中前两者最常用，皮质醇激素仅用于严重病例。Kamanli 等观察了针刺、利多卡因注射及肉毒素注射治疗肌筋膜痛的疗效，发现利多卡因注射更实用、效果更快，比针刺的不良反应少，比肉毒素注射更经济，是治疗肌筋膜痛较好的选择，而肉毒素注射可用于常规治疗效果不佳的患者。另外，有文献报道使用低浓度医用臭氧治疗腰部肌筋膜痛与传统阻滞封闭治疗相比，医用臭氧镇痛效果更好、优良率更高，而且可以避免阻滞封闭的相关不良反应。

（五）其他治疗

有学者报道使用小针刀治疗颈肩部或项背部肌筋膜痛取得了一定疗效。传统中药熏蒸治疗腰背部肌筋膜痛亦取得了良好效果。另外，有国外学者报道使用激光治疗肌筋膜痛也取得了一定效果。

（六）功能锻炼

肌筋膜疼痛患者不宜进行剧烈活动或过度运动，尤其是大量的伸展运动，因为可能加重肌肉痉挛，导致疼痛加重。治疗后适度的锻炼可以巩固治疗效果，促进肌肉恢复正常的长度和弹性，肌肉的恢复是一个渐进的过程，不能急于求成。无论是医生还是患者，对肌筋膜痛的治疗要有耐心。

七、冲击波治疗

肌筋膜疼痛综合征的特点是疼痛范围广、涉及部位多，多数患者不适合注射治疗，恐惧且不愿长时间服用镇痛药物。冲击波松解上述肌肉和韧带的起止点可以缓解颈肩部的疼痛和沉重感，为肌筋膜疼痛综合征的治疗提供了一种新的无创的物理治疗方法。

冲击波是一种机械波，其传递沿其传播的方向引起介质的压缩和膨胀，在交界面处产生不同的机械应力，引起软组织间的弹性变形和松解。颈背肌筋膜炎的疼痛很大程度上来源于软组织的粘连，冲击波通过高能量在触发点局部产生对软组织的松解，这一机制可能是获得良效的重要原因。

虽然迄今为止，国内外的临床研究还未发现冲击波治疗会给患者带来不良反应，但在冲击治疗时仍应遵循先轻后重、先低压后高压、先低频后高频、远离重要神经和血管的走行区域等原则，即先选择较低的患者可以忍受的冲击力量和手持压力，将患者适应后逐渐增加，达到患者可以忍受的最大的冲击力量和手持压力，这样可以减少或减轻患者因治疗引起的疼痛，避免不必要的损伤，提高治疗的依从性。

（一）适应证

1. 主观症状　该综合征典型症状，局部疼痛症状重，经过物理、药物等保守治疗后无明显效果，即疼痛仍然存在并影响日常生活活动时。

2. 客观体征　明显压痛点，有时局部可触及条索状物，直腿抬高试验阴性，神经系统正常。

3. 影像学表现　X线、CT或MRI排除椎间盘突出症、腰椎管狭窄症、脊柱或髓内感染性疾病占位病变及严重心、肝、肾等疾病，可考虑进行体外冲击波治疗。

（二）体外冲击波的治疗过程

1. 治疗前准备　治疗前测量血压、脉搏、体温、心电图检查等，询问有关病史，确保患者无治疗禁忌证，并向患者简单介绍治疗原理和治疗过程中可能出现的反应。

2. 定位　患者可选择俯卧位、侧卧位或者坐位，协助患者摆好体位，体位取决于治疗区域和所用的定位方法。定位一般采用体表解剖标志结合痛点定位。在颈、腰、背部触摸压痛点，以最痛点为治疗点。

3. 治疗过程　治疗者采取适当体位，标记出疼痛位置，用耦合剂涂抹在指定位置，同时将冲击治疗探头贴于标记位置，以患者触发点为中心分别从横、纵方向进行冲击波治疗，按冲击能量由低到高微调，以患者能够耐受为宜，能流密度为低级、中级（图8-14）。冲击波频率为5～10Hz，治疗探头15mm或20mm，每个痛点冲击波次数1000～2000次。所有患者每次治疗间隔1～7天，3～5次为一个疗程，可行多疗程治疗。需要指出的是，不同的冲击波治疗机治疗同一

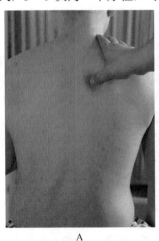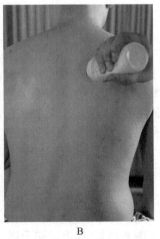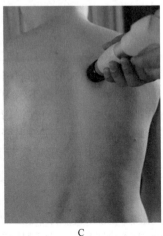

图8-14　冲击波治疗操作顺序

（A）触发点定位；（B）涂抹耦合剂；（C）冲击波治疗

种疾病，所需的能流密度可能相差较大。因此，具体治疗能量应根据冲击波治疗机厂家提供的治疗参数设定。

4. 治疗注意事项 ①痛点体表定位要准确；②冲击波应为低能量，其"能量柱"深度要掌握好，让其作用点恰好在病患处；③冲击治疗时应根据患者自觉症状，调整"能量柱"的冲击强度、冲击位置及深度，当患者感觉冲击作用点恰在平时的痛患处，且伴有冲击胀痛感时（非刺痛）应是最有效的冲击治疗。开始治疗前应停止其他治疗至少 2 周。

5. 治疗后的处理 冲击波治疗后一般不需要住院治疗及特殊护理，大部分患者在门诊即可完成治疗，治疗后休息 30～60 分钟，无特殊不适方可离去。部分患者在治疗后局部有疼痛等不适症状，可口服消炎镇痛药处理，其症状在数天后迅速缓解。

综上所述，肌筋膜疼痛综合征作为一种复杂的慢性病症，可发生于人体的众多部位，但是限于诊断手段的局限性及疼痛的性质，临床的漏诊率较高，另外，肌筋膜疼痛的致病机制并没有得到很好的阐明，仍需要进一步研究和分析。目前，肌筋膜疼痛的治疗方法多种多样，这说明没有一种治疗方法能起到非常显著的疗效，治疗上倾向于综合治疗，但综合治疗无论是在身体上还是在精神上，都会在一定程度上给患者增加负担。无论哪种治疗方法，其疗效的好坏都取决于治疗的同时是否去除了致病因素。早期的诊断和治疗是减少肌筋膜痛转为慢性甚至迁延性的关键，要使患者意识到早期治疗和预防的重要作用，临床上对患者的健康宣教主要包括让患者了解认识本病，改正不良姿势和习惯。嘱患者治疗后的功能锻炼是巩固疗效和恢复机体功能的重要手段。

体外冲击波治疗肌筋膜疼痛综合征的疗效是显著的，但不同人群、不同体质的患者，在治疗方案、治疗强度的选择及远期疗效方面尚需进一步的研究分析。

思 考 题

1. 体外冲击波治疗的基本原理是什么？它如何影响肌筋膜疼痛综合征的病理机制？

2. 体外冲击波治疗相比其他治疗肌筋膜疼痛综合征的方法（如针灸、物理治疗、药物治疗）的优势和劣势是什么？

3. 体外冲击波治疗是否适用于慢性肌筋膜疼痛综合征患者？其疗效是否与急性患者存在差异？

4. 未来体外冲击波治疗在肌筋膜疼痛综合征治疗领域的研究方向有哪些？如何进一步提高治疗的精准性和有效性？

第六节　肩袖损伤

一、概　　述

DeSeze 和 Robinson 等对肩峰下的特殊构造及大结节的运动轨迹进行了研究，提出了第二肩关节的命名，第二肩关节又称肩峰下关节。肩峰下关节由于解剖结构原因或动力学原因，在肩的上举、外展运动中，因肩峰下组织发生撞击而产生的一系列症状、体征的临床综合征称为肩峰下撞击综合征，这也是引起肩袖损伤的主要原因之一，肩袖损伤是由于肩袖结构受到创伤、劳损和先天结构缺陷等原因造成肌腱退变和撕裂等现象，会导致肩关节疼痛、肩关节主动活动受限。除急性创伤外，常发生在需要肩关节上举、外展的反复运动中，如棒球、自由泳、仰泳和蝶泳、举重、球拍运动等。

二、肩袖解剖结构

肩袖由 4 块肌肉及其肌腱构成（图 8-15）。冈上肌起于冈上窝，附着于肱骨大结节上表面的中央部。冈下肌和小圆肌都起于冈下窝，附着于肱骨大结节中段及下段。肩胛下肌起于肩胛下窝，

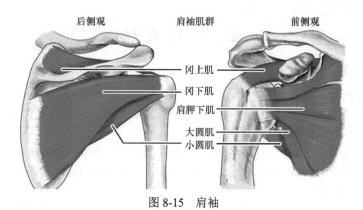

图 8-15　肩袖

附着于肱骨小结节。肩袖的特点之一是在止点区域各肌腱融合在一起，没有明显的分界，形成融合足印。

三、病理生理和发病机制

对于肩袖损伤的可能机制，学术界尚未有定论。目前，对于肩袖损伤的可能机制，主要有以下 3 种。

1. 尼尔（Neer）撞击学说　1972 年，Neer 等认为肩袖损伤是由肩峰下撞击造成的，其中 95% 的肩袖韧带的断裂是由肩峰下撞击综合征导致的。

2. 血运学说　有研究表明，距离冈上肌腱止点 1cm 左右的区域血供较少，易造成肌腱的局部缺血，从而导致肩袖的退变。相关解剖研究发现，该区域并非血管不足，而是上臂处于外展体位时血运不足。

3. 创伤学说　创伤理论是一个被业界广泛接受的理论，在投掷类项目的运动员身上较常发生。此类创伤被分为严重暴力伤害和反复伤害。轻微损伤容易被忽视，干预不及时就会进一步发展，从而导致肌腱的部分或全层撕裂。

四、肩袖损伤分型

1. Neer 肩袖损伤病理分期

Ⅰ期：可逆的水肿炎症期，肌腱出现水肿和出血，尤其是冈上肌腱。

Ⅱ期：腱性组织纤维化和慢性炎症期（包括不伴有肩袖撕裂和合并部分肩袖撕裂）。

Ⅲ期：肩袖纤维完全性受损，全层撕裂。

2. 根据撕裂形态分型

（1）新月形撕裂。

（2）"U" 形撕裂。

（3）"L" 形和倒 "L" 形撕裂。

（4）巨大回缩性不可移动性撕裂。

3. 根据深度分型

（1）Post 分型：①小型损伤；②中型损伤，1～3cm；③大型损伤，3～5cm；④巨大损伤，>5cm。

（2）Gerber 分型：①小型损伤，仅涉及 1 条肩袖肌腱；②巨大损伤，涉及 2 条及以上肩袖肌腱；③不可修复性损伤，涉及 2 条或 2 条以上肩袖肌腱，并且 MRI 显示肌腱内脂肪浸润，术中松解后在外展 60° 仍不能将肩袖组织外移至肌腱止点处。

五、临床表现

(一)肩峰下撞击综合征

1. 肩前方慢性钝痛 在上举或外展活动时症状加重。

2. 疼痛弧征 患臂上举 60°~120° 时出现疼痛或症状加重。疼痛弧征仅在部分患者中存在，而且有时与肩峰下撞击综合征并无直接关系。

3. 砾轧音 检查者用手握持患臂肩峰前、后缘，使上臂做内旋、外旋运动及前屈、后伸运动时可扪及砾轧音，用听诊器听诊更易闻及。明显的砾轧音多见于肩峰下撞击综合征 2 期，尤其是在伴有完全性肩袖断裂者。

4. 肌力减弱 肌力明显减弱与广泛性肩袖撕裂的晚期肩峰撞击综合征密切相关。肩袖撕裂早期，肩的外展和外旋力量减弱，有时是由疼痛所致。

5. 撞击试验 检查者用手向下压迫患者患侧肩胛骨，并使患臂上举，如因肱骨大结节与肩峰撞击而出现疼痛，即为撞击试验阳性。

6. 撞击注射试验 以 1% 利多卡因 10ml 沿肩峰下面注入肩峰下滑囊。若注射前、注射后均无肩关节运动障碍，注射后肩痛症状得到暂时性完全消失，则确诊肩峰撞击综合征。如果注射后疼痛仅有部分缓解，且仍存在关节功能障碍，则诊断为"冻结肩"的可能性较大。本方法可以帮助鉴别非肩峰下撞击综合征引起的肩痛症。

(二)肩袖损伤

肩袖损伤的临床表现主要有：①肩膀和手臂一侧疼痛和肿胀；②举起或降低手臂引起疼痛；③上举手臂产生弹响；④肩关节外展外旋活动疼痛加重；⑤肩关节稳定性差；⑥有夜间痛；⑦有按压痛；⑧严重的或慢性的可能伴有肌肉萎缩；⑨关节继发性挛缩等。

六、诊断依据

(一)X 线诊断

肩关节 X 线片是评价肩关节的一线影像学检查方法。肩部 X 线片包含 AP、Y 2 个视图。这 2 个视图可以显示肩关节的结构，医师可以评估喙肩弓、肩锁关节、关节炎改变、正常解剖变异。X 线片还可看到患者肱骨头位置和肱骨大结节的改变及肩峰下有无骨刺形成，但其对肩袖损伤的患者特异性较差。

(二)肌骨超声

超声能对肩袖撕裂程度进行分类，以帮助判断损伤的程度，并指出当肩袖撕裂 ≥4cm 或前后撕裂长度 ≥25mm 时不可修复，这为手术治疗提供了重要参考。

(三)MRI、MR 造影

MRI 可以直接评估肩袖肌肉和肌腱及骨髓、神经和血管结构。有良好的组织分辨率，诊断准确率高，缺点是检查时间长、费用高、依从性较差。MR 关节造影术（MRA）是一种精确的关节造影技术，直接 MRA 采用关节内注射钆对比剂技术。间接 MRA 是在静脉注射造影剂后进行检查，侵入性小，对肩袖损伤特异性高，是诊断肩袖损伤的金标准。

(四)关节镜

随着关节镜技术的成熟，关节镜也作为肩关节的一项检查技术。对于一些经保守治疗无效的患者特别适用。关节镜技术可以直观地看到肩关节病变部位，此技术属于创伤性检查，但创口小、疼痛少、恢复速度快，且对患者身体无不良反应，还可直接在检查的同时行手术治疗（如肩袖修补、肩峰成形等手术）。

（五）荧光镜透视分析法

荧光镜透视分析法（fluoroscopic analysis）是利用计算机辅助检测关节具体运动的方法，属于跨学科检测的新技术。在具体运动学分析领域，又分为单荧光镜透视分析技术和双荧光镜透视分析技术。已有学者尝试借助双荧光镜透视分析技术，通过测量肩峰肱骨距离的改变进行 SIS 诊断。而最新报道称测量胸小肌的静息长度也是一种诊断方法。

（六）体格检查

体格检查包括：①前臂坠落试验阳性；②撞击试验阳性；③盂肱关节内摩擦音；④举臂困难或 60°～120° 阳性疼痛弧征。

七、鉴 别 诊 断

1. 肩周炎（冻结肩，五十肩）　肩周炎主要表现：①主动活动受限明显；被动活动受限明显。②肩袖损伤：主动活动受限明显；被动活动受限不明显。

2. 颈椎病　颈椎病主要表现：①疼痛从颈部至肩部；②放射痛；③颈部查体异常；④影像学不同。

3. 肱二头肌长头肌腱炎　肱二头肌长头肌腱炎主要表现：①结节间沟压痛明显；②结节间沟封闭有效。

4. 肩袖钙化性肌腱炎　肩袖钙化性肌腱炎主要表现：①疼痛剧烈（囊未破裂，无明显症状，临床观察）；② X 线肩袖钙化性肌腱炎患者在 X 线片上于肱骨大结节上方出现显著的钙化造影。

5. 四边孔综合征　四边孔综合征主要表现：①旋肱后动脉和腋神经在四边孔处受压；②三角肌萎缩；③肩外侧的麻木以及肩外展无力或受限；④电生理检查：三角肌失神经支配电位，腋神经传导速度减慢。

6. 创伤后肩关节粘连　①其发病机制与关节囊的纤维化、炎症反应和瘢痕形成有关，而不是肌腱或肌肉损伤。②肩袖损伤疼痛通常较为广泛，出现夜间疼痛可能性较高。而创伤后肩关节粘连虽然夜间疼痛也可能出现，但其更显著的症状是肩关节活动受限和僵硬感。③肩袖损伤患者肩关节主动活动受限，而创伤后肩关节粘连主动和被动肩关节活动度均受限。④ MRI 可显示创伤后肩关节粘连患者的肩关节囊和周围软组织的炎症和纤维化，但不如肩袖损伤那样显著。

八、常用治疗方法

肩袖损伤的治疗目的是减轻患者疼痛和恢复肩关节功能，肩袖损伤的治疗是多方面的，包括保守治疗和手术治疗。保守治疗包括功能锻炼、药物治疗、局部封闭和应用骨生物材料；手术治疗包括传统开放手术和关节镜手术。

（一）保守治疗

1. 功能锻炼　通过功能训练，可加强肩周组织的神经刺激，利用肌肉牵张反射调动肌梭和腱器官的生理特性，使关节囊的张力、肌肉收缩的速度和肩袖肌肉力量得到强化和提高，最大程度恢复肩关节的稳定性和运动功能，使肱骨头重新成为肩关节运动轴心，减少肩峰下撞击。

2. 药物治疗　非甾体抗炎药（nonsteroidal anti-inflammatory drug，NSAID）能够减轻肩关节内滑囊及肩袖组织的炎性充血、缓解疼痛，常有口服和胶贴形式。

3. 局部封闭　据相关文献报道，在超声引导下向肩峰下滑囊内注射复方倍他米松注射液和利多卡因进行局部封闭治疗，取得了良好效果，能有效缓解患者因首次治疗而产生的不适感，增加患者的依从性。该方法疗效持续时间较短，无法解除导致肩关节撞击的根本原因，因此治疗肩袖损伤具有一定的局限性。

4. 应用骨生物材料 是指利用自体内的生物物质来帮助受损的肌肉、肌腱和韧带等快速愈合，这些物质包括骨移植、自体血液、富血小板血浆（platelet rich plasma，PRP）、自体条件血清和干细胞。

（二）手术治疗

1. 肩峰成形术 自 1972 年 Neer 首次提出前肩峰成形术以来，前肩峰成形术就被临床广泛应用于治疗 SIS。常用的手术方法有：①喙肩韧带切断或切除术；②肩峰切除术；③外侧肩峰切除术；④前肩峰成形术；⑤肩峰下滑囊切除术；⑥肩胛盂缘切骨下移术。临床上最常应用的是前肩峰成形术。随着关节镜技术的广泛使用，传统开放性手术有可能逐渐被取代。

2. 肌肉移位术 此类手术主要适用于肩袖巨大损伤，不能应用常规手术修补的患者。从生物力学角度来说，肌肉移位术的基本原理是恢复肩关节的运动，最常见的肌肉转移技术是背阔肌转移和胸大肌转移。但其技术上要求比较高，需注意避免肌肉和神经的损伤。

3. 肩关节置换术 是一种治疗肩峰下撞击征的新技术，但也是一个尚未解决的挑战，包括全肩关节置换和半肩关节置换术。

4. 球囊间隔关节重建术（superior capsular reconstruction，SCR） 是一项首创的手术，由 Savarese 和 Romeo 在 2012 年首次提出。SCR 是在肩峰下插入一种可生物降解的充满盐水的气球间隔器，具体相关机制尚未成熟，还有待研究。

5. 关节镜手术 目前关节镜技术已经取代了开放性手术成为治疗肩峰撞击综合征的有效治疗手段。关节镜下肩峰成形术的手术原则是：①清理肩峰下的滑囊组织（因为此类患者存在较严重的滑囊炎，彻底清除滑囊并进行充分的冲洗可以带走大量炎性因子，这样可以减轻患者术后的疼痛）；②对喙肩韧带进行彻底松解；③清除肩峰下的所有骨赘（术中观察如果有肩袖损伤，同时行肩袖修补术）。

6. 结节成形术 该手术首先需要在关节镜下清理肩峰下间隙和肩胛盂关节。

（三）冲击波治疗

1. 适应证 肩峰下撞击综合征、肩袖撕裂＜50%、肱二头肌长头肌腱炎、钙化性冈上肌腱炎、肩峰下滑囊炎、粘连性肩关节炎。

2. 禁忌证 肩袖肌腱撕裂＞50%、上盂唇撕裂、骨折、感染、肿瘤及全身禁忌证者。

3. 治疗体位 患者取坐位，患肢自然下垂，用体表解剖标志定位结合痛点选择冲击点，在治疗手柄上涂抹耦合剂，手柄垂直于冲击点，给予对应能级及脉冲数的冲击波治疗，观察患者有无不适及不良反应。使用体外冲击波疗法治疗肩袖损伤，当治疗能量为 $0.096mJ/mm^2$、冲击次数为 2000 次时治疗效果最好，以 1 周为间隔周期，连续进行 4 次治疗。治疗过程中保持体位不变，防止治疗位点改变而影响治疗效果（图 8-16）。

4. 常见并发症及处理方法 治疗结束后患者易出现肿胀、瘀斑、皮下出血等情况，因此在治疗后 3 天内给予患者治疗点局部冷敷 15 分钟处理，每天 2 次，并指导患者做肩关节被动功能锻炼。

如图 8-17、图 8-18 所示：为一患者在冲击波治疗前后的恢复情况。该患者为老年女性，左肩无明显诱因疼痛伴活动受限 3 个月，经问诊、体格检查、影像检查后诊断为"左肩峰撞击症、左肩袖损伤"，经体外聚焦式冲击波治疗 4 周后，疼痛及活动受限症状改善明显。

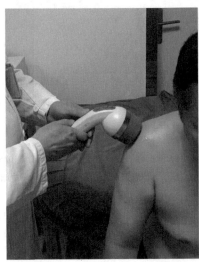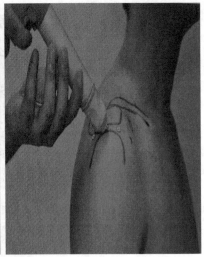

图 8-16 肩袖损伤冲击波治疗体表定位点

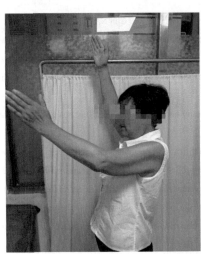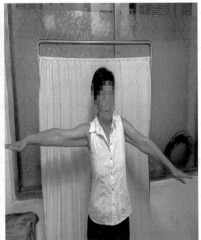

图 8-17 左肩袖损伤冲击波治疗前

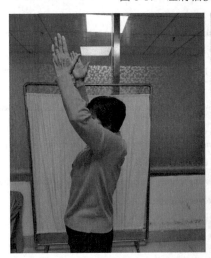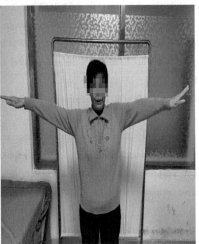

图 8-18 左肩袖损伤冲击波治疗 4 周后

思 考 题

1. 肩峰下撞击综合征与肩袖损伤的关系是什么？
2. 肩袖损伤常用体格检查有哪些？
3. 肩峰下撞击综合征先天因素占主导还是后天因素占主导？

主要参考文献

戈允申, 陈世益, 李云霞. 2011. 体外冲击波治疗肩关节肌腱软组织损伤 35 例报道. 中国运动医学杂志, 23(11): 1026-1029.

邢更彦, 井茹芳, 李冰, 等. 2006. 超声定位及痛点定位放射式体外冲击波疗法治疗肩部软组织疾病的效果差异. 中国临床康复, 10(16): 26-28.

邢更彦, 张浩冲, 刘水涛, 等. 2019. 中国骨肌疾病体外冲击波疗法指南 (2019 年版). 中国医学前沿杂志 (电子版), 11(4): 11.

中国研究型医院学会冲击波医学专业委员会. 2017. 骨肌疾病体外冲击波疗法中国专家共识 (第 2 版). 中国医学前沿杂志 (电子版), 9(2): 25-33.

Acar N, Karaarslan A A, Karakasli A. 2017. The effectiveness of extracorporeal shock wave therapy in snapping scapula. Journal of Orthopaedic Surgery, 25(1): 2309499016684723.

Borg-Stein J, Iaccarino M A. 2014. Myofascial pain syndrome treatments. Phys Med Reh Clin N, 25(2): 357-374.

Cavaleri R, Schabrun S M, Te M, et al. 2016. Hand therapy versus corticosteroid injections in the treatment of de Quervain's disease: A systematic review and meta-analysis. J Hand Ther, 29 (1): 3-11.

Furia J P, Rompe J D, Maffulli N, et al. 2016. Radial extracorporeal shock wave therapy is effective and safe in chronic distal biceps tendinopathy. Clinical Journal of Sport Medicine, 430.

Kim E K, Kwak K I. 2016. Effect of extracorporeal shock wave therapy on the shoulder joint functional status of patients with calcific tendinitis. J Phys Ther Sci, 28(9): 2522-2524.

Kragsnaes M S, Fredberg U, Stribolt K, et al. 2014. Stereological quantification of immune- competent cells in baseline biopsy specimens from achilles tendons: results from patients with chronic tendinopathy followed for more than 4 years. Am J Sports Med, 42: 2435.

Li W, Dong C, Wei H, et al. 2020. Extracorporeal shock wave therapy versus local corticosteroid injection for the treatment of carpal tunnel syndrome: a meta-analysis. J Orthop Surg Res,15(1): 556.

Mani-Babu S, Morrissey D, Waugh C, et al. 2015. The effectiveness of extracorporeal shock wave therapy in lower limb tendinopathy: a systematic review. Am J Sports Med, 43: 752.

Menendez M E, Thornton E, Kent S, et al. 2015. A prospective randomized clinical trial of prescription of full-time versus as-desired splint wear for de Quervain tendinopathy. Int Orthop, 39: 1563.

O Marín-Pena, Papavasiliou A V, Olivero M, et al. 2020. Non-surgical treatment as the first step to manage peritrochanteric space disorders. Knee Surgery Sports Traumatology Arthroscopy, 29(8): 2417-2423.

Sato J, Ishii Y, Noguchi H. 2016. Clinical and ultrasound features in patients with intersection syndrome or de Quervain's disease. J Hand Surg Eur Vol, 41: 220.

Stania M, Juras G, Chmielewska D, et al. 2019. Extracorporeal shock wave therapy for achilles tendinopathy. BioMed Research International, (2): 1-13.

Xu D, Ma W, Jiang W, et al. 2019. A randomized controlled trial: comparing extracorporeal shock wave therapy versus local corticosteroid injection for the treatment of carpal tunnel syndrome. International Orthopaedics, 44(1): 141-146.

Yildirim P, Gultekin A, Yildirim A, et al. 2016. Extracorporeal shock wave therapy versus corticosteroid injection in the treatment of trigger finger: a randomized controlled study. Journal of Hand Surgery European Volume, 41(9): 977-983.

第九章　冲击波与肌肉痉挛状态

一、肌肉痉挛状态概述

（一）定义

肌肉痉挛是肌肉的牵张反射状态，腱反射阈值降低，肌肉对叩击、震动等反应敏感，一旦受到刺激容易导致反射性收缩，产生痉挛。肌肉痉挛可分为阳性和阴性：阳性肌张力高、腱反射亢进，多见于抑制调节减弱；阴性表现为肌肉耐力下降控制性丧失，多见于中枢神经调节能力丧失。

（二）病因和分类

肌肉痉挛状态是神经元损伤引起的肌肉僵硬、强直收缩、抽搐性痉挛为主要表现，在临床上引起肌肉痉挛的疾病较多，如甲状腺疾病、破伤风、高热等。同时肌肉痉挛也是常见的神经系统疾病，其中包括脑卒中后、脊髓损伤、帕金森病等均可引起。其中由原发病引发的肌肉痉挛较为严重，普通的肌肉痉挛一般可自行缓解。临床上根据痉挛的部位可分为：脊髓源性痉挛、脑源性痉挛、混合性痉挛。

（三）发病机制

1. 肌肉痉挛的神经病学机制　目前发现肌肉痉挛主要由中枢神经系统上运动神经元损伤，如脑或脊髓受损伤后，肌肉的牵张反射失去了脊髓以上抑制调整系统的调节作用或调节能力下降，从而导致肌肉的运动神经元和起动力作用的肌梭运动处于异常的应急状态，肌梭过度活跃；同时还存在中枢运动神经元过度兴奋，突触前抑制的改变及脊髓内初级传入纤维活动异常，大脑抑制和兴奋协调紊乱及肌肉本身的改变，导致的肌肉、外周神经、骨骼、关节和肌腱等不同级别运动系统的异常表现，具体包括牵张反射兴奋性增高、速度依赖性肌张力增高和腱反射亢进。其产生与运动性皮质脊髓通路的损伤有关，进而造成感觉传入的中枢神经系统阶段性过度兴奋。肌肉痉挛可导致肌张力异常或肌肉挛缩等永久的运动功能障碍。

2. 肌肉痉挛的神经肌肉特性变化　神经系统可调控肢体的运动功能，其主要通过神经元的电活动，当肌肉组织通过神经肌肉接头接收到神经元兴奋电信号时，肌肉兴奋细胞产生电信号，而肌肉细胞的兴奋将引起肌肉收缩完成肢体运动。因而肌肉痉挛与神经肌肉因素相关。

3. 肌肉痉挛的生物力学变化　肌肉痉挛会引发肌肉张力、力量、耐力等力学特性变化，也会引发关节活动度、牵张反射和腱反射异常，肌肉刚度等运动特性变化（图9-1）。

（四）量化评估

1. Ashworth 量表

0级：无肌张力增加。

1级：肌张力轻度增加，受累部位被动屈曲时，关节活动度（ROM）之末出现突然的卡住，然后释放或出现最小的阻力。

1^+级：肌张力轻度增加，受累部位被动屈曲时，ROM后50%范围内出现突然的卡住，当继续把ROM检查进行到底时，始终有小的阻力。

2级：肌张力较明显增加，通过ROM的大部分时，阻力均较明显增加，但受累部位仍能较容易地移动。

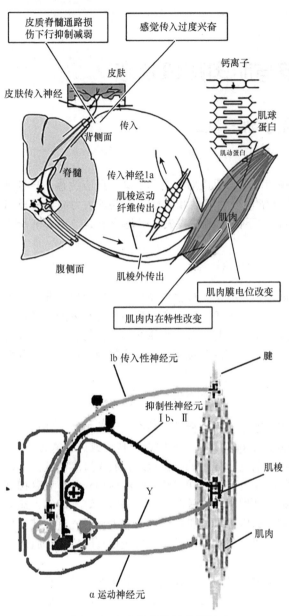

图 9-1　痉挛发生机制示意图
Y：出现肌肉反应的抓握角度

3级：肌张力严重增高，进行被动关节活动度（PROM）检查有困难。

4级：僵直，受累部位不能屈伸。

2. Tardieu 量表　评估时嘱患者取仰卧位，头居中线；评估特定肌肉的 3 种伸展速度（V_1/V_2/V_3）= 最慢 – 最快；每一伸展速度下的肌肉反应强度记为：X/YX：0～5 级；Y：出现肌肉反应的抓握角度。

由于在不同的速度下牵张反应不同，所以以不同的速度刺激下评估牵张反应更容易被准确测量。

（1）速度

V_1：用尽可能慢的速度，速度小于重力作用下肢体自然下落的速度。

V_2：重力作用下肢体自然下落的速度。

V_3：用尽可能快的速度，速度大于重力作用下肢体自然下落的速度。

（2）评分

0 分：被动运动时无阻力感。

1 分：被动运动时轻度阻力，但无确定位置。

2 分：在被动运动过程中的某一确定位置上突感阻力，然后突感阻力减小。

3 分：在关节活动范围中的某一位置，予肌肉持续性压力小于 10 秒，肌肉出现疲劳性阵挛。

4 分：在关节活动范围中的某一位置，予肌肉持续性压力大于 10 秒，肌肉出现非疲劳性阵挛。

5 分：关节几乎固定。

二、冲击波与肌肉痉挛状态

传统缓解痉挛、降低肌张力的方法主要是物理治疗和肉毒毒素注射及口服药物等。这些方法虽然都能起到治疗效果，但在有效性和安全性等方面都存在各自的缺陷。体外冲击波治疗（ESWT）在治疗肌腱及骨骼系统疾病方面的疗效得到越来越广泛的认同。

ESWT 最早用于肾结石的碎石治疗。目前，冲击波已被成功用于多种骨骼、肌腱疾病及运动损伤性疾病当中。研究和临床实验已经证明冲击波在骨骼和肌腱疾病治疗中的疗效，包括股骨头坏死、骨折延迟愈合、钙化性肌腱炎、上髁炎、跖筋膜炎，以及严重的肌腱疾病，以运动员患者居多，可以缓解疼痛，矫正畸形。

冲击波治疗运动员肌肉挛缩的持久临床效果及降低神经系统疾病患者肌张力的初步数据显示，冲击波在治疗肌肉痉挛肌张力过高患者方面有较大可能性。

三、冲击波治疗肌肉痉挛的作用机制

ESW 缓解肌肉痉挛、降低肌张力的具体机制尚不明确，目前只有少数的机构曾对其机制进行了研究。普遍认为冲击波是利用能量转换及传导原理，造成不同密度组织之间产生能量梯度差及扭拉力，并形成空化效应，产生生物学效应，如裂解硬化骨、松解粘连、刺激微血管再生、促进骨生成等。与肉毒碱通过神经阻断作用缓解痉挛不同，有学者认为 ESW 不会损伤神经。

冲击波的生物学效应有利于促进组织再生，增强血管生成，抑制疼痛。冲击波可减少引发疼痛的无髓神经纤维的数量。而且冲击波破坏了神经肌肉接头终板。然而，不规则端板周围神经肌肉接头的轴突末梢和肌纤维保持不变（图9-2）。这种形态学变化可能是复合肌肉动作电位（肌肉神经传递的量度）显著减少的原因之一。

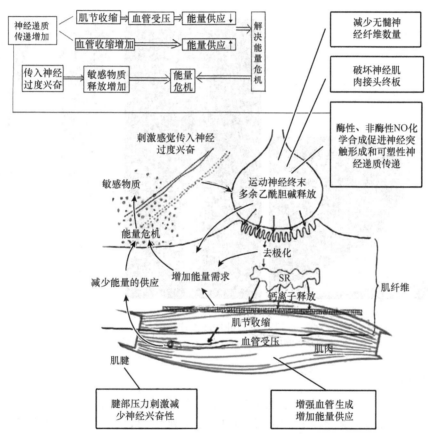

图 9-2　冲击波治疗痉挛的作用机制示意图
NO：一氧化氮；SR：肌质网

冲击波在治疗骨骼和肌腱疾病方面一个直接的作用就是对骨骼和肌腱纤维变性和慢性肌张力增高流变学产生影响。另外，ESWT 可以诱导酶性的和非酶性的 NO 化学合成，已知 NO 可以参与周围神经肌肉突触形成，并且在中枢神经系统起着非常重要的生理作用，影响神经递质传递、记忆及神经突触的可塑性。研究显示，NO 合成物是阐述冲击波抗炎治疗及治疗肌腱疾病疗效的生理学机制中最主要的物质。ESW 对肌腱部位肌纤维的机械刺激作用，因为短时间连续或间断的腱部压力刺激，能减少脊神经的兴奋性，降低肌张力。ESW 的正压作用、可牵拉的波力及空化作用也正在被研究。

四、操作方法

采用体外冲击波治疗仪器，患者根据肌肉痉挛的部位采取仰卧位或俯卧位，用乙醇擦拭痉挛的肌肉表面后，均匀涂抹耦合剂，将探头紧贴肌肉给予冲击，避开血管神经走行的解剖位置。

（一）治疗前准备

治疗前准备包括：①体位摆放；②日常肌肉牵张训练指导。

（二）定位

通过体表解剖标志结合超声定位方法，选择痉挛肌群的肌腹处、骨间肌、肌肉肌腱连接处，作为治疗区域（图9-3）。

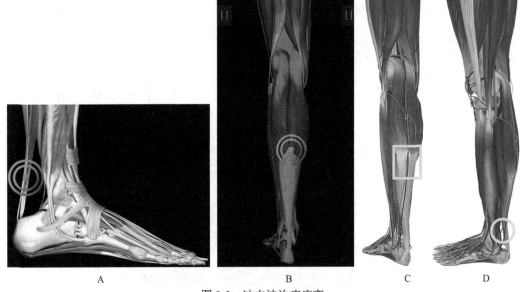

图 9-3　冲击波治疗痉挛
（A）、（D）. 肌肉肌腱连接处；（B）、（C）. 痉挛肌群的肌腹处

（三）参数选择

进行冲击波治疗的关键是选择适宜的参数作用于准确的病变部位。采用适宜的能量和选择准确的部位对疾病的治疗效果起决定作用：能量过低达不到治疗效果，而能量过高则产生不良反应。按能量等级将冲击波划分为低、中、高3个能级，高能量仅用于治疗位置较深的骨不连及骨折延迟愈合和股骨头坏死等成骨障碍性疾病，且高能量刺激容易诱发痉挛状态的持续及加重，因而在治疗肌肉痉挛中，以选用能流密度为低、中级能量范围为宜。

（四）探头选择

根据治疗部位痉挛的程度、肌肉大小及深度，结合探头波形、穿透深度及最大压力下能量密度，选择适宜探头。

（五）治疗方法

患者体位以舒适、方便治疗为原则，一般采取坐位或卧位。反射体或治疗头一般应放置在肢体血管神经较少处，有内植物者应避开内固定物位置，如病变特殊，可根据病变部位及临床经验选择反射体或治疗头的位置，以有利于病变部位吸收最大能量冲击波为原则。治疗区域必须涂抹耦合剂，不能有空气存在，以免损伤皮肤（图9-4、图9-5）。每次冲击 800～4000 次，每次治疗间隔 1～7 天，3～5 次为一个疗程，治疗强度根据患者的实际耐受程度适时增减。

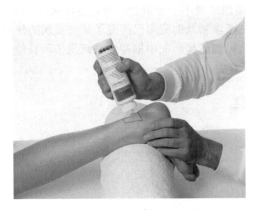

图 9-4　治疗区域涂抹耦合剂

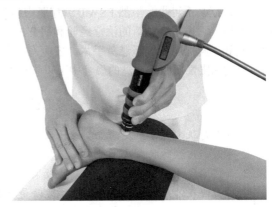

图 9-5　体外冲击波仪治疗患处

（六）治疗后效果保持

进行冲击波治疗后，可利用塑形/夹板固定维持治疗效果。

五、体外冲击波的禁忌证及不良反应

研究发现 ESWT 是一项安全有效的治疗技术，与 ESWT 相关的不良反应极少。ESWT 的最佳传递介质是水和明胶，其对皮肤、脂肪、肌肉、结缔组织损伤较小。冲击波临床应用或动物实验不会损伤肌肉结缔组织和骨骼，但仍然存在禁忌证及不良反应。

（一）禁忌证

1. 整体因素

（1）绝对禁忌证：①出血性疾病：凝血功能障碍患者可能引起局部组织出血，未治疗、未治愈或不能治愈的出血性疾病患者不宜行 ESWT；②血栓形成患者：该类患者禁止使用 ESWT，以免造成血栓栓子脱落，引起严重后果；③生长痛患儿：生长痛患儿疼痛部位多位于骨骺附近，为避免影响骨骺发育，不宜行 ESWT；④严重认知障碍和精神疾病患者。

（2）相对禁忌证：下列疾病在使用高能聚焦式冲击波治疗机时为相对禁忌证，而低能量冲击波治疗机不完全受下列禁忌证限制：①严重心律失常患者；②严重高血压且血压控制不佳患者；③安装心脏起搏器患者；④恶性肿瘤已多处转移患者；⑤妊娠女性；⑥感觉功能障碍患者；⑦其他。

2. 局部因素
禁忌证：①肌腱、筋膜断裂及严重损伤患者；②体外冲击波焦点位于脑及脊髓组织者、位于大血管及重要神经干走行者、位于肺组织者；③骨缺损＞2cm 的骨不连患者；④关节液渗漏患者，易引起关节液渗出加重；⑤其他。

（二）不良反应

不良反应包括：①治疗部位局部血肿、淤紫、点状出血；②治疗部位疼痛反应增强；③治疗部位局部麻木、针刺感、感觉减退。

六、目前存在的问题

ESWT 能量大小、治疗次数、总剂量、是否需要麻醉及镇静药，目前存在很大分歧。虽然近年大量应用冲击波治疗骨骼肌肉疾病，但许多问题尚待阐明。目前尚不清楚多大的 ESWT 参数可引起传导途径中组织（如肌肉、神经、脂肪）的损伤性改变（如急性组织改变），疗效维持时间，进展如何，ESWT 设备需怎样改良以适应骨骼肌肉系统的应用。尽管 ESWT 疗法是一种对肌肉痉挛所致的功能障碍患者操作容易、非侵入性的治疗方法，为保持该疗法的长期疗效，更进一步的功能性治疗必不可少。虽然 ESWT 治疗肌肉痉挛的作用原理尚不十分清楚。但是近年来，ESWT 快速发展，积累了大量新的治疗经验和研究成果，其在医学领域的应用已改变了某些疾病的传统治疗模式，其优越性在于避免手术、安全有效。以上文献综述显示在中枢神经系统损伤和其他原因所致的局限性肌张力增高的患者中可以尝试 ESWT。

思 考 题

1. 什么是肌肉痉挛？发病机制是什么？
2. 平时如何预防肌肉痉挛？
3. 如何确定冲击波治疗肌肉痉挛的效果？
4. 冲击波在治疗肌肉痉挛中的具体方法是什么？
5. 冲击波的禁忌证及不良反应有哪些？

主要参考文献

刘青, 曹建国, 负国俊. 2014. 体外冲击波疗法在肌肉痉挛治疗中的应用. 中国康复, 29(1): 65-67.

王辉. 2019. 上肢肌肉痉挛功能评定与神经康复方法研究. 北京: 中国科学院大学 (中国科学院深圳先进技术研究院).

王陶黎, 仲荣洲, 王予彬. 2016. 肌肉痉挛的机理研究和定量评定. 当代医学, 22(28): 6-8.

王伟, 董仁卫, 许莉敏, 等. 2016. 冲击波在康复医学领域中的临床应用. 中国康复医学杂志, 31(6): 697-701.

吴臻, 王辉, 王俊, 等. 2014. 卒中后偏瘫患者肘关节肌痉挛的肌动图评估. 中西医结合心脑血管病杂志, 12(12): 1456-1458.

邢更彦, 张浩冲, 刘水涛, 等. 2019. 中国骨肌疾病体外冲击波疗法指南 (2019 年版). 中国医学前沿杂志 (电子版), 11(4): 1-10.

Ansari N N, Naghdi S, Hasson S, et al. 2013. Clinical assessment of ankle plantarflexor spasticity in adult patients after stroke: inter-and intra-rater reliability of the Modified Tardieu Scale. Brain Inj, 27(5): 605-612.

Corrado B, Carla D L, Lammarrone C S, et al. 2021. Management of muscle spasticity in children with cerebral palsy by means of extracorporeal shockwave therapy: a systematic review of the literature. Dev Neurorehabil, 24(1): 1-7.

Gonkova, ILieva E M, Ferriero G, et al. 2013. Effect of radial shock wave therapy on muscle spasticity in children with cerebral palsy. International Journal of Rehabilitation Research, 36(3): 284-290.

Guo P, Gao F, Zhao T, et al. 2017. Positive effects of extracorporeal shock wave therapy on spasticity in poststroke patients: a meta-analysis. J Stroke Cerebrovasc Dis, 26(11): 2470-2476.

Hsu P C, Chang K V, Chiu Y H, et al. 2021. Comparative effectiveness of botulinum toxin injections and extracorporeal shockwave therapy for post-stroke spasticity: a systematic review and network meta-analysis. EClinical Medicine, Dec 4: 43: 101222.

第十章　体外冲击波碎石术

第一节　体外冲击波碎石术概述

一、体外冲击波碎石术的发展简史

体外冲击波碎石术（extracorporeal shock wave lithotripsy，ESWL）是指利用高能聚焦冲击波从体外以非接触方式，粉碎体内结石的微创技术，目前被认为是泌尿系结石的首选治疗方法。体外冲击波碎石术是冲击波医学在治疗人类疾病方面最早的应用，被誉为"尿石症治疗上的革命"。

早在第二次世界大战期间，人们就观察到，一些海上遇难者没有遇到直接的外部暴力，但其肺组织亦可因深水炸弹的爆炸而破裂，其主要原因就是冲击波的作用。为此，早在20世纪50年代，人们就开始深入研究冲击波对活体的破坏作用和生物效应。

1971年，豪斯勒（Hausler）教授首次使用冲击波在玻璃器皿中进行体外肾结石粉碎实验。1972年10月底，德国慕尼黑的霍夫（Hoff）博士、施密特（Schmidt）教授、布伦德尔（Brendel）教授及乔斯（Chaussy）、艾森伯格（Eisenberger）等学者共同展开了有关体外冲击波碎石的各项研究。

经过研究员多年的不懈努力，在1979年9月，多尼尔公司终于成功研制出人类历史上的首台体外冲击波碎石样机，并取名为HM1型碎石机。1980年2月7日，乔斯医师在世界上首次用这台HM1型碎石机治疗了一例肾结石患者，结果令人振奋。至1982年4月，在HM1型碎石机上共有234例肾结石患者接受了冲击波碎石治疗，疗效极佳（图10-1）。

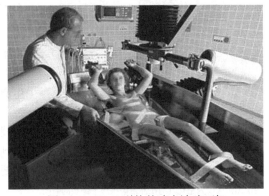

图 10-1　HM1 型体外冲击波碎石机

1982年5月，人们又开发出HM2型碎石机，并在慕尼黑建立了世界上第一个体外冲击波碎石中心，开始进行更为广泛的临床实验。1983年，多尼尔公司研制出HM3型碎石机。早期从事冲击波碎石研究，后来又调入斯图加特大学医院泌尿外科的艾森伯格教授在该科安装了这台HM3型碎石机，并成立了世界上第二个体外冲击波碎石中心。从此以后，冲击波碎石技术很快就在联邦德国得到推广和应用。

1984年3月，美国印第安纳大学泌尿外科也购置和使用了一台多尼尔HM3型冲击碎石机，这标志着第一台商品化多尼尔HM3型碎石机正式进入医疗市场。同年12月，多尼尔HM3型冲击波碎石机得到美国食品药品监督管理局（FDA）的认证，从此，冲击波碎石技术开始以"冲击波"的力度在全球推广开来（图10-2）。

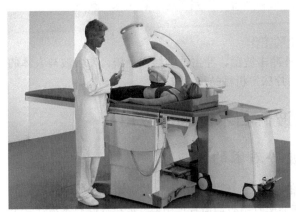

图 10-2　现代体外冲击波碎石机

二、冲击波碎石的基本原理

（一）冲击波碎石的机制

冲击波和结石相互作用的机制主要与以下 3 种效应有关。

1. 压力效应 冲击波对结石表面形成冲击，只要冲击波具有足够的能量和压力，就会使结石表面出现裂缝，冲击波进入结石后，继续向前传播，会在结石内部产生很强的挤压，使结石表面裂解扩大而粉碎。

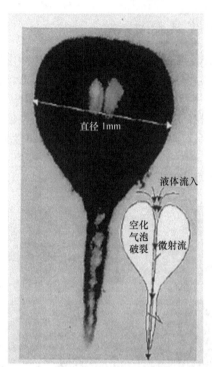

2. 张力效应 当冲击波到达结石后界面时，从结石到周围液体或组织的声阻抗降低，在声阻高的结石表面会产生一个负压，即产生反射性张力波，结石经受张力波的拉伸力，从而造成结石剥落性粉碎。

3. 空化效应 空化效应是指在液体中热、声或机械机制所致的气泡形成及其活性作用。ESWL 中的冲击波也可引起空化效应，气泡会逐渐聚集并在结石表面爆裂。空化气泡在爆裂过程中可释放大量能量，这些能量作用在结石表面造成结石崩解（图 10-3）。

图 10-3　空化气泡破裂瞬间照片及示意图
图中黑色区域为空化气泡在冲击波挤压下爆裂的瞬间，高速照相机拍摄的真实照片。此时产生的微射流速度为 700m/s

（二）体外冲击波碎石机的基本构造

1. 冲击波源 冲击波源是体外冲击波碎石术的核心技术，它决定着粉碎结石的效果、治疗工作的效率及对患者身体的影响。目前商品化应用的冲击波源根据其发生原理不同主要有液电式、电磁式和压电式 3 种。

2. 定位系统 体外冲击波碎石机的定位系统用于精确找到结石位置，实现冲击波焦点与结石的高度聚焦，达到有效碎石的目的。目前，冲击波碎石机的定位方式主要有 3 种：X 线定位、超声定位、X 线及超声双定位。

3. 能量耦合系统 在冲击波碎石技术中采用与人体组织声阻抗相近的水和超声耦合剂作为传导介质，以减少冲击波传播过程中的能量损失。从首台体外冲击波碎石机问世至今的 40 余年间，其耦合方式经历了水槽式—水盆式—水囊式的换代。如今，主流的第三代碎石机多采用水囊式耦合方式。

4. 水路系统 所有的冲击波碎石机都离不开水路系统，以完成对水囊充水、排水、排气、散热等多种重要功能。

5. 电路系统 用于控制整个碎石机安全稳定的工作。

6. 机械系统 体外冲击波碎石机主要由体外冲击波源、冲击波的触发系统、冲击波与人体的耦合、结石定位系统、计算机控制操作系统和治疗床等机械结构组成。

第二节　体外冲击波碎石术的临床应用

一、体外冲击波碎石术的适应证

理论上，体外冲击波碎石术可以治疗所有的肾结石、输尿管结石、膀胱结石和尿道结石。但是考虑到结石的排空率及有无并发症等问题，并非所有结石均适合使用体外冲击波碎石术治疗。下面主要介绍一下 2024 版《中国泌尿外科疾病诊断治疗指南》推荐的体外冲击波碎石术的适应证。

1. 肾结石

（1）直径＜20mm 的肾盂内结石或肾上盏结石、肾中盏结石。

（2）肾下盏结石直径小于 10mm 可首选 ESWL；结石直径为 10～20mm，排除 ESWL 的不利因素后，可首选 ESWL。

（3）直径＞20mm 但＜30mm，或表面积＜500mm² 的鹿角形结石，可选择 ESWL（部分胱氨酸鹿角肾结石及结石主体大部位于下盏的除外）。

2. 输尿管结石

（1）在排除禁忌证情况下全段输尿管结石均可行 ESWL。

（2）上段输尿管结石：对直径≤10mm 的结石首选 ESWL，直径＞10mm 的结石可选择经输尿管镜碎石术（ureteroscopic lithotripsy，URS）（逆行或顺行）。

（3）中段输尿管结石：可选择 ESWL 或 URS。

（4）下段输尿管结石：对直径≤10mm 的结石首选 ESWL，直径＞10mm 的结石可首选 URS。

（5）对直径＞15mm、停留时间长（＞2 个月）的结石，ESWL 治疗效果差，应视不同位置采用 URS 或经皮肾镜取石术（percutaneous nephrolithotomy，PCNL）。

3. 膀胱结石　一般腔内手术或开放手术可作为膀胱结石的首选治疗方案，下述情况下可尝试选择 ESWL：

（1）儿童膀胱结石。

（2）成人原发性膀胱结石直径≤30mm。

（3）存在手术高风险因素，或无法采用截石体位行腔内碎石。

（4）患者拒绝腔内手术或者开放性手术而无下尿路梗阻。

4. 尿道结石　不推荐使用 ESWL 治疗。

5. 特殊患者尿路结石

（1）儿童尿路结石：ESWL 适用于治疗直径＜20mm 的泌尿系结石，可作为绝大多数儿童上尿路结石的首选治疗方法。

（2）孤立肾结石：可选择 ESWL，原则是尽量避免形成"石街"，减少术后肾绞痛发作，注意保护肾功能，一旦出现尿路梗阻，应尽早解除。

（3）移植肾尿路结石：直径＜15mm 的结石，可行 ESWL，但定位较困难、治疗效果欠佳。

（4）解剖异常患者尿路结石：马蹄肾结石、髓质海绵肾结石、异位肾结石、重复肾结石等，需要根据结石负荷、位置、解剖异常等因素选择是否行 ESWL。

二、体外冲击波碎石术的禁忌证

绝对禁忌证：妊娠。相对禁忌证：①未纠正的出血性疾病及凝血功能障碍；②未控制的尿路感染；③结石远端解剖性梗阻；④结石附近动脉瘤；⑤严重心肺疾病或糖尿病；⑥传染病活动期；⑦严重骨骼畸形或重度肥胖；⑧肾功能不全。

三、影响体外冲击波碎石术疗效的因素

（一）结石因素

1. 结石成分　胱氨酸、一水草酸钙、羟基磷和磷酸氢钙结石不易粉碎；而尿酸、磷酸镁胺和二水草酸钙结石相对疏松，容易击碎。

2. 结石部位　一般肾上盏、肾中盏结石碎石效果优于肾下盏结石，输尿管中段结石效果相对较差。

3. 结石大小　一般来说，直径≤20mm 的肾结石或直径≤10mm 的输尿管上段结石首选

ESWL。超过上述范围，体外冲击波碎石的成功率会大大降低，而并发症的风险会大大增加。

4. 结石滞留时间　输尿管结石长期滞留可刺激输尿管局部炎症、增生、肉芽包裹，形成嵌顿结石，体外碎石疗效不理想。

（二）患者因素

1. 肥胖　可导致冲击波的能量损耗过大而造成碎石失败，过度肥胖可能因无法准确定位而失败。

2. 解剖异常　马蹄肾、异位肾、移植肾、重度肾积水、结石下方尿路梗阻、脊柱畸形等因素均会影响结石定位和结石碎片排出，导致碎石失败。

四、注意事项

（一）术前

术前需仔细询问病史及查体，以充分作出病情判断。术前需完善常规的实验室检查，如尿常规白细胞计数升高、亚硝酸盐阳性建议完善尿培养。常规辅助检查包括心电图、泌尿系超声等，推荐行泌尿系 CT 检查。推荐行肠道准备。术前应用抗凝药物者，需要停药 1～2 周，待凝血功能正常后再行碎石治疗。

术前不需要常规预防应用抗生素，但以下情况建议术前术后应用抗生素：①感染性结石；②留置输尿管支架管、尿管、膀胱造瘘管及肾造瘘管；③术前存在尿路感染、菌尿、尿细菌培养阳性者。

目前不主张体外冲击波碎石术前常规放置输尿管支架管。但对于孤立肾输尿管结石患者，置管有助于避免形成石街或急性尿路梗阻，所以强烈建议此种患者碎石前留置输尿管支架管。

（二）术中

同一位置的结石，原则上体外冲击波碎石术的次数为 3～5 次，若仍无法击碎结石，则应换用腔内手术治疗。建议对于肾结石连续两次碎石的间隔时间为 10～14 天，输尿管结石的间隔时间为 1 周。

（三）术后

术后辅助排石：患者行 ESWL 后可采取以下措施辅助结石排出。

1. 利尿排石　主要是通过大量饮水，增加尿量，从而促进结石的排出。是最经典、最简单的排石措施。建议每日饮水量 2500～3000ml，单次饮水量不低于 250ml。

2. 运动排石　ESWL 后前 3 天避免剧烈活动，防止肾损伤加重。之后可进行适量的运动，如步行、上下楼梯、跳绳等，促进结石排出。

3. 药物排石　α 受体阻滞剂可作为最推荐的排石药物之一。配合中成药（如三金排石汤、排石颗粒等）及针灸可以明显提高 ESWL 术后的排石率。

4. 体外物理振动排石　是目前倡导的一种主动排石的方法。通过物理振动排石机实现排石。

【典型病例】

李××，男，28 岁，主因"突发右腰痛 2 天"就诊于我院急诊。患者 2 天前无明显诱因突发右腰部剧烈绞痛，呈阵发性，伴恶心呕吐，向右下腹放射，伴肉眼血尿，无发热。为进一步诊治来我院急诊就诊。既往体健。查体示生命体征平稳，痛苦貌。右肾区叩击痛。全腹无压痛、反跳痛、肌紧张。行泌尿系 CT 检查提示右侧输尿管上段结石，直径 0.6cm，右肾轻度积水。诊断：输尿管结石（右）。

患者完善相关检查后，行急诊体外冲击波碎石术。使用液电式体外冲击波碎石机，给予能量 11kV，60 次/分的冲击波治疗，在冲击治疗 900 次以后，X 线下见结石影变淡，即停止治疗。在治疗过程中患者的症状就明显缓解，治疗结束后患者症状完全消失。嘱患者多饮水，服用排石药物。术后 2 周复查，见结石全部排出。

第三节 体外冲击波碎石术术后并发症及处理原则

一、急性并发症

1. 术后血尿 大多数患者在术后即刻或 24 小时内会出现肉眼血尿。血尿较轻，无须特殊治疗，嘱患者多休息，多饮水，1～2 天即可自行消失。如果血尿严重，需考虑有无肾实质损伤的可能，治疗按照肾挫伤的治疗原则处理。

2. 术后肾绞痛 ESWL 后肾绞痛的发生率为 2%～4%。一般用解痉止痛药物治疗均可缓解，必要时可行 ESWL 复振。若保守治疗无效，必须及时复查，根据复查结果，选择输尿管支架置入，或经皮肾造瘘术，或腔内手术治疗，以解除梗阻。

3. 心律失常 体外冲击波碎石术可引起包括各种期前收缩、心动过缓等心律失常。新一代的碎石机很少出现，但还是不推荐在没有抢救条件的医院使用体外冲击波碎石术治疗安装有心脏起搏器的结石患者。

4. 胃肠道反应 在碎石过程中，一些患者会出现恶心、上腹痛、呕吐等胃肠道反应。胃肠道反应较重时，可暂停治疗，让患者喝少量温水，做深呼吸，待患者症状缓解后再继续治疗，但应适当降低冲击电压。

5. 迷走神经反应 碎石过程中，偶有患者会出现迷走神经反应，表现为突然出现面色苍白、胸闷、血压下降、心率减慢甚至晕厥。停止冲击波治疗后患者常可自行缓解。

6. 皮肤损伤 表现为冲击波穿入部位皮肤红点、红斑及皮损。一般无须特殊处理。

二、近期并发症

体外冲击波碎石术后 48 小时至 3 个月内发生的并发症称为近期并发症。

1. 石街 是 ESWL 后大量碎石碎片短时间内在输尿管腔内堆积所致。石街形成的主要因素是结石大小。石街的处理重在预防，关键在于严格掌握 ESWL 适应证。对于无症状且不复杂的石街患者可以保守治疗，60%～80% 的石街可自发性排石；当石街合并尿路感染或发热时，首选经皮肾造瘘术；如不存在尿路感染，石街存在大块结石碎片可再次行 ESWL 或经输尿管镜碎石取石术。

2. 尿路感染 ESWL 后有部分患者会出现尿路感染，尿源性脓毒症的发生率为 1%～2.7%，严重者可发展为感染性休克甚至死亡，必须高度重视。治疗主要是抗感染治疗。如出现发热或体温降低、外周血白细胞计数升高或降低、心动过速、呼吸急促、血压下降等表现时，应立即按感染性休克处理原则治疗，同时应尽早置入输尿管支架管或行经皮肾造瘘术充分引流脓液。预防措施包括：①对于术前有尿路感染的患者，一定要给予充分的抗感染治疗，必要时给予有效的尿路引流后再行 ESWL；②结石粉碎应彻底，不要遗留较大颗粒；③对于高危患者，ESWL 前后均需预防性应用抗生素；④ESWL 治疗后形成石街时，应及时治疗。

3. 肾损伤 临床上常见的表现为肾包膜下血肿或肾周血肿，其中有症状的血肿发病率小于 1%。肾出血程度与冲击波能量、冲击次数直接相关。一般性肾损伤的处理原则同肾挫伤。绝大多数患者可采取保守治疗。少数血肿较大者，需行超声引导下穿刺引流。如果出现严重肾挫裂伤，保守治疗效果欠佳时，可考虑行选择性动脉栓塞或急诊肾修补术。预防措施为：①停用抗凝药物至少 1 周后再行 ESWL；②尽量在 ESWL 前控制好基础疾病；③操作时根据情况尽量降低冲击波能量和次数。

4. 心脑血管系统并发症　此种并发症极其少见，但却是最严重的并发症。有病例报道体外冲击波碎石术引起了心肌梗死和脑血管意外。ESWL 治疗钙化性腹主动脉瘤的患者时有引起动脉瘤破裂的风险。因此，对于该人群不建议行体外冲击波碎石术。

5. 肾外器官的损伤　在极少数情况下，体外冲击波碎石术可造成肾外器官的损伤，如肺损伤、肝脾血肿、胰腺血肿或急性胰腺炎、胃和十二指肠溃疡、肠穿孔、肠系膜充血或出血、肠黏膜下出血等。上述情况如出现应严密观察、及时发现处理，并请相关科室协助处理。

三、远期并发症

体外冲击波碎石术后 3 个月以上甚至数年后发生的并发症称为远期并发症。体外冲击波碎石术后远期并发症主要有高血压、糖尿病、结石复发、肾萎缩及输尿管狭窄等。这些疾病与体外冲击波碎石术的关系究竟如何，目前研究存在较大争议，还需要进一步的动物实验和临床研究予以明确。

思　考　题

1. 目前常用的体外冲击波碎石机的冲击波源有哪几种？
2. 体外冲击波碎石机的定位方式有哪些？
3. 哪些肾结石适合使用体外冲击波碎石术治疗？
4. 哪些情况行体外冲击波碎石术前后需要使用抗生素？
5. 体外冲击波碎石术有哪些中期并发症？

主要参考文献

陈兴发, 陈军, 贺大林, 等. 2019. 体外冲击波碎石的并发症及其防范. 现代泌尿外科杂志, 24(12): 979-982.

戴红军, 王钰君. 2003. 体外冲击波碎石的原理及临床应用的扩展. 医疗设备信息, 18(11): 32-33.

谷现恩, 吴非. 2020. 体外冲击波碎石术. 上海: 上海科技教育出版社.

黄健. 2020. 中国泌尿外科和男科疾病诊断治疗指南: 2019 版. 北京: 科学出版社.

孙西钊. 2005. 医用冲击波. 北京: 中国科学技术出版社.

孙西钊. 2006. 冲击波碎石术的发展历程 (上). 医疗卫生装备, 27(11): 24-26.

孙西钊. 2006. 冲击波碎石术的发展历程 (下). 医疗卫生装备, 27(12): 31-33.

吴阶平. 2004. 吴阶平泌尿外科学. 济南: 山东科学技术出版社.

叶章群, 邓耀良, 董诚, 等. 2010. 泌尿系结石 (第 2 版). 北京: 人民卫生出版社.

Argyropoulus A N, Tolley D A. 2007. Optimizing shock wave lithotripsy in the 21st century. Eur Urol, 52(2): 344-350.

Frick J, Sarica K, Kunit G. 1991. Long-term follow-up after extracorporeal shock wave lithotripsy in Children. Eur Urol, 19(3): 225-229.

Pearle M S, Nadler R, Bercowsky E, et al. 2001. Prospective randomized trial comparing shock wave lithotripsy and ureteroscopy for management of distal ureteral calculi. J Urol, 166: 1255-1260.

Rassweiler J J, Knoll T, Köhrmann K U, et al. 2011. Shock wave technology and application: an update. Eur Urol, 59: 784-796.

Skolarikos A, Alivizatos G, Rosette J. 2006. Extracorporeal shock wave lithotripsy 25 years later: complications and their prevention. Eur Urol, 50(5): 981-990.

第十一章　冲击波与泌尿系统疾病

体外冲击波用于治疗人类疾病已有 40 余年的历史。最早人们使用冲击波治疗泌尿系结石，从而使尿石症的治疗进入了微创时代。后来人们逐渐发现冲击波不仅有比如碎石这样的破坏性作用，还有很多重建或者再生性作用，由此冲击波可用于治疗多种骨科疾病，比如骨不连、跟痛症、网球肘、肩周炎等。近年来随着冲击波医学的发展，冲击波在泌尿外科的多种疾病，如阴茎海绵体硬结症、慢性前列腺炎/慢性骨盆疼痛综合征、勃起功能障碍、间质性膀胱炎、压力性尿失禁及糖尿病膀胱功能障碍等，都有着越来越广泛的应用。本章主要介绍体外冲击波治疗在除尿石症外的泌尿外科疾病的应用。

第一节　阴茎硬结症

一、概述及流行病学

阴茎海绵体硬结症是一种累及阴茎海绵体白膜的慢性炎症，又称阴茎纤维性海绵体炎、结节性阴茎海绵体炎（图 11-1）。此病由法国 Francois Gigot de la Peyronie 首次描述，所以又称 Peyronie 病（PD）。阴茎硬结症的发病率为 0.4%～9%，任何年龄均可发病，但是多发于＞40 岁的男性，高发于 55～60 岁。性功能障碍和糖尿病患者的患病率较高。

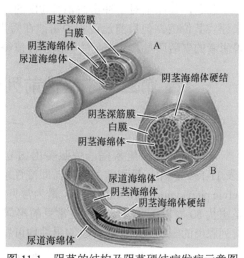

图 11-1　阴茎的结构及阴茎硬结症发病示意图

二、病因学

PD 的病因目前研究并不明确，目前认为此病与遗传因素和阴茎外伤后的炎症反应有关。目前最广泛接受的疾病病因学假说是白膜损伤。PD 最常见的风险因素是糖尿病、高血压、脂质异常、缺血性心脏病、勃起功能障碍、吸烟和过度饮酒。

三、分期及临床表现

阴茎海绵体硬结症根据临床表现可分为两个阶段：第一阶段为活动期，表现为阴茎松弛状态或勃起时疼痛，阴茎白膜中可触及结节或斑块，阴茎弯曲畸形（图 11-2）。通常从阴茎弯曲开始发展，约 1/3 的患者表现为阴茎无痛性弯曲。疼痛会逐渐缓解，病程持续 12～18 个月后趋于稳定。第二阶段为静止期，主要表现为阴茎无痛性持续畸形，由阴茎白膜成熟瘢痕引起。

四、治疗

治疗包括药物治疗（口服药物、病灶内注射药物及外用药物）、牵引装置和手术治疗（阴茎缩短手术、阴茎延长手术及阴茎假体植入术等）。目前非手术治疗疗效欠佳，加之手术治疗创伤大，疗效不确切，且并发症风险高，目前应用不多见。

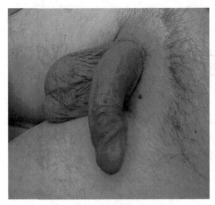
图 11-2　阴茎弯曲畸形

五、冲击波治疗

　　Butz 在第 13 届世界腔道泌尿外科大会上首次报道将体外冲击波疗法用于治疗 PD，结果显示冲击波治疗 PD 疗效显著。此后，Palmieri 等发表了第一项关于体外冲击波治疗 PD 的随机、双盲、安慰剂对照临床研究。结果显示，12 周后，冲击波治疗组的视觉模拟评分法（VAS）、勃起功能评分和生活质量评分与对照组相比明显得到改善。而斑块大小和勃起弯曲的角度与对照组相比无明显差异，但对照组中这些值的恶化表明低强度体外冲击波治疗可能对疾病进展具有潜在保护作用。Krieger 等进行的荟萃分析结果显示，冲击波治疗可以明显减轻阴茎勃起疼痛，但对于阴茎弯曲角度、斑块大小或勃起功能，冲击波作用则不太明显。目前所有的研究均证实冲击波治疗 PD 安全性良好，无明显并发症出现。

　　目前冲击波治疗 PD 的机制还不明确，但有两个假设：①冲击波可直接损伤和重塑阴茎斑块；②冲击波通过产生热量导致炎症反应，增加了该区域的血管分布和巨噬细胞活性，导致斑块溶解并最终引起斑块再吸收。

　　总之，临床上对于冲击波治疗 PD 的疗效目前还存在一定的争议，还需要更多的高质量研究来证实其价值。但目前已证实冲击波在短期内能显著缓解 PD 患者疼痛、改善勃起功能，明显改善患者的生活质量。其安全性和微创性值得人们进一步研究。

第二节　慢性前列腺炎/慢性骨盆疼痛综合征

一、概　　述

　　前列腺炎是一组疾病，按照美国国立卫生研究院（NIH）的分类标准，前列腺炎分为四型（表 11-1）。其中，Ⅲ型前列腺炎，即慢性前列腺炎/慢性骨盆疼痛综合征（chronic prostatitis/chronic pelvic pain syndrome，CP/CPPS）最为常见，约占前列腺炎的 90%。有关资料显示，慢性前列腺炎是困扰 50 岁以下中青年男性最常见的泌尿系统疾病。约有 50% 的男性一生中的某个时期会受到前列腺炎的影响。各个年龄段的男性均可发病，50 岁以下的成年男性发病率更高。

表 11-1　NIH 前列腺炎分型

Ⅰ型	急性细菌性前列腺炎
Ⅱ型	慢性细菌性前列腺炎
Ⅲ型	慢性前列腺炎/慢性骨盆疼痛综合征（CP/CPPS）
Ⅲ A 型	炎症性 CPPS
Ⅲ B 型	非炎症性 CPPS
Ⅳ型	无症状性前列腺炎

　　本病的致病机制尚不明确，目前研究认为该病与病原体感染、排尿功能障碍、精神心理因素、神经内分泌因素、免疫反应异常、氧化应激学说、盆腔相关疾病因素、下尿路上皮功能障碍等因素有关。

二、临床表现

1. 疼痛　CP/CPPS 最主要的临床表现为疼痛，常见的疼痛部位包括会阴区、睾丸、耻骨区及阴茎，此外还可见于尿道、肛周、腹股沟、腰骶部及下背部。部分患者会出现射精前、射精时或射精后疼痛。疼痛表现为长期（病程 3～6 个月甚至以上）、反复发作，可严重影响患者的生活质量，一部分患者因此产生严重的焦虑情绪，甚至觉得生不如死。

2. 排尿异常　尿道灼热或疼痛、排尿不适、尿频、尿急、尿痛、尿等待、尿不尽、尿后滴沥、大小便后出现"滴白"现象，严重时出现夜尿增多、排尿困难、尿线无力，甚至尿潴留等症状，可表现为终末血尿。

3. 性功能异常　性心理异常，同时伴有性欲降低，以致性兴奋或性活动明显减少。有些患者可发生不同程度的频繁遗精、勃起功能障碍、早泄、血精。

4. 其他症状　如消化道症状、神经精神系统功能紊乱等。

三、治　　疗

由于本病致病机制尚未明确，故虽然治疗方法较多，但疗效均不确切。药物治疗是主要的治疗手段。临床上最常用的药物有抗生素、α 受体阻滞剂、植物制剂、非甾体抗炎药、M 受体阻滞剂、抗抑郁及抗焦虑药和中草药等。这些药物大多存在着用药时间长、起效慢、不良反应多等缺点。此外，由于前列腺包膜坚韧，故能够到达前列腺组织中的血药浓度较低，治疗效果较不理想。其他的治疗方法包括前列腺按摩、生物反馈治疗、局部热疗、前列腺注射治疗等可能对少部分患者有效，但大多疗效欠佳。目前主张采取综合及个体化治疗。

四、体外冲击波治疗慢性前列腺炎/慢性骨盆疼痛综合征

Zimmermann 等首次报道了将体外冲击波疗法用于 CP/CPPS 患者的研究，结果显示：经过体外冲击波治疗后，受试者的慢性前列腺炎症状指数（CPSI）、视觉模拟评分（VAS）较治疗前均显著降低。随后，2009 年，Zimmermann 等首次报道了体外冲击波治疗慢性前列腺炎/慢性骨盆疼痛综合征的随机、双盲、安慰剂对照研究。结果显示，治疗后 12 周内，和对照组相比，冲击波治疗组患者的疼痛情况、生活质量和排尿功能得到了明显的改善，且没有引起任何的不良反应。证实冲击波治疗慢性前列腺炎/慢性骨盆疼痛综合征有效性及安全性均非常好。Mykoniatis 等进行的系统综述和荟萃分析结果显示，和对照组相比，冲击波治疗组患者的疼痛情况、慢性前列腺炎总体症状和生活质量在治疗后 1 个月、3 个月时得到明显的改善。然而，患者下尿路症状及勃起功能则无明显改善。目前的文献证实，体外冲击波在短期内（3 个月内）治疗慢性前列腺炎/慢性骨盆疼痛综合征效果明显，可以明显改善疼痛症状，改善患者的生活质量，但对于患者排尿症状及勃起功能是否有改善目前不明确，需要进一步的实验确定。

至于冲击波治疗慢性前列腺炎/慢性骨盆疼痛综合征的长期疗效，目前研究存在较大争议，还需要进一步的高质量的研究来证实。

体外冲击波治疗前列腺痛的具体机制可能包括：①冲击波可以将机械信号转化为生化或分子生物学信号，从而引起细胞释放出一系列的细胞因子以减轻疼痛；②过度刺激疼痛感受器，阻止疼痛神经冲动的传入，从而减轻疼痛；③改善微循环，松解局部粘连，降低肌肉张力和强直状态，从而缓解痉挛。

总之，体外冲击波治疗慢性前列腺炎/慢性骨盆疼痛综合征近期效果显著，可显著改善患者疼痛症状和生活质量，同时对于部分患者，可以改善排尿症状及勃起功能。且该疗法安全性良好，值得临床上大力推广使用。

目前，关于体外冲击波治疗勃起功能障碍（ED）的机制目前研究还不十分确切。现有的研究认为冲击波治疗 ED 的机制可能包括：①冲击波可促进趋化因子对干细胞的招募；②冲击波可以促进血管再生，改善阴茎的血液循环；③冲击波可以促进阴茎平滑肌的生成，从而直接或间接治疗 ED；④冲击波可促进神经重塑；⑤冲击波可造成一系列分子生物学改变。

综上所述，低强度体外冲击波治疗 ED 疗效显著，并且由于低强度体外冲击波治疗的微创性

和安全性，目前越来越多的临床医师选择低强度体外冲击波治疗 ED 患者。

第三节　体外冲击波在泌尿外科其他疾病中的应用

一、勃起功能障碍

详见第十二章。

二、间质性膀胱炎/膀胱疼痛综合征

间质性膀胱炎/膀胱疼痛综合征是一种严重影响患者生活质量的慢性疾病，其主要的临床表现为膀胱充盈时疼痛、尿频、尿急等。该病发病机制目前不明确。现有的治疗包括心理治疗、行为治疗、物理治疗、口服药物治疗、膀胱内药物治疗和手术治疗（经尿道手术、骶神经调节治疗、膀胱扩大术和膀胱全切加尿流改道术），治疗效果均不太满意。

Wang 等在间质性膀胱炎/膀胱疼痛综合征的大鼠模型实验中发现了低能量冲击波治疗减轻了疼痛行为，低强度体外冲击波治疗通过减少炎症反应、环氧合酶-2 和神经生长因子的表达，抑制了膀胱过度活动。其他的动物实验也证实，体外冲击波治疗对于间质性膀胱炎/膀胱疼痛综合征可能有一定的疗效。

三、压力性尿失禁

压力性尿失禁是影响女性生活质量的常见疾病，表现为尿液在打喷嚏、咳嗽、大笑或运动等腹压增高时出现不自主漏出。其危险因素包括：高龄、生育、盆腔脏器脱垂、肥胖、家族史及吸烟等。目前常用的治疗方法包括非手术治疗（生活方式干预、盆底肌训练、生物反馈、电刺激治疗和磁刺激等）和手术治疗（尿道中段吊带术、膀胱颈吊带术及尿道填充剂注射术）。非手术治疗总体疗效欠佳，而手术治疗创伤大，需要住院，费用高，并发症发生风险较大，所以部分压力性尿失禁的患者未得到有效治疗。

在一项冲击波应用于压力性尿失禁大鼠模型的实验中，研究者将大鼠随机分为冲击波治疗组和对照组，结果显示：对于压力性尿失禁的大鼠，冲击波治疗可以显著提高漏尿点压力，同时可促进血管再生，招募干细胞，促进尿道括约肌重建，从而可能为压力性尿失禁的患者提供一种无创的治疗方法。

四、糖尿病膀胱功能障碍

糖尿病膀胱病变是糖尿病晚期并发症，1 型糖尿病膀胱功能障碍的发生率为 48%，2 型糖尿病膀胱功能障碍的发生率为 25%。原因是糖尿病引起自主和末梢躯体多神经病变，膀胱感觉能力损害和逼尿肌过度扩张，晚期发生逼尿肌收缩力破坏和残余尿形成。Yang 等给糖尿病膀胱功能障碍大鼠模型进行低强度冲击波治疗，然后对标本进行组织学检测。结果显示，冲击波可以通过募集内源性干细胞释放的神经生长因子和血管内皮生长因子，从而改善膀胱的神经支配和血管生成，进而改善膀胱功能。

五、总结与展望

动物实验研究提示低能量体外冲击波对于间质性膀胱/膀胱疼痛综合征、压力性尿失禁、糖尿病膀胱功能障碍可能有一定的治疗作用，但目前相关领域临床研究较少，还需要进一步的研究来证实。

六、典型病例

病例 1：张××，男，46 岁，主因"会阴部疼痛 3 年"来诊。患者 3 年来持续会阴部疼痛，为胀痛，不剧烈，阵发性加重，久坐后疼痛明显。无排尿不适，无发热，无其他不适。就诊于当地医院，诊断为慢性前列腺炎，给予包括药物、理疗等多种治疗，效果欠佳。遂于我院就诊，诊断为慢性前列腺炎/慢性骨盆疼痛综合征，行低能量发散式体外冲击波治疗。第 1 次治疗后症状即明显减轻，疼痛评分由 8 分降至 3 分，患者非常满意。之后每周一次共 6 次治疗后，症状完全消失，疼痛评分 0 分。

病例 2：王 ×，男，35 岁，主因"车祸伤致骨盆骨折、尿道断裂伴勃起功能障碍 2 年"来诊。患者 2 年前因车祸致骨盆骨折，尿道断裂，于当地医院行骨盆骨折外架固定术及膀胱造瘘术，术后恢复良好。患者伤后即出现勃起功能障碍。1 年半前于我院行男性尿道重建术。术后恢复良好。现尿道通畅，排尿无异常，但阴茎仍无法勃起。服用磷酸二酯酶 5（PDE-5）抑制剂，效果欠佳。于我院行冲击波治疗，应用 ED 1000 低能量冲击波治疗机治疗，每周 1 次，共 6 周。治疗结束 1 个月后随访，患者阴茎勃起功能恢复，硬度 3 级，可完成性生活。患者对冲击波治疗效果满意。

【知识拓展】

众所周知，治疗阴茎海绵体硬结症、慢性前列腺炎/慢性骨盆疼痛综合征及勃起功能障碍的体外冲击波以低能量冲击波为主。既往的认知认为，低能量冲击波应为发散式压力波，而不应是聚焦式冲击波。实际上，目前应用于泌尿外科疾病的低能量冲击波不仅有发散式压力波，还有聚焦式冲击波。这种聚焦式低能量冲击波设备采用液电式波源，但释放出极低的冲击波能量，使得患者的治疗在保证有效性的同时，真正做到无痛无创。冲击波的焦斑并非一点，而是一个圆柱形区域，冲击波在这个较大的立体聚焦区内保持均匀有效的能量水平，可做到阴茎全覆盖。总之，随着技术的不断进步，冲击波在泌尿系疾病中应用必将越来越广泛，给更多的患者带来福音。

思 考 题

1. 除泌尿系结石外，体外冲击波还可以治疗哪些泌尿外科疾病？
2. 阴茎海绵体硬结症的典型临床表现是什么？
3. 慢性前列腺炎/慢性骨盆疼痛综合征最让人困扰的症状是什么？
4. 目前的研究证实，体外冲击波治疗对于慢性前列腺炎/慢性骨盆疼痛综合征的哪些症状效果明显？
5. 勃起功能障碍的发病有哪些危险因素？
6. 目前对于勃起功能障碍有哪些治疗手段？

主要参考文献

黄健. 2020. 中国泌尿外科和男科疾病诊断治疗指南 (2019 版). 北京: 科学出版社.

姜辉, 邓春华. 2017. 中国男科疾病诊断治疗指南与专家共识 (2016 版). 北京: 人民卫生出版社.

李鹏程, 陈鑫, 朱晓博, 等. 2018. 低强度体外冲击波治疗阴茎硬结症初步探讨 (附 32 例报告). 中华男科杂志, 24(4): 340-344.

吴阶平. 2004. 吴阶平泌尿外科学. 济南: 山东科学技术出版社.

Dong L, Chang D G, Zhang X J, et al. 2019. Effect of low-intensity extracorporeal shock wave on the treatment of erectile dysfunction: a systematic review and meta-analysis. Am J Mens Health, 13(2): 1-14.

Fojecki G L, Tiessen S, Osther P J S. 2017. Extracorporeal shock wave therapy (ESWT) in urology: a systematic review of outcome in Peyronie's disease, erectile dysfunction and chronic pelvic pain. World J Urol, 35: 1-9.

Gruenwald I, Appel B, Vardi Y. 2012. Low-intensity extracorporeal shock wave therapy: a novel effective treatment for erectile dysfunction in severe ED patients who respond poorly to PDE5 inhibitor therapy. J Sex Med, 9(1): 259-264.

Krieger J R, Rizk R J, Kohn T P, et al. 2019. Shockwave therapy in the treatment of Peyronie's disease. Sex Med Rev, 7: 499-507.

Mykoniatis I, Pyrgidis N, Sokolakis L, et al. 2021. Low-intensity shockwave therapy for the management of chronic prostatitis/chronic pelvic pain syndrome: a systematic review and meta-analysis. BJU Int, 128: 144-152.

Palmieri A, Imbimbo C, Longo N, et al. 2009. A first prospective, randomized, double-blind, placebo-controlled clinical trial evaluating extracorporeal shock wave therapy for the treatment of Peyronie's disease. Eur Urol, 56: 363-370.

第十二章　冲击波与勃起功能障碍

第一节　勃起功能障碍概论

一、定　义

勃起功能障碍（erectile dysfunction，ED）指阴茎持续不能达到或维持足够的勃起以完成满意的性生活，病程一般在 3 个月以上。ED 是男性最常见的性功能障碍之一，会严重影响患者及其伴侣的生活质量，同时也可能是心血管疾病的早期症状和危险信号。

二、流 行 病 学

美国马萨诸塞州男性老龄化研究表明：波士顿地区 40～70 岁男性 ED 患病率为 52%，其中轻度、中度、重度 ED 的患病率分别为 17.2%、25.2% 和 9.6%。新发 ED 患者中：1/4 的患者年龄小于 40 岁，且其中几乎 50% 的年轻男性主诉严重 ED。北京、重庆及广州 3 个地区城镇成年男性ED 的总患病率为 26.1%，其中 40 岁以上人群的患病率为 40.2%。

三、病 因 学

ED 分为三种类型：心理性 ED、器质性 ED 和混合性 ED（包括心理性和器质性 ED）。

1. 心理性 ED　常由于夫妻关系不和谐、工作或生活压力、抑郁、焦虑等导致。

2. 器质性 ED

（1）血管性疾病：血管性病变是 ED 的主要病因，占 ED 患者的 50%。并随着年龄增加其发病率也明显增加。

1）动脉性 ED：ED 同心血管疾病联系较为紧密，且二者有许多共同的危险因素，如年龄、糖尿病、血脂异常、肥胖、代谢综合征、高同型半胱氨酸血症、高尿酸血症、慢性肾病、阻塞性睡眠呼吸暂停、缺乏运动和吸烟等。

2）静脉性 ED：由阴茎白膜病变、海绵体平滑肌减少等问题所致。

（2）神经系统疾病：退行性疾病（多发性硬化、帕金森病、多发性萎缩等）、脊髓外伤或疾病；脑卒中、中枢神经系统肿瘤、盆腔手术后的神经血管束损伤等。

（3）药物性：抗抑郁药（5-羟色胺选择性再摄取抑制剂、三环类药物）；降压药（如噻嗪类利尿剂、β 受体阻断剂）、抗雄激素药物（GnRH 类似物和拮抗剂）、5α-还原酶抑制剂、抗精神病药。

（4）内分泌疾病：糖尿病、代谢综合征、性腺机能减退（如睾酮缺乏症、高催乳素血症）、甲状腺功能亢进症、垂体功能减退等。

（5）创伤性：阴茎折断、骨盆骨折。

（6）解剖结构性：尿道下裂、尿道上裂、阴茎海绵体硬结症、阴茎癌。

四、病理生理学

阴茎勃起是在神经内分泌调节下的血流动力学事件，需要神经、内分泌、血管、海绵体平滑肌及心理因素的密切协同完成。整个过程涉及海绵体动脉扩张、海绵体平滑肌松弛和静脉闭塞机制的激活。上述任何环节的病变均可导致 ED。

五、中医学认识

ED 在中医学中称为"阳痿"。其基本的病理变化是肝郁、肾虚和血瘀，其中肝郁是主要病理特点，肾虚是主要病理趋势，血瘀是最终病理结局。

六、治　　疗

治疗 ED 前应明确其原发基础疾病、危险因素及病因，确定适当的治疗方案。ED 治疗目标是全面康复：达到和维持坚硬的勃起，恢复满意的性生活。

1.患者教育　向患者及配偶讲解性反应所涉及的心理和生理过程，帮助其正确认识 ED。

2.治疗选择

（1）伴随可逆危险因素的 ED 患者生活方式及原发病的处理：诊断时需要识别 ED 的可逆危险因素，生活方式及针对危险因素的处理是第一步。特别是对于患有心血管疾病及代谢性疾病（如高血压、糖尿病、高脂血症）的患者，生活方式的改变益处很多。

（2）目前的治疗方案可以治疗 ED，但多数情况不能治愈 ED（年轻患者心理性 ED、创伤后动脉性 ED 和激素原因除外）。

3.治疗方法　目前的治疗方法分为一线、二线和三线治疗。

（1）一线治疗

1）口服药物治疗：磷酸二酯酶 5（PDE-5）抑制剂使用方便、安全、有效，是治疗 ED 的首选疗法，对 ED 治疗的总有效率达 80% 左右。目前常用的 PDE-5 抑制剂包括西地那非、伐地那非、他达拉非和阿伐那非。

2）真空勃起装置：真空勃起装置（VED）通过负压将血液吸入阴茎海绵体中，然后在阴茎根部套入缩窄环阻止血液回流以维持勃起。该方法适用于 PDE-5 抑制剂治疗无效或不能耐受药物治疗的患者，尤其适用于偶尔有性生活的老年患者。

3）冲击波疗法：低能量冲击波可作为血管性 ED 的重要治疗方法（详见本章第二节内容）。

（2）二线治疗

1）海绵体内血管活性药物注射：该方法适用于口服药物治疗无效的 ED 患者，药物包括前列地尔、罂粟碱、酚妥拉明及上述三种药物联合应用。

2）经局部/尿道内给药：可使用血管活性药物前列地尔。

（3）三线治疗：阴茎假体。其适应证包括：重度器质性 ED 口服一线治疗药物或其他治疗无效的患者或更偏好永久解决勃起问题的患者可考虑阴茎假体植入术。

第二节　冲击波治疗勃起功能障碍

一、冲击波治疗泌尿系统疾病的历史

从 20 世纪 80 年代开始，体外冲击波首次被报道成功应用在医学上经皮破坏人的肾结石。自此，正式开启了冲击波医学的临床应用史。至今，已有数百万人受益于这种非侵入性的物理治疗方法。冲击波碎石术应用的是高能量的聚焦式冲击波治疗机，患者需要浸泡在水浴中，并行全身麻醉或硬膜外麻醉，大量临床实践和研究证实该技术安全、有效、无创。由于冲击波碎石术中应用的是高能量冲击波，因此很多学者针对这种高能量声波从皮肤传递至结石的过程中，对周围软组织的可能副作用开展了大量的实验研究。在这些研究中，人们不但关注了高能量冲击波聚焦的区域，还关注了周围的低能量区域，并因此发现了冲击波对骨骼和软组织的破坏效应和再生效应。近些年的深入研究发现，冲击波的生物学效应具有一定程度的剂量依赖性，表现为高能量产生更多的破坏效应，而低能量产生更多的再生效应。

在 20 世纪 90 年代初期，基于体外冲击波对骨骼和软组织的影响，该技术开始逐步应用于肌肉骨骼和其他软组织疾病的治疗。因此，针对肌肉骨骼和软组织的聚焦式体外冲击波（focused extracorporeal shock wave，fESW）开始应用到临床。这种冲击波设备可以将冲击波聚焦到距离皮肤 4～6cm 深的组织内。与泌尿系统使用的碎石机不同，该设备适当降低了能流密度（energy flow density，EFD）并步进可调，同时需要超声耦联皮肤，骨骼相关疾病大多需要影像引导，而软组织疾病可以不引导。

2010 年，有学者首次在欧洲泌尿外科学杂志上报道低强度体外冲击波治疗（low-intensity extracorporeal shock wave therapy，Li-ESWT）可安全、有效地改善 ED，并显著改善阴茎海绵体的血流动力学。经过 10 余年的发展，现今，《欧洲泌尿外科协会性和生殖健康指南》和《勃起功能障碍中西医结合多学科诊疗指南》中将 Li-ESWT 推荐为 ED 的一线治疗手段。上述指南指出，Li-ESWT 对于 ED 具有良好的可行性及可能的康复性，未来可能发展为血管性 ED 的重要治疗方法之一。

二、冲击波治疗勃起功能障碍的现状

国内学者对 Li-ESWT 的研究发现，应用 Li-ESWT 治疗血管性 ED，患者勃起功能、国际勃起功能指数-5（international index of erectile function-5，IIEF-5）评分、勃起硬度评分（erection hardness score，EHS）评分及阴茎海绵体血流动力学等指标均显著改善，对依赖 PDE-5 抑制剂的血管性 ED 患者有良好的临床疗效，其中约 50% 受试者无须再用 PDE-5 抑制剂。甚至，Li-ESWT 对 PDE-5 抑制剂无效的严重血管性 ED 患者也具有一定治疗作用，并能提高其 IIEF-5 评分及改善阴茎海绵体血流动力学。虽然上述权威指南已将 Li-ESWT 推荐为 ED 的一线治疗手段，但所涉及的临床研究中应用的冲击波设备发生器类型（液电式、压电式、电磁式）、冲击波波形（聚焦、非聚焦）、设置参数（EFD、冲击次数、频率）及治疗方案（间隔周期、疗程、治疗部位等）不尽相同，故指南并未给出 Li-ESWT 治疗 ED 的具体方案。

三、冲击波治疗勃起功能障碍的循证临床实践

2010 年，Vardi 等研究者首次报道了低强度体外冲击波用于治疗 ED 的研究，结果显示，受试者在接受 Li-ESWT 治疗后勃起相关指标较治疗前也有较大提高，并且受试者的阴茎血管内皮功能也得到显著改善，结果令人鼓舞。随后，在 2011 年，Gruenwald 等报道了 Li-ESWT 应用于对 PDE-5 抑制剂无反应的 ED 患者的研究，结果显示：在接受 ESWT 治疗结束 1 个月后，患者的国际勃起功能指数-勃起功能专项（IIEF-EF）评分明显提高，阴茎血流动力学也得到显著改善；在 ESWT 结束 1 个月后，受试者重新开始口服 PDE-5 抑制剂治疗，1 个月后，受试者 IIEF-EF 评分进一步提高，72.4% 的患者最终勃起硬度≥3 级（即可顺利完成性生活）。提示低强度体外冲击波对于严重 ED 患者同样有效。2019 年，Dong 等发表了冲击波治疗 ED 的 Meta 分析，共总结了 7 篇高质量的随机对照研究（表 12-1），结果证实和对照组相比，Li-ESWT 可以显著提高 ED 患者的 IIEF-EF 评分，勃起硬度也可显著改善。目前所有的研究均未报道低能量冲击波治疗 ED 有明显的不良反应。

四、冲击波治疗勃起功能障碍的适应证和禁忌证

1. 适应证 血管性 ED。

2. 禁忌证 凝血功能障碍、出血倾向、严重阴茎畸形、阴茎假体植入术后、精神疾病、严重认知功能障碍等。

表 12-1 低能量冲击波治疗 ED 研究总结

研究	国家	随访时间	治疗周数	每次冲击次数	总冲击次数	样本量 治疗组	样本量 对照组	治疗前 IIEF-EF 得分 治疗组	治疗前 IIEF-EF 得分 对照组	IIEF-EF 评分变化 治疗组	IIEF-EF 评分变化 对照组	勃起硬度有效例数 治疗组	勃起硬度有效例数 对照组	ED 种类	设备型号
Vardi 等（2012）	以色列	1 个月	9	1500	18 000	40	20	12.6±0.75	11.5±0.86	6.7	3	31	7	血管性 ED	Omnispec ED 1000
Yee 等（2014）	中国	4 周	9	1500	18 000	30	28	10.2±3.8	10.2±3.8	5.3±5.5	3.8±3.6	–	–	血管性 ED	Omnispec ED 1000
Olsen 等（2015）	丹麦	5 周	5	3000	15 000	51	54	–	–	–	–	29	5	血管性 ED	Storz
Srini 等（2015）	印度	12 个月	9	1500	18 000	60	17	9.5	9.2	12.5	1.4	47	0	血管性 ED	Omnispec ED 1000
Kitrey 等（2016）	以色列	4 周	9	1500	18 000	37	18	7（中位）	8（中位）	5	0	20	0	血管性 ED	Omnispec ED 1000
Kalyvianakis 等（2017）	希腊	12 个月	9	1500	18 000	30	16	13.8±3.6	14.6±3.4	18.46±3.6	16.43±3.5	–	–	血管性 ED	Omnispec ED 1000
Fojecki 等（2017）	丹麦	4 周	9	600	3000	58	63	10.9	11.5	2.2	2.5	–	–	血管性 ED	FBL10

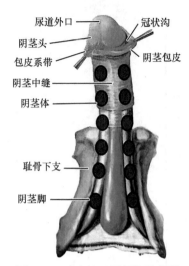

图 12-1 冲击波干预部位示意图
阴茎海绵体两侧、背侧、两侧阴茎脚选
6～12 个点

五、冲击波治疗勃起功能障碍的推荐临床方案

如前所述，指南尚未给出 Li-ESWT 治疗 ED 的具体方案。综合指南引用的 RCT 研究，推荐如下：

1. 冲击波参数设置 聚焦式体外冲击波治疗机（液电式、压电式、电磁式）或非聚焦式体外冲击波治疗机（电磁式）；EFD：$0.09\sim0.25\text{mJ/mm}^2$ 的耐受量；冲击次数：3000～5000 次。

2. 治疗方案（**图 12-1**） 治疗部位：阴茎海绵体两侧、背侧、两侧阴茎脚选 6～12 个点；治疗频次：1～2 次/周，间隔 2～3 天以上；疗程：4～8 周。

六、冲击波治疗勃起功能障碍的原理与机制

体外冲击波应用于碎石术时，主要发挥的是冲击波的直接机械效应。然而，体外冲击波治疗 ED 和其他软组织疾病时，主要发挥的是其机械化学信号转导效应。冲击波作为一种声波（机械波）刺激，通过其在不同组织界面的反射和折射，产生剪切力，并在组织液中产生空化效应，进而通过细胞膜表面的整合素、离子通道、细胞骨架等机械化学信号转导相关细胞结构和分子，将这种机械影响传导至细胞内，转化为化学信号级联反应，进一步影响基因转录、蛋白翻译等细胞生物学功能，最终影响疾病的发展与转归。这也得到了现代力学细胞学的证实与支持，力学细胞学主要研究的是作用于细胞/组织的物理力如何影响组织的发育、生理及疾病发展。

研究发现，Li-ESWT 治疗 ED 的机制（图 12-2），主要包括以下 5 个方面：①新生血管形成

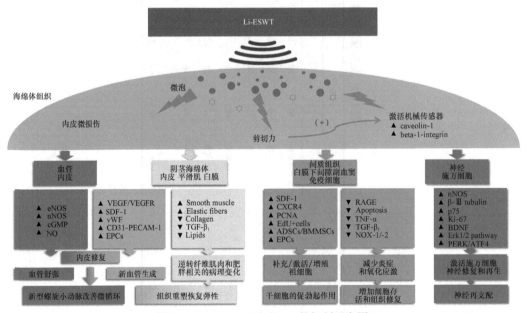

图 12-2 Li-ESWT 治疗 ED 的机制示意图

caveolin-1. 陷窝蛋白 -1；beta-1-integrin. 整联蛋白/整合素 β_1；eNOS. 内皮型一氧化氮合酶；nNOS. 神经型一氧化氮合酶；cGMP. 环磷酸鸟苷；NO. 一氧化氮；VEGF/VEGFR. 血管内皮生长因子/血管内皮生长因子受体；SDF-1. 基质细胞衍生因子-1；vWF. 血管性血友病因子；CD31-PECAM-1. 血小板内皮细胞黏附因子；EPCs. 内皮祖细胞；Smooth muscle. 平滑肌；Elastic fibers. 弹性纤维；Collagen. 胶原蛋白；TGF-β_1. 转化生长因子 β_1；Lipids. 类脂/脂质；CXCR4. 趋化因子 CXC 亚家族受体 4；PCNA. 增殖细胞核抗原；EdU+cells. 5- 乙炔基 -2′-脱氧尿嘧啶核苷 + 细胞；ADSCs/BMMSCs. 脂肪干细胞/骨髓间充质干细胞；RAGE. 糖基化终末产物受体；Apoptosis. 细胞凋亡；TNF-α. 肿瘤坏死因子-α；NOX-1/-2. 尼克酰胺腺嘌呤二核苷酸磷酸氧化酶-1/-2；β- Ⅲ tubulin. β-微管蛋白- Ⅲ；p75. 神经营养因子受体 p75；Ki-67. 抗原 Ki-67；BDNF. 脑源性神经营养因子；Erk1/2 pathway. 胞外信号调节激酶通路；PERK/ATF4. 蛋白激酶 R 样内质网激酶/活化转录因子4

与改善循环；②干细胞招募与激活；③免疫调节；④降低纤维化；⑤神经修复。其中，新生血管形成与改善循环是 Li-ESWT 治疗 ED 的核心机制。

第三节　冲击波治疗勃起功能障碍的创新研究——不同类型的冲击波对 ED 的临床疗效对比

　　研究证实，不同的冲击波发生器或不同的冲击波治疗方案，产生的生物学效应不同。21 世纪初期，弹道式压力波逐步进入体外冲击波市场。这种类型的压力波是由气压驱动的传导子高速撞击传导头产生的，通过耦合剂作用于人体组织。虽然按照严格的冲击波物理学定义，这种压力波并不算是真正的冲击波，但其同样具备冲击波的"空化效应"，该物理学效应是冲击波发挥生物学效应的核心机制之一。因此，该类型的压力波被学界称为"发散式压力波"或"发散式体外冲击波"（radial extracorporeal shock wave，rESW）。rESW 治疗相关软组织疾病的临床疗效很快得到证实，尤其是针对浅表软组织，并已进入相关临床指南。

　　既往体外冲击波治疗 ED 的研究主要集中在 fESW 与线性冲击波（linear extracorporeal shock wave，lESW）。rESW 较 fESW、lESW 作用范围广。临床现有 rESW 设备有气压弹道式和电磁式两种，由于气压弹道式 rESW 设备成本较低、易于操作，故应用气压弹道式 rESWT 设备治疗软组织疾病在临床上日趋广泛。然而，rESW 治疗 ED 的安全性及临床疗效有待探索。EFD 是冲击波最核心的技术参数之一。临床试验中的 EFD 在 $0.09 \sim 0.25 \text{mJ/mm}^2$ 范围内进行研究且取得较好疗效。rESW 能量在生物体内随着传播深度的增加而衰减。提高 EFD 有助于能量的渗透。较高的治疗能量是否取得更好疗效，目前未见对照研究。因此，已见研究初步探索了联合运用中低能量 rESW 治疗口服西地那非疗效不佳 ED 患者的有效性及安全性。

　　该研究选取 1 例口服西地那非疗效不佳的血管性 ED 患者，冲击波治疗方案如下，冲击波类型：rESW；冲击位点：两侧阴茎脚由下到上各 3 个点；阴茎两侧前中后各 3 个点；冲击频率：10Hz；冲击次数：300 次/位点，300×12 共 3600 次；治疗频率为 2 次/周。采用冲击波治疗仪（ShockMaster 300，Gymna，德国）。EFD：阴茎体 0.25mJ/mm^2、阴茎脚 0.29mJ/mm^2，治疗周期 2 个月。在治疗期间及治疗之后的随访阶段，患者未服用 PDE-5 抑制剂类药物。评价指标：治疗时局部的 VAS 评分，治疗第 1 个月、第 2 个月后及治疗后随访第 1 个月、第 3 个月，分别评价患者的 IIEF-5 评分、EHS 评级。结果显示：治疗两个月疗效良好，治疗后随访第 1 个月疗效得以维持，虽然治疗后第 3 个月有所下降，但较治疗之前仍有大幅提升，且治疗期间及随访第 1、第 3 个月患者未出现不良反应。可见对于口服西地那非疗效不佳的 ED 患者，联合运用中低能量 rESW 可取得较好的疗效和安全性。但该研究仅为个案报道且随访时间短，需设计随机对照试验及延长随访时间进一步确定疗效与安全性。

思　考　题

　　1. 简述 ED 定义。

　　2. 简述 ED 分类。

　　3. 简述 ED 治疗方法。

　　4. 简述冲击波治疗泌尿系统疾病的历史。

　　5. 简述冲击波治疗 ED 的现状。

　　6. 简述冲击波治疗 ED 的适应证和禁忌证。

　　7. 简述冲击波治疗 ED 的原理与机制。

　　8. 简述体外冲击波疗法治疗 ED 的可能发展方向。

主要参考文献

马文静, 刘保兴, 刘畅, 等. 2020. 联合运用中低能量发散式体外冲击波治疗口服西地那非疗效不佳勃起功能障碍的个案报告. 中国康复医学杂志, 35(10): 1252-1254.

Chaussy C, Brendel W, Schmiedt E. 1980. Extracorporeally induced destruction of kidney stones by shock waves. Lancet, 8207(2): 1265-1268.

Császár N B M, Angstman N B, Milz S, et al. 2015. Radial shock wave devices generate cavitation. PLoS One, 10(10): e0140541.

D'Agostino M C, Craig K, Tibalt E, et al. 2015. Shock wave as biological therapeutic tool: from mechanical stimulation to recovery and healing, through mechanotransduction. International Journal of Surgery, 24: 147-153.

Liu Y, Chen X D, Guo A Y, et al. 2018. Quantitative assessments of mechanical responses upon radial extracorporeal shock wave therapy. Adv Sci (Weinh), 5(3): 1700797.

Lu Z, Lin G T, Reed-Maldonado A, et al. 2017. Low-intensity extracorporeal shock wave treatment improves erectile function: a systematic review and Meta-analysis. European Urology, 71(2): 223-233.

Salonia A, Bettocchi C, Boeri L, et al. 2021. EAU Working Group on male sexual and reproductive health. European association of urology guidelines on sexual and reproductive Health-2021 Update: male sexual dysfunction. Eur Urol, 80(9): 333-357.

Schmitz C, Császár NBM, Milz S, et al. 2015. Efficacy and safety of extracorporeal shock wave therapy for orthopedic conditions: a systematic review on studies listed in the PEDro database. British Medical Bulletin, 116(1): 115-138.

Sokolakis I, Dimitriadis F, Teo P, et al. 2019. The basic science behind low-intensity extracorporeal shockwave therapy for erectile dysfunction: a systematic scoping review of pre-clinical studies. The Journal of Sexual Medicine, 16(2): 168-194.

第十三章　冲击波与皮肤创面

第一节　皮肤创面

创面是正常皮肤（组织）在外界致伤因子，如外科手术、外力、热、电流、化学物质、低温及机体内在因素（如局部血液供应障碍等）作用下所导致的损害。常伴有皮肤完整性破坏及一定量正常组织的丢失，同时皮肤正常功能受损，又称伤口或者创伤。各种原因引起的 2 周以内的创面均为急性创面，1 个月以上未愈合的创面称为慢性创面。

一、创面愈合过程

创面愈合（wound healing）是指由于致伤因子的作用造成组织缺失后，局部组织通过再生（regeneration）、修复（repair）、重建（reconstruction），进行修补的一系列病理生理过程。

（一）凝血期（coagulation phase）

从创面形成的一瞬间开始，机体首先出现的反应是自身的止血过程，这一过程包括一系列非常复杂的生物学反应。

首先是创面周围的小血管、毛细血管等反应性收缩使局部血流量减少，随之而来的是暴露的胶原纤维吸引血小板聚集形成血凝块。随后血小板释放血管活性物质，如 5-羟色胺及前列腺素等，使血管进一步收缩，血流减慢，同时释放的磷脂和 ADP 将吸引更多的血小板聚集。最后，内源性及外源性凝血过程也被启动。

（二）炎症期（inflammation phase）

创面形成的最初 2～3 天，由于局部血管的收缩，导致局部组织缺血，引起组胺（histamine）和其他血管活性物质的释放，使创面局部的血管扩张；同时，因坏死组织及致病微生物的存在，引发机体的防御反应（炎症反应），免疫细胞（如粒细胞和巨噬细胞）向创面移动和集中。

（三）修复期（reconstruction phase）

修复期又可以分为 2 个阶段：上皮再生（epithelialisation）和肉芽组织（granulation tissue）形成。这一时期为创面形成后的 2～24 天。

1. 上皮再生　首先是创面周缘健存的基底细胞开始增生，并向中心部位移行。与此同时，基底细胞的增殖刺激创面基底部毛细血管和结缔组织的反应性增生。

2. 肉芽组织形成　基底细胞的增生刺激肉芽组织的生长，同时巨噬细胞释放的生长因子，如血小板衍生生长因子（platele derived growth factor，PDGF）、转化生长因子-β（transforming growth factor-β，TGF-β）和转化生长因子-α（TGF-α）等，可加速肉芽组织的形成。

（四）成熟期（maturation phase）

当创面被再生的上皮细胞完全覆盖后，创面的愈合过程并没有完全结束，这是创面的成熟期。因为新生的肉芽组织和上皮细胞还需要进一步分裂分化、转型，使其力量增强，最后才使创面得以完全愈合。这一过程主要表现为以下 2 个方面：

第一，新形成的上皮细胞不断分裂，使表皮层增厚。

第二，肉芽组织内部转型。形成的胶原纤维排列发生改变，使新生的结缔组织力量增加；同时毛细血管数目减少，使创面局部颜色减退，从而接近于正常色。

二、慢性创面的分类与愈合延迟的原因

机体正常的皮肤及组织损伤后，在外因或内因作用下，接受 4 周或以上的正规治疗，无法通过及时、有序、正常的修复程序达到解剖及功能上的完整，也无明显愈合倾向的创面，以肉芽增生、创面瘢痕收缩为特征，临床上称为慢性创面。

（一）分类

1. 外伤性溃疡　主要指因严重骨折、烧伤或在其造成的组织缺损和病变基础上发生的溃疡。组织缺损较大、坏死组织较多和处理不当，是外伤性溃疡发生的主要原因。

2. 压迫性溃疡（压疮）　是指身体骨隆起部位长期过度受压发生的溃疡。常见于：①偏瘫、截瘫患者存在运动、感觉麻痹，没有经常翻身；②深度昏迷、大面积烧伤、长时间全身麻醉、石膏绷带包扎过紧等情形；③慢性消耗、营养不良、负氮平衡等长期卧床不起的患者，无力变换体位。

3. 放射性溃疡　是指患者由于恶性肿瘤切除术后接受放射性治疗所致的溃疡，常见于头颅、胸骨前、乳腺、锁骨上方等部位。表现为：溃疡大小不一、深浅不等，溃疡基底凹凸不平，肉芽组织生长不良且污秽，常有纤维素样物覆盖，多伴有细菌感染，边缘不整、潜行，周围有硬似"皮革状"的瘢痕组织，外周皮肤变薄、色素沉着。

4. 静脉淤血性溃疡　是指在静脉回流障碍的基础上轻微外伤或感染后发生的溃疡，多见于下肢。静脉淤血性溃疡好发于小腿下 1/3 处，特别是内踝上方。常表现为色素沉着，皮肤萎缩变薄、变脆，溃疡大小不一、形态不规则，溃疡较浅、基底不平，周围皮肤硬化。

5. 动脉缺血性溃疡　是指在动脉供血障碍的基础上，轻微外伤或感染后发生的溃疡，多见于下肢。造成动脉缺血性溃疡的常见原因有：糖尿病血管病变、血栓闭塞性脉管炎和闭塞性动脉硬化。

6. 感染性溃疡　一般溃疡均有继发性感染，感染性溃疡主要是指因真菌、结核分枝杆菌等特殊性感染发生的溃疡，也包括因化脓性感染所致的溃疡。

7. 恶性溃疡　包括癌性溃疡和溃疡癌变两类，前者如鳞状上皮细胞癌和基底细胞癌，后者是指上述各种溃疡，长期不愈，因炎症持续刺激而继发癌变。

（二）创面愈合延迟的原因

1. 创面皮肤缺损过大　外科常见的 Ⅱ 度以上的烫伤、颈痈、背痈切开引流后的大块皮瓣坏死，下肢静脉曲张引起的腿部慢性溃疡及糖尿病患者软组织感染坏死等，如果皮肤缺损过大时，常规换药难以使创面愈合。

2. 创面感染　是影响创面愈合延迟的最常见原因，除了金黄色葡萄球菌、链球菌、大肠埃希菌感染外，还存在铜绿假单胞菌、结核杆菌及真菌感染的可能。感染后产生的毒素和酶能引起组织坏死，基质和胶原纤维溶解，加重组织损伤和延缓创面愈合。

3. 创面内异物　被锐利的钉、木刺、玻璃等物品伤害后进行清创时（尤其在急诊包扎处理时）有细小异物遗留于伤口内，这种留有异物的伤口很难愈合。

4. 肉芽水肿　反复不正规换药操作等原因，致伤口肉芽水肿，水肿的肉芽呈淡白或淡红色，分泌物多，且高出皮肤，使伤口难以愈合。

5. 全身营养不良　患有肿瘤、糖尿病、结核等慢性消耗性疾病者，多数全身营养较差，机体抵抗力弱。严重的蛋白质、维生素 C 和微量元素锌缺乏都会影响伤口愈合。

6. 其他　伤口内有血肿、引流不畅、缝合皮肤对合不良等因素，也是导致伤口愈合延迟的原因。

三、慢性创面的治疗

慢性创面的局部治疗服从全身治疗，病因治疗服务于创面处理。在准确评估创面后，适当的创面处理、合适的敷料覆盖及适时的创面闭合在加速创面愈合中有重要作用。

（一）彻底清创

清创是防止创面感染的重要措施，及时闭合伤口又是防止组织进一步发生坏死的手段。可以选择物理清创、自溶性清创、生物清创和酶学清创等方式。

（二）选择合适的特殊敷料

特殊敷料依据其作用特点可分为透明敷料、水胶体敷料、泡沫敷料、水凝胶敷料、藻酸盐敷料、银离子敷料、生物型创面基质敷料等。目前比较有希望的外用新型敷料为脂胶体-纳米低聚糖因子。

（三）负压疗法

负压疗法（negative-pressure therapy，NPT）就是在创面表面通过密闭敷料给予一个可控的负压环境，从而达到促进创面愈合的一种治疗方法。NPT可引流渗液、为创面提供湿性愈合环境；密闭环境可以隔绝外界细菌，减少创面感染；减少创面边缘的横向张力，缩小创面面积等。近年来，大量研究证实，NPT能促进创面愈合，较标准治疗更具有良好的成本效益，现已广泛地应用于各种创面。

（四）干细胞治疗

对缺少动脉流出道、无法进行动脉旁路移植或介入治疗的患者及本身不能够耐受手术创伤的下肢缺血患者，可考虑进行自体干细胞移植，目前有研究取得初步的疗效。

（五）皮肤移植

对无骨、肌腱、重要脏器外露，且肉芽生长良好，局部出血活跃的慢性创面皮肤移植是最简单有效的方法。

（六）皮瓣移植

对于一些复杂的，伴有骨、肌腱、重要血管神经及脏器外露的慢性创面，则需要进行皮瓣移植。

四、体外冲击波治疗

（一）体外冲击波治疗促进皮肤创面愈合的机制

体外冲击波治疗（ESWT）促进创面愈合的机制尚不是十分清楚，研究显示与多种因素有关，目前认为主要是通过促进创面微细血管再生，刺激创面基质细胞增殖和分化，抑制创面的炎症，从而促进创面愈合。

1. 促进创面微细血管的生成　微细血管的再生和局部组织微循环的改善，对于创面的愈合有非常重要的作用。Kim等研究认为体外冲击波（extracorporeal shock wave，ESW）作用于软组织的压力和应力可使细胞发生弹性形变，调节胞外信号调节激酶（extracellular signal-regulated kinase，ERK）的功能，激活缺氧诱导因子（hypoxia-inducible factor，HIF），使其与创面组织内多种促血管生成基因的启动子结合，诱导和增加包括内皮型一氧化氮合酶（endothelial nitric oxide synthase，eNOS）、基质细胞衍生因子（stromal cell derived factor，SDF）、血管内皮生长因子（vascular endothelial growth factor，VEGF）及增殖细胞核抗原（proliferating cell nuclear antigen，PCNA）等血管生成相关生长因子以及趋化因子的早期表达，诱导创面新血管的形成，促进创面组织的再生和修复。

2. 刺激创面基质细胞的增殖与分化　研究表明ESW刺激机体组织引发的机械-生物学信号转化是一种许多类型细胞都很敏感的生物途径，它可能打开或增强既往沉默基因，通过激活ERK、蛋白酪氨酸激酶（protein tyrosine kinase，PTK）及核结合因子等信号调节途径诱导干细胞的增殖和分化。Aschermann等发现ESW处理后的慢性创面中角质形成细胞增生活跃且细胞迁移活动增强，细胞增殖调控基因表达增强，成纤维细胞增殖活跃。Yang 等的研究结果表明低能量 ESW 处理后的糖尿病大鼠伤口愈合强度显著增强且创面中羟脯氨酸含量增加，大量增殖的成纤维细胞及新生胶原纤维聚集在创伤部位，这些基质细胞的增殖为创面的愈合创造了良好的基础。

3. 抑制创面的炎症反应 ESW 通过机械刺激直接作用于细菌的细胞膜或细胞壁，增加其通透性，产生杀菌效果；刺激小鼠糖尿病创面后促使血小板内皮细胞黏附分子-1（platelet endothelial cell adhesion molecules-1，PECAM-1）表达增加，抑制异常中性粒细胞浸润，降低异常升高的巨噬细胞炎症蛋白（macrophage inflammatory protein，MIP）水平，诱导 TGF-β、胶原 I 和胶原 III 的 mRNA 表达，刺激创面内成纤维细胞增殖和细胞外基质代谢，减轻局部炎性反应。

（二）皮肤创面行 ESWT 的适应证和禁忌证

1. 适应证 ①手术或外伤性溃疡；②压迫性溃疡；③静脉淤血性溃疡；④动脉缺血性溃疡；⑤感染性溃疡；⑥神经营养不良性溃疡。

2. 禁忌证 ①有严重心脏病、心律失常及高血压；②安装心脏起搏器；③未治愈的出血性疾病；④血栓形成患者；⑤恶性肿瘤患者；⑥孕妇；⑦严重的认知障碍或精神疾病患者。

（三）ESW 治疗皮肤创面的方法

1. 治疗前准备 治疗前一般无须使用麻醉药物和抗生素，先向患者解释 ESW 治疗的程序和注意事项，争取获得患者的配合。将冲击波治疗头涂抹耦合剂后用一次性无菌薄膜包裹并固定，防止治疗头前端有空气，或在创面覆盖无菌薄膜防止交叉感染。

2. 体位与定位 ①体位：可根据患者创面部位选择适合体位以便充分暴露创面。臀部压疮多选择俯卧位或侧卧位，糖尿病足多选择仰卧位或侧卧位。②定位：临床常用体表解剖标志确定治疗部位，选择创面、创面边缘的皮肤及潜行区域做好标记，作为 ESW 治疗覆盖的区域。

3. 治疗方法

（1）一般选择发散式压力波治疗，设置参数：能流密度为 0.05～0.11mJ/mm²，频率为 4～8Hz，聚焦式冲击波能量较发散式压力波稍大，能流密度为 0.12～0.25mJ/mm²，频率为 1～2Hz；根据创面面积按 100～500 脉冲/cm² 设置每次的冲击数量，一般常用 100 脉冲/cm²。

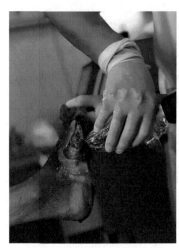

图 13-1 ESW 治疗创面

（2）常规清理创面后，在创面均匀涂抹一次性无菌耦合剂，选择移动法，手持冲击波手柄，使治疗头紧贴创面并保持垂直角度，缓慢移动，移动范围覆盖创面、潜行区域和创面边缘的皮肤。治疗时遇到肉芽组织生长良好的部位可加快移动的速度，在循环较差的部位可减慢移动速度并酌情增加冲击的次数（图 13-1）。

（3）冲击波治疗结束后清除耦合剂，再次清洁创面，消毒并以合适敷料包扎保护。根据渗液量每 1～2 天清洗一次创面并更换敷料。

（4）ESW 治疗一般每周 1～2 次，4～5 次作为一个疗程，根据创面大小确定治疗的次数。

（四）ESW 治疗皮肤创面的典型病例

1. 主诉 机车伤致左下肢伤口不愈合 2 月余。

2. 现病史 患者于 2018 年 6 月 8 日在工作时不慎被机车轧伤左小腿，急送某市某医院诊治，当天急诊手术行左小腿清创术＋胫神经、腓总神经探查术＋胫前、后动脉体查术＋负压封闭引流（vacuum sealing drainage，VSD）术＋石膏托固定术，6 月 15 日行左小腿溃疡修补术＋VSD 术，7 月 3 日行左小腿游离皮瓣修复术＋右大腿股前外侧皮瓣制备＋血管吻合＋石膏托固定术，在 7 月 26 日行左足跟清创扩创延期植皮术＋VSD 术，术后患者左足跟部遗留两个创面未愈合，遂于 2018 年 8 月 13 日收入康复科进一步诊治。

3. 诊断　①左小腿、足挤压伤；②左小腿、足跟撕脱伤；③开放性腓骨骨折术后。

4. 治疗前后相关检查　2018 年 8 月 14 日行左侧小腿 X 线检查提示：左侧腓骨远端粉碎性骨折内固定术后。8 月 15 日创面分泌物培养提示铜绿假单胞菌感染，左下肢超声提示：左侧胫前动脉中下段及胫后动脉中段显示不清（术后改变？）。左侧足跟部分别有 2.2cm×2.8cm 和 4cm×5cm 的两个创面（图 13-2A）。

5. 治疗过程　每次治疗前先对创面进行清洗消毒处理，使用 XY-K- MEDICAL 型体外冲击波治疗仪，选用 D-20 治疗头，能量 1～1.2bar，频率 8Hz，根据创面大小冲击治疗 2000～4000 次，每周治疗 1 次，连续治疗 6 周。治疗时冲击波治疗头使用一次性无菌膜包裹，采用一次性无菌医用耦合剂涂抹在创面及周围皮肤，结束后再次仔细清洗消毒创面，以敷料包扎保护。创面换药一般每 2 天一次。因为患者血管损伤重，制动时间长，微循环差，刚转笔者所在科时，足部和小腿肿胀明显，笔者选用 AV100X 型脉冲气压治疗仪在足底进行每天 2 小时的脉冲气压治疗，足部的肿胀明显消退。经过大约 7 周的治疗，患者两个创面均完全愈合，避免了再次手术植皮（图 13-2）。

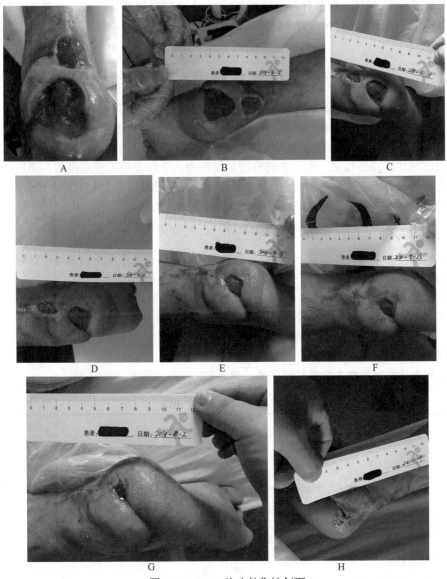

图 13-2　ESW 治疗外伤性创面
A. ESW 治疗前；B. ESW 治疗 1 周后；C. ESW 治疗 2 周后；D. ESW 治疗 3 周后；E. ESW 治疗 5 周后；
F. ESW 治疗 6 周后；G. ESW 治疗 7 周后；H. ESW 治疗 8 周后

思 考 题

1. 临床处理皮肤创面时预防感染很重要，ESW 治疗时该怎样预防创面的继发感染？
2. ESWT 应用于创面治疗时是否可以联合其他康复治疗？
3. ESW 是否可以应用于恶性溃疡？
4. 不同的创面形成机制不一样，针对不同类型的创面采用 ESW 治疗时如何选择剂量？
5. 外伤性创面在伤口有异物时是否可以选择 ESW 治疗？该如何处理？

第二节　糖 尿 病 足

糖尿病足（diabetic foot，DF）是指糖尿病患者踝关节以远的皮肤及其深层组织破坏，常合并感染和（或）下肢不同程度的动脉闭塞症，严重者累及肌肉和骨组织。在我国 50 岁以上糖尿病患者 DF 的发病率达到 8.1%。据估计，全球每 20 秒就有 1 例糖尿病患者截肢，截肢患者死亡率高达 22%。DF 患者花费巨大，约占整个糖尿病医疗费用的 1/3，是一个造成社会沉重负担的重大公共卫生问题。

一、DF 的危险因素及筛查

糖尿病周围神经病变（diabetic peripheral neuropathy，DPN）、下肢动脉病变（lower extremity arterial disease，LEAD）和足畸形是 DF 发病风险增加的 3 个主要因素，早期识别和及时有效干预 DF 的危险因素对于 DF 的防治有非常重要的意义，但由于高危足的筛查及管理方法不统一，检查耗时，导致临床实际操作性差。有学者研究高危足筛查、分级及干预规范流程，通过增加粗筛环节，若病史询问发现患者至少有 1 项危险因素，才进入细筛流程，这样通过粗筛缩小了筛查范围，节省了人力和时间成本，保证筛查的特异性，值得临床推广应用。

（一）DPN 的筛查

1. 远端对称性多发性神经病变　是 DPN 的常见类型。所有 2 型糖尿病患者确诊时和 1 型糖尿病患者诊断后 5 年，应进行 DPN 筛查，随后至少每年筛查一次。

2. 有典型症状者易于诊断，无症状者需要通过体格检查或神经电生理检查作出诊断。临床筛查 DPN，推荐联合应用踝反射、针刺痛觉、振动觉、压力觉、温度觉 5 项检查方法。

3. 用 128 Hz 音叉评估振动觉，10 g 尼龙丝评估压力觉判断足溃疡和截肢的风险，适用于基层医疗单位或大规模人群筛查。

4. 根据有无远端对称性多发性神经病变，确定 DF 筛查的频率，见表 13-1。

表 13-1　DF 筛查频率

分类	临床特征	筛查频率
0	没有周围神经病变	一年一次
1	有周围神经病变	每 6 个月一次
2	有周围神经病变合并周围血管病变和（或）足畸形	每 3～6 个月一次
3	有周围神经病变合及足溃疡的病史或者截肢病史	每 1～3 个月一次

（二）LEAD 的筛查

对于 50 岁以上的糖尿病患者，应该常规进行 LEAD 的筛查，以全面评估下肢血管状况。伴有 LEAD 发病风险因素（如心脑血管病变、血脂异常、高血压、吸烟或糖尿病病程 5 年以上）的糖尿病患者每年至少筛查一次。对于有足溃疡、坏疽的糖尿病患者，不论其年龄均应该进行全面的动脉病变检查及评估。具体筛查路径如图 13-3 所示。

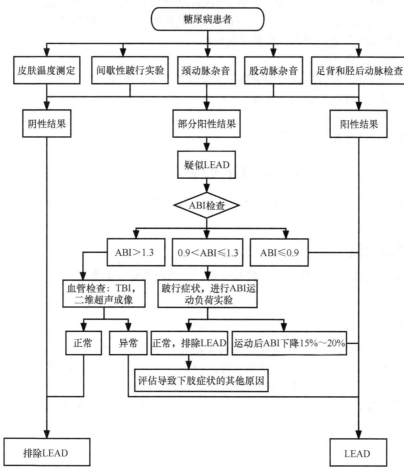

图 13-3　下肢动脉病变（LEAD）的筛查路径
ABI. 踝肱指数；TBI. 趾肱指数

二、DF 的分型和分级

（一）DF 的分型

引发糖尿病足溃疡（diabetic foot ulcer，DFU）的主要原因是神经和血管病变，根据病因将 DF 分为神经性、缺血性和混合性三种。

1. 神经性 DF　足溃疡多位于足部压力增高处，如足底、足侧缘、胼胝深部和骨畸形突出部位。常存在角化过度的组织，伤口表浅，边缘不规则，呈潜行性，伴感觉缺失，皮肤温暖，局部血液循环尚好，足背和（或）胫后动脉搏动可触及。

2. 缺血性 DF　溃疡多见于足缘、趾端、踝部和易反复受力摩擦的部位。伤口大小呈穿孔状，较深，边缘平坦、清晰，伤口床呈灰白色、黄色或黑棕色，肉芽组织很少，周围皮肤发白发亮，严重时色泽暗且伴静息痛，温度偏低，创面较干燥，渗血少，可见周围毛发缺失，足背和（或）胫后动脉搏动极弱或不可触及。

3. 混合性 DF　最常见，以足部远端发生较多。同时有神经性溃疡和缺血性溃疡的特点。

（二）DF 的分级

分级是 DF 治疗的第一步，准确分级对治疗方法的选择和预后判断很重要。临床上 DF 分级方法有很多种，各有优缺点，有 Wagner 分级、Texas 法分级、PEDIS 分级系统、李仕明分级法等，目前最经典的是 Wagner 分级，分级越低，保守治疗效果越好，分级越高截肢风险越大。

0 级：有发生溃疡的危险因素，目前无足溃疡。

1 级：表浅溃疡，临床无感染。

2 级：较深的溃疡，常合并软组织感染，无骨髓炎或深部脓肿。

3 级：深部溃疡，伴有脓肿或骨髓炎。

4 级：局限性坏疽。

5 级：全足坏疽，坏疽影响整个足。

三、DF 的临床治疗

DF 的治疗需要综合处理，包括对症支持治疗，限制活动、减轻体重、抬高患肢以利于下肢血液回流，减轻水肿等。

（一）严格控制血糖

首选胰岛素控制血糖，积极纠正酮症酸中毒、低蛋白血症、心脑肾并发症及影响创面愈合的各种不良因素。

（二）局部清创

任何存在感染、坏死组织的创面都需要有效清创，这是治疗 DF 的关键。合理的清创频率是伤口愈合的独立影响因素，及时清除感染和坏死组织，有利于控制创面的感染，加速肉芽组织生长与促进创面的愈合。严格把握清创时机，过早或过迟清创，都不利于伤口恢复，如对于干性坏疽可待坏疽范围局限，与周围正常组织分界清楚时再行处理；对于湿性坏疽应及时切开引流以达到创面减压的目的。常用的清创方法包括手工机械清创、自溶性清创、酶学清创、无菌蛆虫清创、敷料清创等。

（三）抗感染

抗感染治疗要建立在充分有效清创的基础之上，在使用抗菌药物之前应进行创面病原菌培养及药敏试验；抗菌药物的选择推荐降阶梯原则，尤其是严重足感染，应根据当地（或医院）的细菌谱及细菌耐药情况，结合患者感染分级，经验性地应用相对广谱的抗菌药物治疗，直到患者病情缓解，然后再结合微生物检查结果，调整抗菌药物治疗。

（四）缺血性足溃疡治疗

1. 药物治疗　对于血管病变不是非常严重或者没有手术指征患者，可采用内科保守治疗，治疗主要使用扩血管和改善血液循环的药物。

2. 血管重建　对于血管病变严重者，在保守治疗的基础上，应行血管重建术。其方法有血管搭桥术、动脉内膜切除术、带蒂大网膜移植术、经皮血管腔成形术等。

3. 截肢术

（1）无论是周围神经病变，还是周围血管病变，伴或不伴感染，足趾出现坏疽或小腿、足部已出现严重感染者，为防止感染扩散危及生命，截肢是唯一的选择。

（2）对于坏疽根据情况选择截肢时机，若患者在休息时有疼痛及广泛的血管病变不能行血管重建时，应果断截肢。

（3）截肢平面的确定基于适当的血供、坏死组织的范围，理想的平面是在保证创面完全愈合的最远端，在最大保留下肢功能的前提下，尽可能降低截肢平面。

（4）近20年来，我国DF大截肢率从12.1%降至2.14%，从而降低了DF的社会和经济负担，但小截肢率没有变化，仍旧是15.92%。由此可见，综合干预特别是外科血管重建的技术能解决大血管的问题，但小血管和微循环的问题尚无有效办法。

4. 其他治疗　高压氧治疗、紫外线照射、干细胞移植术等。

（五）神经性足溃疡的治疗

1. 改变足部异常应力　90%的神经性溃疡可通过合理的保守治疗而愈合。处理关键是通过足部压力测试了解压力分布情况，然后利用特殊矫形鞋子或矫形器来改变患者足部压力。

2. 改善神经功能　可用B族维生素、神经生长因子等药物促进神经细胞核酸及蛋白合成、促进轴索再生髓鞘形成。

3. 覆盖敷料　根据创面的不同情况，选择特殊敷料有助于促进溃疡愈合，防止伤口进一步受损，减少感染的风险，保持伤口愈合的理想环境。

4. 截肢　积极保守治疗后仍发生坏疽，应及时予以截肢。

四、DF 的冲击波治疗

（一）适应证和禁忌证

1. 适应证　所有神经性、缺血性、混合性DF患者，一般Wagner分级1～3级的DFU可以给予ESW治疗。

2. 禁忌证　严重的感染、局部活动性出血、血栓形成、2个月内接受化疗、骨髓炎、严重的认知和精神病患者、严重的心律失常、安装心脏起搏器。

（二）ESW 治疗 DFU 的机制

1. 增加局部组织的血流灌注和促进组织再生　DFU较一般的创面要复杂很多，除了合并膝关节以下的血管闭塞或狭窄外，常常也伴有微循环的障碍，足背动脉弓以上的血管尚可选择外科手术的方法解除狭窄问题，远端微细血管闭塞就没有更好的办法了，而局部组织血液循环和组织再生能力的高低决定了创面愈合的速度。研究表明ESW的空化效应可以直接疏通已经闭塞的毛细血管，从而起到增加血流灌注的作用，也可通过多种促血管生成因子的共同作用促使新生毛细血管生长，改善局部组织的血液循环，提升缺血皮瓣的成活率。

2. 抗感染　慢性创面的组织损伤使伤口长时间处于高炎症状态，其特征是大量中性粒细胞浸润。创面部位的病原微生物导致的炎症反应也是导致创面延迟愈合或不愈合的一个重要原因。Kuo等研究指出ESWT可使创面的白细胞浸润减轻，减少肿瘤坏死因子-α（TNF-α）的表达，从而减轻创面的炎症反应，缓解局部红肿，减少炎症渗出。Von Eiff等报道ESWT能杀灭创面的定植细菌——金黄色葡萄球菌，也有学者研究认为ESWT可以破坏包裹在金黄色葡萄球菌外围的生物膜，从而达到抑菌的目的。这可能与ESW的剪切力作用到细菌的细胞膜和细胞壁，增加其通透性有关，从而直接杀灭细菌，也有可能是因为增加了创面局部血液循环，提升了局部抗菌药物的浓度而起到抗菌效果。当然ESW的抗感染机制是否有其他物理或是生物效应，尚需进一步研究来证实。

（三）ESW 治疗 DFU 的方法

1. 治疗前准备　治疗前一般无须使用麻醉药物和抗生素，先向患者解释ESW治疗的程序和注意事项，争取取得患者配合，将冲击波治疗头涂抹耦合剂后用一次性无菌薄膜包裹并固定，防止治疗头前端有空气，或在清洁创面覆盖无菌薄膜防止交叉感染。

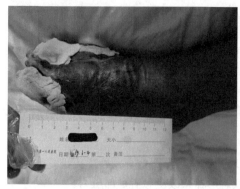

图 13-4　用记号笔标记出 ESW 治疗的区域

2. 体位与定位　体位：一般以仰卧或侧卧位为主，患者可根据创面部位选择适合体位以便充分暴露创面。定位：临床常用体表解剖标志确定治疗部位，选择创面、创面周围 2～3cm 的皮肤以潜行区域作标记，作为冲击波治疗覆盖的区域（图 13-4）。

3. 治疗方法

（1）一般选择发散式压力波治疗，设置参数：能流密度为 0.05～0.11mJ/mm²，频率为 4～8Hz；若选择聚焦式冲击波能流密度为 0.12～0.25mJ/mm²，频率为 1～2Hz；根据创面面积按 100 脉冲/cm² 设置每次的冲击数量。

（2）操作者戴无菌手套，常规清理创面，一定要彻底清除坏死组织和分泌物，然后在创面均匀涂抹一次性无菌耦合剂，选择移动法。手持冲击波手柄使治疗头紧贴创面并保持垂直角度，缓慢移动，一边移动一边观察创面的形态，避免治疗头下面有间隙；移动范围覆盖创面、潜行区域和创面周围 2～3cm 的皮肤，也可以选择狭窄或闭塞血管的供血区域。DF 患者往往有感觉障碍，治疗时应关注患者的反应和创面状态，及时调整冲击治疗量和移动速度。遇到创面肉芽组织生长良好的部位可加快移动速度，避免局部渗血；在微循环较差的部位可减慢移动速度并酌情增加冲击的次数；在骨凸明显或是软组织较少的创面，避免大力按压冲击波手柄，从而减少患者的不适感（图 13-5）。

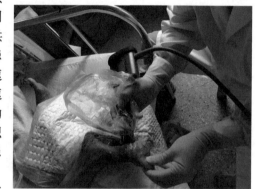

图 13-5　ESW 治疗 DFU

（3）冲击波治疗结束后清除耦合剂和渗液，再次清洁创面，消毒并以适合敷料包扎保护。根据渗液量每 1～2 天清理一次创面并更换敷料。

（4）冲击波治疗一般每周 1～2 次，4～5 次作为一个疗程，根据创面大小确定治疗的次数。

（四）ESW 治疗 DFU 案例

1. 患者一般资料　陈某某，男性，48 岁，于 2018 年 9 月 26 日无明显诱因出现右足红肿疼痛，足底脱皮，右踝活动正常，无皮肤麻木、肌力下降等不适，遂到当地医院就诊，收入院诊断为 2 型糖尿病伴糖尿病足，予切开排脓处理，治疗后右足底有发黑、恶臭、破损伴流脓，为进一步诊治于 10 月 8 日转入某市某医院内分泌科，10 月 12 日由整形外科行右足慢性溃疡修复术 +VSD 引流术，术中可见右足底皮肤完全缺损，第 1 跖趾关节基底部和跟骨外露，骨、关节感染，保足可能性小。7 天后拆除 VSD 继续创面换药处理，患者创面情况趋于稳定，为了促进创面的愈合于 10 月 26 日转到康复科治疗。诊：1.2 型糖尿病；2. 糖尿病足；3. 低蛋白血症。

2. ESW 治疗方法　发散式体外冲击波每周治疗一次，连续治疗 5 次。每次治疗前先清除坏死组织，创面进行清洗消毒处理，然后选用 R15 传导子，能量 1～1.2bar，频率 8Hz，根据创面大小冲击治疗 6000～10 000 次，治疗时冲击波治疗头使用一次性无菌薄膜包裹，采用一次性无菌医用耦合剂涂抹在创面及周围皮肤，冲击波治疗区域覆盖创面、潜行区域和创面周围 2～3cm 的皮肤，治疗过程中缓慢移动治疗头，肉芽生长良好处移动稍快，创面边缘皮肤和潜行处移动稍慢，根据患者疼痛反应和创面的状况调整移动速度和治疗量，结束后清除耦合剂，再次仔细清洗创面，最后消毒创面以敷料包扎保护。

3. 治疗过程　给予控制血糖、抗炎、补充白蛋白等基础治疗；创面换药，一般每 2 天换药一次；

清洗创面后给予威伐光照射 15 分钟；然后根据伤口的不同情况选择适合的敷料包扎。在给予 5 次 ESW 治疗后，患者足底创面较前缩小一半，继续门诊行换药处理，随访患者在 ESW 开始治疗后 3 个月虽然前脚掌出现一处新的潜行，但原足底创面完全愈合，ESW 治疗 6 个月后随访，原足底创面愈合良好，无新创面和潜行出现（图 13-6）。

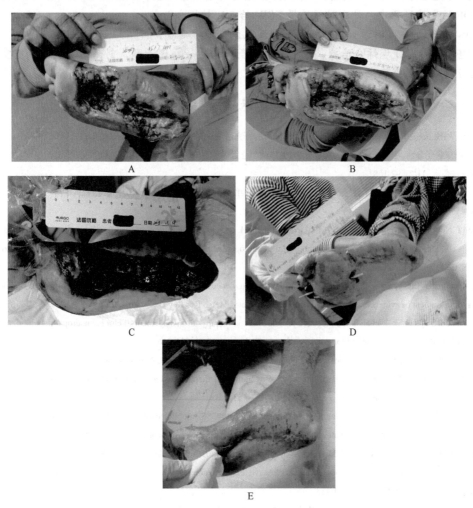

图 13-6 DFU 的 ESW 治疗

A. 手术前（2018-10-09）；B. ESW 治疗前（2018-10-19）；C. 经 5 次 ESW 治疗后（2018-11-26）；D. 治疗后 3 个月原创面愈合（2019-01-24）；E. 治疗后 6 个月随访，原创面愈合良好（2019-04-25）

（五）ESW 治疗 DFU 展望

DFU 是临床创面治疗的难点，需要多学科的协助，随着医学技术的进步，在外科手术干预的基础上，ESWT 作为一种新型慢性创面的辅助治疗方法，有其独特的治疗原理，能够较好地改善足部远端微循环，与其他治疗技术起到很好的互补作用。该技术临床上易于开展，临床疗效较为确切，同时安全性和患者耐受性良好，具有较大的临床研究潜力和应用价值。但到目前为止，应用于创面治疗的 ESWT 频率、能流密度、脉冲输出次数等治疗性参数的最佳设置还没有形成共识。复杂的创面在应用 ESWT 时该怎样联合其他康复治疗手段，如紫外线和脉冲气压治疗等，尚需进一步研究观察。另外，对于 ESWT 作用机制也需要更为严格、规范的多中心临床 RCT 研究来进一步验证。

思 考 题

1. DFU 有几种类型？哪种 ESW 治疗效果比较好？

2. DFU 是临床上的难愈创面，采用 ESW 治疗时要注意什么？

3. DF 的发展过程中，什么时候选择 ESW 治疗比较适合？

4. ESW 治疗 DFU 时该如何根据创面的反应调整治疗剂量？

5. DFU 治疗时强调综合治疗，除了基本的药物治疗、护理干预，创面的换药也很重要，采用 ESW 治疗时如何联用其他康复治疗效果更好？

主要参考文献

高原高, 质涵, 刘锐, 等. 2019. 体外冲击波治疗体表慢性创面的研究进展. 中华物理医学与康复杂志, 41(7): 545-549.

中华医学会糖尿病学分会, 中华医学会感染病学分会, 中华医学会组织修复与再生分会. 2019. 中国糖尿病足防治指南 (2019) 版（Ⅰ）. 中华糖尿病杂志, 11(2): 92-108.

中华医学会糖尿病学分会, 中华医学会感染病学分会, 中华医学会组织修复与再生分会. 2019. 中国糖尿病足防治指南 (2019) 版（Ⅱ）. 中华糖尿病杂志, 11(3): 161-189.

Aschermann I, Noor S, Venturelli S, et al. 2017. Extracorporeal shock waves activate migration, proliferation and inflammatory pathways in fibroblasts and keratinocytes, and improve wound healing in an open label, single-arm study in patients with therapy-refractory chronic leg ulcers. Cell Physiol Biochem, 41(3): 890-906.

Bakker K, Apelqvist J, Lipsky B A, et al. 2016. The 2015 IWGDF guidance documents on prevention and management of foot problems in diabetes: development of avidence: based global consensus. Diabetes Metab Res Rev, 32 Suppl 1: S2-6.

Borys S, Hohendorff J, Koblik T, et al. 2018. Negative-pressure wound therapy for management of chronic neuropathic noninfected diabetic foot ulcerations short-term efficacy and long-term outcomes. Endocrine, 62(3): 611-616.

Clinton A, Carter T. 2015. Chronic wound biofilms: pathogenesis and potential therapies. Lab Med, 46(4): 277-284.

d'Agostino M C, Craig K, Tibalt E, et al. 2015. Shock wave as biological therapeutic tool: from mechanical stimulation to recovery and healing, through mechanotransduction. Int J Surg, 24(Pt B): 147-153.

Huang P P, Yang X F, Li S Z, et al. 2007. Randomised comparison of G-CSF- mobilized peripheral blood mononuclear cells versus bone marrow-mononuclear cells for the treatment of patients with lower limb arteriosclerosis obliterans. Thromb Haemost, 98(6): 1335-1342.

International Diabetes Federation. 2017. IDF Diabetes Atlas, 8th. Brussels: [2019-01-02]. http://www. diabetesatlas. org.

Kim I G, Lee J Y, Lee D S, et al. 2013. Extracorporeal shock wave therapy combined with vascular endothelial growth factor-Chydrogel for lymphangiogenesis. J Vasc Res, 50(2): 124-133.

Kuo Y, Wu w, Hsieh Y, et al. 2007. Extracorporeal shock wave enhanced extended skin flap tissue survival via increase of topical blood perfusion and associated with suppression of tissue pro-inflammation. J Surg Res, 143(2): 385-392 .

Liu S, He C Z, Cai Y T, et al. 2017. Evaluation of negative-pressure wound therapy for patients with diabetic foot ulcers: systematic review and meta-analysis. Ther Clin Risk Manag, 13: 533-544.

Menke N B, Ward K R, Witten T M, et al. 2007. Impaired wound healing. Clin Dermatol, 25(1): 19-25.

Moretti P, Notarnicola A, Maggio G, et al. 2009. The management of neuropathic ulcers of the foot in diabetes by shock wave therapy. BMC Musculoskeletal Disorders, 10: 54.

Norman G, Westby M J, Rithalia AD, et al. 2018. Dressings and topical agents for treating venous leg ulcers. Cochrane Database Syst Rev, 6: CD012583.

Qi X, Zhao Y, Zhang J, et al. 2016. Increased effects of extracorporeal shock waves combined with gentamicin against staphylococcus aureus biofilms in vitro and in vivo. Ultrasound Med Biol, 42(9): 2245-2252.

第十四章　冲击波与淋巴水肿

一、淋巴水肿概述

1. 症状和定义　淋巴水肿（lymphedema）由多种因素导致局部淋巴系统结构损伤或功能障碍，机体组织间隙淋巴液回流受阻而引发的一系列病理过程及临床综合征表现。淋巴水肿多见于肢体，起病隐匿，呈渐进性发展，早期临床症状缺乏典型性，疾病逐步进展至不可逆性病理改变阶段，而缺乏有效的治疗手段，严重影响患者的生活质量，加重患者及社会的经济负担。

2. 病因和发病机制　根据发病机制不同，淋巴水肿可分为原发性和继发性两大类。

原发性淋巴水肿与淋巴系统发育不良相关，具体发病机制尚不明确，且病变类型复杂。根据发病年龄，原发性淋巴水肿可分为先天性、早发性和迟发性三类。早发性多见，以青春期及年轻女性多见，可能与内分泌紊乱相关；迟发性多于 35 岁以后发病。根据淋巴管造影检查结果，原发性淋巴水肿分型包括：①淋巴发育不全，伴皮下淋巴缺如；②淋巴发育低下、淋巴结和淋巴管小而少，最常见；③淋巴增生，伴淋巴结和淋巴管大而多，时有扭曲和曲张。

随着医疗卫生事业的发展，继发性外周淋巴水肿主要见于癌症治疗后的并发症。研究报告显示，全世界范围内约 10% 的女性患者遭受乳腺癌的困扰。乳腺癌相关淋巴水肿（breast cancer-related lymphedema，BCRL）继发于乳腺癌根治术腋窝淋巴结清扫和放射治疗，是乳腺癌治疗的常见并发症之一，临床报道发生率约 21.4%，严重影响女性患者身心健康。

3. 病理分期　淋巴系统损伤或功能障碍导致淋巴管阻塞，组织液中的蛋白质等大分子物质不能通过毛细淋巴管壁进入淋巴循环，局部蛋白质积聚增多，组织液胶体渗透压增高，从而发生不同程度的组织水肿。大量的淋巴液滞留在组织间隙，富含蛋白质、脂肪等的组织液诱导胶原纤维增生，引起皮肤及皮下组织增厚、纤维化，瘢痕形成。富含蛋白质的组织液、漏出的血细胞、细胞代谢产物及其他微粒等可诱发慢性炎症反应，加重局部损伤及破坏。局部淋巴系统修复、再生功能障碍；淋巴管扩张水肿，管壁增厚、硬化，管腔内可出现纤维蛋白原栓子，淋巴回流进一步受阻，形成恶性循环。

4. 诊断与量化评估　淋巴水肿的早期诊断与干预对于预后至关重要。对于大多数患者，可以通过综合病史、临床表现和体格检查得到临床诊断，结合肢体周径测量、多普勒超声检查和生物电阻抗检查等结果，并通过核素淋巴显像及病变肢体 MRI 检查等明确病变类型。

2020 年国际淋巴协会将外周淋巴水肿依据病理过程分为四期。0 期，一般称为潜伏期或亚临床期，淋巴回流受损，淋巴液及成分轻微异常，局部肿胀不明显，偶有临床不适，持续时间短暂或持续数月及数年不等。1 期为凹陷性水肿期，与静脉性水肿不同，水肿液中蛋白含量高，同时伴有不同类型的细胞增生，水肿呈指凹性，且抬高患肢可减轻。2 期水肿发生进展，随着组织间隙内发生纤维化和脂肪沉积等结构性变化，水肿进行性加重，不能通过抬高患肢而减退，后期水肿逐渐发生非指凹性改变。3 期为淋巴水肿晚期，病变区皮肤不同程度失营养性改变，表现为皮肤粗糙、增厚等，呈棘皮样或疣状增生，肢体增粗，出现"象皮肿"样改变。

5. 治疗进展　外周淋巴水肿治疗的主要目的是减轻水肿、缓解患者症状、改善肢体功能和提高生活质量，并减缓疾病的进展、恶化。无论采取保守治疗或手术治疗，目前尚不能根治。综合消肿治疗（complex decongestive therapy，CDT）是目前最广为接受、疗效相对肯定的保守治疗方法，但对于中晚期患者效果不佳，同时需要定期规律治疗，长期佩戴低张力绷带，患者依从性差。患肢组织纤维化病变等严重者常常联合应用手术治疗，如淋巴管-静脉吻合术、淋巴结复合组织或淋巴管移植术、脂肪抽吸术、病变组织切除术等，旨在清除多余病变组织、减小患肢体积、改善并促进淋巴回流，减轻临床症状，但手术治疗的临床效果需进一步明确，同时伴随多种潜在并发症的发生。

体外冲击波治疗具有多重生物学效应。国内外学者尝试应用体外冲击波治疗淋巴水肿，促进水肿的消退、组织纤维化降解及淋巴组织的再生修复，并进行了相应的基础研究与临床实践应用。虽然相关研究较少，当前研究结果证实淋巴水肿体外冲击波治疗具有一定的安全性和有效性，可作为淋巴水肿治疗的一种新选择。

二、体外冲击波治疗淋巴水肿

1. 作用原理　体外冲击波治疗（ESWT）源于一种高能机械波，通过其瞬时高能量压力、在不同介质高速传导与反射，并借助由此产生的空化作用和压电效应等，作用于活组织细胞发挥生物学作用。

自1980年首次使用冲击波治疗肾结石以来，体外冲击波治疗已被成功用于多系统疾病的治疗。通过对体外冲击波治疗作用机制的研究表明，体外冲击波可促进血管内皮细胞生长因子、内皮型一氧化氮合酶等的表达和释放，促进血管生成、改善血供，并能够促进组织的粘连松解等。

多项研究表明低强度体外冲击波作用于淋巴水肿后产生一系列有益的机械和生物学效应：增强间充质干细胞活性，促进干细胞的增殖与分化；提高内皮新生血管的形成；调控炎症反应；减轻疼痛及提高疼痛阈值；预防软组织纤维化等。

2. 作用机制　淋巴水肿的动物模型实验、细胞生物学研究对体外冲击波作用机制进行了探讨和研究。

（1）机械牵张作用：机械作用于局部组织后，牵张力导致皮肤及皮下软组织等变形，通道锚丝牵拉开放毛细淋巴管内皮细胞间瓣膜，组织液由于压力差进入淋巴管内，并促进淋巴回流。机械力刺激也可以作为信使，激活细胞膜相应通道，促进相关修饰基因的表达。

（2）抑制纤维化：体外冲击波作用于纤维增生组织内细胞，可以通过改变细胞活化、增殖、分化及凋亡标志物的表达而改变细胞特性。淋巴水肿液中蛋白含量增高，局部组织间隙内纤维化增生，限制细胞迁移、组织损伤修复等过程，研究表明冲击波治疗可抑制组织内纤维化。

（3）促进新淋巴管内皮形成：血管内皮生长因子受体-3（VEGFR-3）和淋巴管内皮细胞透明质酸受体-1（LYVE-1）是淋巴管内皮特有的受体，分别与血管内皮生长因子-C（VEGF-C）和透明质酸相结合，启动信号转导通路。冲击波作用于淋巴水肿动物模型，上调 VEGF-C/VEGFR-3 的表达均明显增加，表明新生淋巴管形成明确，并可有效减轻组织淋巴水肿。外源性 VEGF-C 凝胶与体外冲击波的联合应用明显提高了 VEGFR-3 的上调表达，体外冲击波治疗促进碱性成纤维细胞生长因子（bFGF）的表达，对内皮细胞具有损伤修复作用。此外，体外冲击波治疗过程后期巨噬细胞黏附因子表达增加，对内皮细胞形成具有促进作用。

体外冲击波作用于机体后除常规机械性及生物学作用外，可以通过促进组织裂解，提高淋巴管通透性、抑制纤维化及促进新淋巴管内皮形成等促进淋巴回流，减轻组织淋巴水肿，并抑制疾病纤维化进展，从而改善临床症状和提高预后。

3. 临床应用　近年来，多个国家和地区开展了淋巴水肿体外冲击波治疗的临床研究。淋巴水肿多由肢体远端逐渐累及整个肢体，或局限于病变段肢体。因此，常规冲击波治疗方案在淋巴水肿的治疗过程中有所改变。淋巴水肿体外冲击波治疗临床实践贯穿于整个淋巴水肿病理过程，在不同疾病发展阶段均能有效缓解组织的水肿，减轻局部组织纤维化，同时有效提高患肢关节活动度，有效提高患者治疗的满意度。

（1）聚焦式冲击波：早期临床研究选取淋巴水肿 3 期患者作为受试对象。受累肢体组织纤维化严重，通过综合消肿治疗不能有效缓解患者临床症状。如果受累肢体存在感染迹象或肿瘤转移病变，则不适合冲击波治疗的实施。治疗方案：能流密度选择 0.056～0.068 mJ/mm²；治疗位点选择纤维化最严重部位，冲击治疗 1000 次，其他纤维化部位，治疗共 1000 次；每周治疗 4 次，共计 2 周。研究采用肢体周径、肢体体积和皮肤厚度作为观察指标，对临床治疗效果进行客观评价，并辅以主观感受变化作评价参考。临床研究结果表明，对于严重性淋巴水肿，体外冲击波治疗能够有效减轻肢体水肿程度，并减少纤维化，提升患者治疗体验。

近期研究采取前瞻性随机对照研究，选取淋巴水肿 2 期患者，对体外冲击波联合综合消肿疗法和单纯综合消肿疗法的疗效进行对比研究。治疗方案：能流密度选择 0.056～0.068 mJ/mm²；治疗位点选择纤维化最严重部位，冲击治疗 1000 次，肘部淋巴结和前臂治疗共 1500 次；每周治疗 2 次，共计 3 周。研究除采用肢体周径、肢体体积和皮肤厚度作为观察指标对淋巴水肿治疗效果进行临床评价，同时采用 QuickDASH 问卷对患肢功能进行评估。临床研究结果表明，对于中度淋巴水肿，体外冲击波治疗可以作为辅助措施，提高综合消肿疗法的临床效果。

（2）发散式压力波：理论上，发散式压力波属于压力波范畴，不能达到聚焦式冲击波同等的生物学效应，而且该概念的应用存在广泛争议。

临床研究中，广泛采用发散式压力波进行淋巴水肿的治疗。治疗对象均为乳腺癌相关淋巴水肿患者，各期淋巴水肿病变均有涉及。治疗设备不统一，治疗参数的选择也缺乏一致性。常用治疗参数：能量参数选择 2bar，4Hz；治疗位点选择腋窝和肘部淋巴结，前臂、肘部及上臂淋巴走行，组织纤维化部位等，共进行约 2500 次冲击治疗；每周治疗 2～3 次，共治疗 4 周。研究同样采用肢体周径、肢体体积和皮肤厚度等作为观察指标，对临床治疗效果进行评价。临床研究结果表明，对于不同时期淋巴水肿，体外冲击波治疗均能有效缓解肢体水肿程度，改善患者生活质量。

三、临床应用存在的问题

体外冲击波治疗淋巴水肿，具有非侵入性、刺激强度可调、不良反应少、患者依从性高等优势，越来越受到学者们的关注。通过筛查合适的患者人群，体外冲击波治疗的实施有助于减轻患肢淋巴水肿程度，缓解组织纤维化，显著地提高患者的生活质量。目前阶段，体外冲击波治疗可作为综合消肿疗法的辅助治疗方案，并作为手术治疗的后续治疗计划进行临床应用。

淋巴水肿体外冲击波治疗的临床应用研究相对较少，对其治疗效果评价尚缺乏循证医学证据。目前，体外冲击波治疗淋巴水肿相关机制的研究需要更多的基础研究进行阐述支撑；治疗设备及方案选择不统一，研究的横向比较缺乏依据；临床常见整个肢体存在水肿性表现，病变范围广泛，如何有针对性地选择治疗位点，进行有效治疗的实施尚需进一步研究。此外，治疗周期如何规划目前尚无报道。

思　考　题

1. 结合淋巴水肿病理改变，简述冲击波治疗空化效应的具体效应。
2. 简述淋巴水肿冲击波治疗实施过程中，肢体软组织获得的效应及对促进淋巴回流的意义。
3. 简述压力波效应下淋巴回流增加的效应。

主要参考文献

舒晴, 胡艳, 栾春亮, 等. 2020. 体外冲击波治疗中重度乳腺癌相关淋巴水肿患者的疗效观察. 中华物理医学与康复杂志, 42(2): 166-170.

中华整形外科学分会淋巴水肿学组. 2020. 外周淋巴水肿诊疗的中国专家共识. 中华整形外科杂志, 36(4): 355-360.

Bae H, Kim H J. 2013. Clinical outcomes of extracorporeal shock wave therapy in patients with secondary lymphedema: a pilot study. Ann Rehabil Med, 37(2): 229-234.

Cebicci M A, Dizdar M. 2021. A comparison of the effectiveness of complex decongestive therapy and extracorporeal shock wave therapy in the treatment of lymphedema secondary to breast cancer. Indian J Surg, 83: 749-753.

Cebicci M A, Sutbeyaz S T, Goksu SS et al. 2016. Extracorporeal shock wave therapy for breast cancer-related lymphedema: a pilot study. Arch Phys Med Rehabil, 97(9): 1520-1525.

Cho H K, Sung W J, Lee Y J, et al. 2021. Two methods of extracorporeal shock-wave therapy in a rat model of secondary lymphedema: a pilot study. J Int Med Res, 49(6): 1-9.

Executive Committee of the International Society of Lymphology. 2020. The diagnosis and treatment of peripheral lymphedema: 2020 consensus document of the international society of lymphology. Lymphology, 53(1): 3-19.

Joos E, Vultureanu I, Nonneman T, et al. 2021. Low-energy extracorporeal shockwave therapy as a therapeutic option for patients with a secondary late-stage fibro-lymphedema after breast cancer therapy: a pilot study. Lymphat Res Biol, 19(2): 175-180.

Kim I G, Lee J Y, Lee D S, et al. 2013. Extracorporeal shock wave therapy combined with vascular endothelial growth factor-C hydrogel for lymphangiogenesis. J Vasc Res, 50(2): 124-133.

Kubo M, Li T S, Kamota T, et al. 2010. Extracorporeal shock wave therapy ameliorates secondary lymphedema by promoting lymphangiogenesis. J Vasc Surg, 52(2): 429-434.

Lee K W, Kim S B, Lee J H et al. 2020. Effects of extracorporeal shockwave therapy on improvements in lymphedema, quality of life, and fibrous tissue in breast cancer-related lymphedema. Ann Rehabil Med, 44(5): 386-392.

Mahmoud E S, Wafaa H B, Wael N T, et al. 2016. Response of post-mastectomy lymphedema to extracrorporeal shockwave therapy. Journal of Surgery. Special Issue: Surgical Infections and Sepsis, 4: 14-20.

Mahmoud E S, Wafaa H B, Wael N T, et al. 2016. Response of skin thickness in cases of post-mastectomy lymphedema to extracorporeal shockwave therapy. Med. J. Cairo. Univ, 84: 459-463.

Mahran H G, Thabet A A. 2015. Extracorporeal shockwave therapy for post-menopausal patients with breast cancer-related lymphedema. Int. J. Cancer Res, 49(1): 1618-1625.

第十五章　冲击波与心血管疾病

　　冠状动脉粥样硬化性心脏病（简称冠心病）是当今严重威胁人类健康的心血管疾病之一。《中国心血管健康与疾病报告 2023》的数据显示，中国心血管疾病患病率仍处于持续上升阶段，推算心血管疾病现患人数达 3.3 亿，其中冠心病 1139 万，是威胁我国人民健康的主要疾病。随着治疗药物及再血管化技术的进展，冠心病患者的生存期明显延长，但同时有更多患者步入疾病晚期，出现顽固性心绞痛或缺血性心肌病。目前冠心病的治疗手段主要包括药物治疗、经皮冠状动脉介入治疗（percutaneous coronary intervention，PCI）和冠状动脉旁路移植术（coronary artery bypass grafting，CABG）等。但在部分患者人群中，他们已行 PCI 和（或）CABG 进行血运重建，但血管病变又有进展或桥血管退行性变；或是老年、合并慢性肾病、合并糖尿病等的患者，血管病变弥漫且伴严重钙化，或因其他各种原因不适合行 PCI 和 CABG 等治疗，目前常用的内外科手段不足以改善心肌血供，导致出现顽固性心绞痛或缺血性心肌病，从而严重影响患者生活质量及预后。

　　体外心脏震波治疗（cardiac shock wave therapy，CSWT）作为国际上近 20 年发展起来的前沿科技，于 2004 年通过欧洲统一（Conformite Europeenne，CE）认证，2006 年在我国获批准应用于临床。心脏震波治疗（cardiac shock wave therapy，CSWT）系统，在近期的文献中也被称作体外震波心肌再血管化（extracorporeal shock wave myocardial revascularization，ESMR）。通过实时超声心动图精确定位心脏缺血节段，完成能量的聚焦过程，再依靠心电图的 R 波门控技术进行触发，向设定的治疗靶区域释放脉冲式能量。经过前期动物实验和初步的临床观察及疗效评价，CSWT 显示了良好的有效性及安全性，且目前临床已尝试用于顽固性稳定型心绞痛及缺血性心肌病的治疗，致力于改善患者的症状及生活质量。十多年来，国内外多个医学中心在细胞生物学水平及动物模型水平进行了探索和研究，并在临床实践中开展了不同级别的临床试验研究，通过这些研究，我们对心脏震波的作用机制及临床的有效性和安全性有了基本的了解，并获得了一些循证医学证据。目前的研究结果提示，CSWT 具有无创、安全、有效等特点，为终末期冠心病和顽固性心绞痛的一种新的治疗方法，它可以显著改善患者的临床症状及生活质量，提高心功能不全患者的运动耐量，因此被认为是严重的冠心病晚期患者提供了一种新的治疗选择。

第一节　心脏震波治疗的作用机制

一、心脏震波治疗的工作原理

　　震波治疗技术曾被用于碎石治疗及肌腱炎、骨折等的康复治疗。21 世纪初，人们在动物实验中观察到震波治疗区域组织修复速度增快，新生血管数目增多。之后这一技术开始尝试应用于治疗缺血心肌。瑞士 STORZ MEDICAL 公司于 2003 年开发研制出体外心脏震波治疗系统。心脏震波整个系统包括电磁震波源、聚焦能量的抛物面反射器、机载实时同轴超声探头和心电信号同步装置。作为一种物理能量，心脏震波是一种低能量、窄脉宽的脉冲机械波，震波的主要波形成分的频率为 0.1~0.2MHz、能流密度为 0.005~0.64mJ/mm^2，仅是体外碎石能量的 1/10。震波类似于超声波，可穿越水和软组织。工作时在心电信号触发下高压脉冲电流在震波源中心通过电磁原理产生震波，经抛物面反射器反射，再经耦合水囊进入体内，于同轴定位超声探头准确定位的治疗靶区域内聚焦，焦点呈一纺锤形的区域，根据选取的能量大小，纺锤形区域的短轴直径为 3.5~8mm，长轴直径为 90~110mm。震波在人体组织中传播时衰减小、切应力小、穿透力强，在震波的焦点区域产生剪切力和空穴效应，引发微气泡在组织或细胞微环境内反复地形成或破裂，产生各种物理效应和生物学效应。

二、心脏体外震波治疗的作用机制

震波通过物理学作用，引发一系列的生物学效应。大量的国内外学者从细胞生物学研究和动物试验中，研究和探讨震波相关的作用机制。

（一）促进血管再生

早期动物研究报道猪的慢性心肌缺血模型，提示 CSWT 组的血管密度增高，纤维化面积、凋亡细胞核数目降低、氧化应激、炎症反应减轻，VEGF 表达增加，提示冲击波（SW）促进血管生成作用。细胞学相关研究提示震波治疗可上调人脐静脉内皮细胞（HUVECs）的相关 mRNA 和蛋白的表达，并直接刺激 VEGF 受体（VEGFR），从而导致 VEGFR 的磷酸化和下游效应。有研究证明，VEGF 在血管生成的起始过程中是必不可少的。进一步的研究发现 CSWT 还可上调多种细胞因子的表达，如胎盘生长因子（PLGF）、一氧化氮合酶（NOS）、胰岛素样生长因子（IGF）、细胞间黏附分子 1（ICAM-1）、基质细胞衍生因子 1（SDF-1）及其受体趋化因子 CXC 受体 4（CXCR4）等，促进新生血管形成。同时，SW 对心肌细胞、平滑肌和内皮细胞前体的增殖和分化有积极的影响，可诱导血管内皮祖细胞（EPCs）增殖、迁移、黏附、归巢，直接促进血管内皮的形成，促进毛细血管"芽生式"生长，形成新的毛细血管网。此外，近些年来一些 RNA/蛋白质复合物、包含囊泡物质 miR-19a-3p 的外泌体及整合素连接激酶（ILK）也被提出可能是震波诱导血栓形成的原因。

（二）抑制心肌细胞凋亡

心肌细胞凋亡可以造成心肌细胞的减少和心功能的减低，在心室重塑、心力衰竭及缺血性心肌病的发生发展中扮演了重要角色。CSWT 通过抑制心肌细胞的凋亡，对缺血缺氧的心肌发挥保护作用。研究证实 CSWT 在大鼠急性心肌梗死模型中下调凋亡相关基因、上调抗凋亡蛋白、减少心肌凋亡细胞比例进而缩小心肌梗死面积。内皮细胞凋亡是一种自然机制，在一定程度上抑制血管的生成。有研究显示，CSWT 通过激活 PI3K（磷酸肌醇 3-激酶）-Akt（蛋白激酶 B）通路抑制缺血/缺氧诱导的 H9c2 细胞凋亡，下调 Bax、Caspase-3 促凋亡蛋白及上调 Bcl-2 抗凋亡蛋白的表达。CSWT 也可降低 EPCs 和人脐静脉内皮细胞（HUVECs）的凋亡率。

（三）抑制心肌局部炎症反应

炎症过程在缺血性心肌病理生理学中起重要作用。CSWT 可以通过抑制缺血心肌局部炎症反应而改善缺血性心肌病患者的症状及预后。不同的研究发现，CSWT 可促进免疫抑制细胞如调节性 T 细胞（Tregs）及细胞因子（TGF-β、IL-10）的释放，减少促炎因子如 IFN-γ 的分泌；CSWT 可减少梗死后缺血心肌巨噬细胞和中性粒细胞的浸润，降低多种炎症因子水平（如 IL-1α、IL-4、IL-6、IFN-γ、MMP-9、TNF-α、IL-1β、NF-κB 等）；CSWT 可增加 NO 含量及 eNOS 活性、活化 Toll 样受体蛋白 3（TLR3）、改变巨噬细胞极化状态。目前的研究证实 CSWT 通过 Toll 样受体蛋白 3（TLR3）途径调节炎症。

（四）抑制心肌纤维化

心肌梗死后坏死区域可出现成纤维细胞的积累和细胞外基质的过度沉积，从而形成瘢痕组织。虽然这是一个创伤后的愈合过程，但会造成心脏结构和功能异常。大量研究表明 CSWT 可以改善心肌纤维化，研究证实 CSWT 减少了梗死后心肌组织的纤维细胞数量与胶原面积百分比，减少了纤维化标记分子 CD34/αSMA。抑制心肌纤维化可能是 CSWT 发挥心肌保护效应的一个重要机制。

（五）减轻细胞线粒体损伤及氧化应激、调节细胞自噬

研究提示 CSWT 可减轻心肌细胞缺血缺氧引起的线粒体损伤、维持线粒体能量支持和储备的正常功能；还有研究提示 CSWT 通过抑制心肌细胞氧化应激反应，减轻线粒体损伤，调节心肌细胞自噬、达到心肌细胞保护功能，延缓或逆转缺血引起的左心室功能障碍及左心室重构。

总之，CSWT 通过不同分子生物学和细胞生理学机制，促进内皮细胞生长、血管再生；缺血缺氧心肌细胞经震波干预，氧化应激水平降低，心肌细胞的凋亡率下降，心肌局部炎症反应和心肌纤维化受到抑制，减少对细胞膜的损害和心肌细胞的损伤，最终改善临床症状和预后。

三、心脏震波治疗的安全性

目前的观点一致认为 CSWT 是安全的治疗方法。动物研究提示，CSWT 未增加心肌组织病理学损伤，未增加正常心肌细胞凋亡率，治疗后抗凋亡蛋白 Bcl-2 的表达水平无下降，凋亡相关的 Bax、Caspase-3 水平无明显升高，心肌细胞线粒体细胞色素 c 蛋白水平无降低。缺血性心力衰竭的大鼠模型 CSWT 后组织病理学分析：心肌细胞膜无受损征象、细胞核无任何肥大迹象、细胞间质未见细胞浸润及任何类型的外渗。我国的一个研究以扫描电子显微镜观察 CSWT 后对大鼠心肌细胞超微结构的影响，发现 CSWT 未对心肌超微结构造成明显的损害，首次证实了 CSWT 在细胞器水平的安全性。有学者报道，对所建立的心肌缺血猪模型进行 CSWT，发现心肌缺血改善的同时未见组织损伤、出血或心律失常等不良反应。其他的相关研究还证实了 CSWT 不引起血流动力学指标的改变、血清肌钙蛋白水平的升高，超声心动图检查及随访未发现心脏结构显著变化。

多项 CSWT 临床研究中均无 CSWT 相关临床不良反应的记录。一项前瞻性、随机、双盲研究，在治疗前及治疗后 6 个月检测心肌缺血标志物（CK-MB）、肝功能（AST 和 ALT）和肾功能（SCr），结果未显示差异。另一项有关 CSWT 的安全性研究显示，心电图、超声心动图未记录任何不良事件，肌钙蛋白、肌酸激酶或脑钠肽治疗前后也无显著差异，治疗期间患者无显著疼痛体验。因此，CSWT 是一项安全的治疗方法。

第二节 心脏震波治疗的临床应用

目前 CSWT 的临床应用主要是针对严重冠心病或晚期冠心病患者，这些患者往往病程长，病变复杂、严重，他们或已行 CABG 数年或多次 PCI 手术，或因各种原因无法行再血管化治疗，在充分药物治疗下，仍然有顽固性心绞痛、心功能不全的症状，严重影响生活质量，临床治疗棘手，有人将这种状况称为 "no option"。而 CSWT 为这类严重冠心病尤其是晚期患者的心绞痛、心力衰竭提供了一种新的治疗手段，开创了一种全新的冠心病治疗理念。

一、CSWT 的主要临床研究

近年来，世界多个国家开展 CSWT 临床研究，积累了一些循证医学的证据（图 15-1）。这些研究主要针对心肌缺血阶段的治疗，希望通过心脏震波的作用，促进局部血管网的形成，改善心肌缺血，改进心脏功能。患者整体情况的评估和缺血部位的确定是工作的重点。对 CSWT 的疗效评估，虽然不同的研究有所不同，但主要涉及临床症状的改善和心肌缺血的影像学改善。前者包括心绞痛分级 [加拿大心绞痛分级（CCS）、西雅图心绞痛分级（SAQ）]、硝酸甘油用量、运动耐量（6 分钟步行距离，6MWD）、健康调查量表（SF-36）等；心脏影像学的缺血评估主要采用负荷心肌核素检查、负荷心脏超声检查，也可采用心脏核磁等方法，观察心肌缺血的范围、程度，心脏结构和功能等。对于 CSWT 临床安全性观察，包括治疗中血流动力学改变及血清心肌坏死标志物的检查。

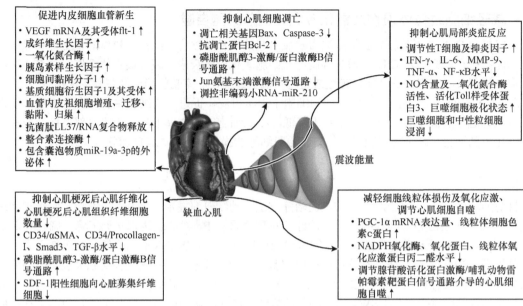

图 15-1 体外心脏震波治疗作用机制
（引自《体外心脏震波治疗冠心病中国专家共识（2022 版）》中国心血管杂志 2022 年第 27 卷第 1 期）

VEGF：血管内皮生长因子；flt-1：fms 样酪氨酸激酶受体 1；miR：微小 RNA；IFN-γ：干扰素 γ；IL-6：白细胞介素-6；MMP-9：基质金属蛋白酶 9；TNF-α：肿瘤坏死因子 α；NF-κB：核因子 κB；NO：一氧化氮；αSMA：α-平滑肌肌动蛋白；Smad3：细胞内信号转导蛋白 Smad 家族 3；TGF-β：转化生长因子 β；SDF-1：基质细胞衍生因子 1；PGC-1α：过氧化物酶体增殖物激活受体辅激活因子 1α；NADPH：还原型烟酰胺腺嘌呤二核苷酸磷酸；Procollagen，前胶原

（一）冠心病性心绞痛

前期的研究人群，主要是冠心病心绞痛患者，尤其是难治性心绞痛患者。大部分研究报道结果都显示 CSWT 可以缓解心绞痛症状、减少硝酸甘油用量、使 6MWD 增加，影像学评估心肌缺血的范围、程度有不同程度的改善，心脏功能增强。

（二）缺血性心力衰竭

缺血性心力衰竭往往是冠心病的终末期表现，和心肌的严重缺血相关。国内外均有研究报道 CSWT 通过诱导血管新生从而改善心力衰竭症状，如纽约心功能分级（NYHF）、CCS、6MWD、左心室射血分数（LVEF）及左室静息及负荷灌注总分等。

（三）心肌梗死

有研究尝试在急性心肌梗死采用 CSWT，结果提示该治疗优于对照组，可改善 LVEF，并持续至半年，左室内径也有缩小的趋势。但急性心肌梗死的研究证据有限。

二、CSWT 的适应证探讨

（一）冠脉阻塞性冠心病

目前 CSWT 的研究，无论是动物研究还是人体的临床观察，都围绕着冠脉阻塞性冠心病。由于冠脉主要大血管狭窄、堵塞导致心肌缺血、坏死，而 CSWT 通过不同机制促进新生血管和抑制细胞凋亡，改善缺血引起的各种病理生理改变，是冠心病治疗的另一途径，临床实践也证实了其有效性和安全性。但在一些特殊人群，如老年患者、已反复行 PCI/CABG 治疗患者、慢性肾病患者、高出血风险不能耐受抗凝、抗血小板治疗患者、碘对比剂过敏患者等，常规的开通冠脉的再血管化治疗不能耐受或不再合适，CSWT 可作为一种替代治疗，改善临床预后，提高生活质量。

（二）冠脉非阻塞性冠心病

冠脉非阻塞性冠心病（NOCAD）是一组具有多种原因的综合征，在临床工作中，有明确心绞痛症状和心肌缺血证据但是冠脉造影仅发现轻微病变的非阻塞性冠状动脉疾病患者并不少见，这些缺血变化可能是冠状动脉微血管功能不全的结果，被称为冠状动脉微循环功能障碍（CMD）。循证医学证实冠状动脉微血管功能不全的程度与左心室重塑及左心室心功能不全密切相关。还有一些心肌梗死患者冠脉造影提示血管正常或接近正常，被称为无冠脉病变的心肌梗死（MINOCA），其发病机制可能是冠状动脉不稳定斑块、冠状动脉夹层和冠状动脉痉挛，也可能是微血管病变（如心肌炎症、微血管冠状动脉痉挛等）。NOCAD 对常规的冠心病二级预防药物治疗效果不佳。CSWT 的主要作用机制是促进新生血管，改善心肌缺血，NOCAD 的发病与微循环功能障碍相关的心肌缺血相关。从理论上推测，这类患者是可以从 CSWT 中获益的。对 NOCAD 的研究很少，很值得我们进一步探索、

三、CSWT 临床应用存在的问题

CSWT 的临床应用研究目前仍存在局限性。除了人们对这种物理治疗的认知不充分、仪器较为昂贵外，更主要的是目前临床循证医学的证据有限，缺少大规模的随机双盲研究结果。相信随着临床研究的开展和数据的积累，这一无创、安全、有效的治疗技术将会被更多的人了解和掌握，使其造福于广大冠心病患者。

总而言之，CSWT 通过促进治疗靶区域新生血管生成及侧支循环的建立，增加心肌血流灌注，能够有效治疗冠心病心绞痛，持久而显著地改善患者的症状及提高生活质量，有助于增加合并心力衰竭患者的运动耐量，甚至可能提高心力衰竭患者的左心室射血分数。它有别于内科药物治疗、PCI 及 CABG 术，从一个新的角度改善心肌缺血，给晚期冠心病患者带来希望。同时，这一技术的适用人群，有待于更多的研究探讨。

思　考　题

1."心绞痛"的原因有哪些？

2.除药物治疗外，心绞痛的治疗方法有哪些？

3.一般的"冲击波治疗"和"心脏震波治疗"的主要区别有哪些？

主要参考文献

《中国心血管健康与疾病报告》编写组. 2021.《中国心血管健康与疾病报告 2020》要点解读. 中国心血管杂志, 26(3): 209-218.

马一铭, 李丽, 郭涛, 等. 2017. 体外心脏震波治疗通过 PI3K/Akt 信号传导通路对人脐静脉内皮细胞增殖和凋亡的影响. 临床心血管病杂志, 33(1): 79-82.

张晔, 尹亮, 祁欣. 2015. 体外心脏震波产生和触发系统的设计. 现代仪器与医疗, 1: 5-8.

Bainey K R, Welsh R C, Alemayehu W, et al. 2018. Population-level incidence and outcomes of myocardial infarction with non-obstructive coronary arteries (MINOCA): Insights from the Alberta contemporary acute coronary syndrome patients invasive treatment strategies (COAPT) study. Int J Cardiol, 264: 12-17.

Burneikaitė G, Shkolnik E, Čelutkienė J, et al. 2017. Cardiac shock-wave therapy in the treatment of coronary artery disease: systematic review and meta-analysis. Cardiovasc Ultrasound, 15(1): 11.

Du L, Shen T, Liu B, et al. 2017. Shock wave therapy promotes cardiomyocyte autophagy and survival during hypoxia. Cell Physiol Biochem, 42(2): 673-684.

Liu B, Zhang Y, Jia N, et al. 2018. Study of the safety of extracorporeal cardiac shock wave therapy: observation of the ultrastructures in myocardial cells by transmission electron microscopy. J Cardiovasc Pharmacol Ther, 23(1): 79-88.

Nishida T, Shimokawa H, Oi K, et al. 2004. Extracorporeal cardiac shock wave therapy markedly ameliorates ischemia-induced myocardial dysfunction in pigs in vivo. Circulation, 110(19): 3055-3061.

Pölzl L, Nägele F, Hirsch J, et al. 2021. Defining a therapeutic range for regeneration of ischemic myocardium via shock waves . Scientific Reports (2021) 11: 409 (2021) 11: 409.

Tepeköylü C, Primessnig U, Pölzl L, et al. 2017. Shockwaves prevent from heart failure after acute myocardial ischaemia via RNA/protein complexes. J Cell Mol Med, 21(4): 791-801.

Wang L Q, Tian X, Cao X Y T, et al. 2021. Cardiac shock wave therapy improves ventricular function by relieving fibrosis through PI3K/akt signaling pathway: evidence from a rat model of post-infarction heart failure front. Cardiovasc. Med. 8: 693875.

Zhang Y, Shen T, Liu B, et al. 2018. Cardiac shock wave therapy attenuates cardiomyocyte apoptosis after acute myocardial infarction in rats. Cell Physiol Biochem, 49(5): 1734-1746.

第十六章　体外冲击波治疗在康复医学领域中的临床应用

体外冲击波治疗（ESWT）作为一项非侵入性物理治疗技术，是一种安全、可靠、不良反应少的治疗方法，在骨科及泌尿外科的应用已非常广泛，ESWT利用压缩气体产生机械性脉冲波并通过力-化学信号转化，以脉冲方式冲击治疗部位，对其产生一系列生物学效应，促进组织细胞的修复与再生。近几十年，随着ESWT专业设备的发展和完善，尤其是发散式ESWT的革新，ESWT除了应用于人体碎石和诱导骨生长之外，其应用领域已逐渐延伸到肌肉痉挛、慢性软组织损伤性疼痛、急慢性皮肤损伤等疾病。2014年中国研究型医院学会冲击波医学专业委员会发布了"骨肌疾病体外冲击波疗法专家共识"，使我国ESWT有了应用规范，近年来通过对ESWT的作用机制以及其对人体组织产生影响的深入研究，ESWT在肌肉骨骼系统疾病治疗等康复医学领域的应用进入了一个新时代。

第一节　ESWT应用于肌肉痉挛的康复

肌肉痉挛是肌肉发生非自主性强直收缩的一种表现，是以速度依赖性的张力牵张反射增强，伴腱反射亢进为特征的一种运动障碍，肌肉痉挛多在游泳、举重、长跑等运动时间长、运动强度大的项目中出现，多因肌肉疲劳、动作不协调及寒冷刺激等因素引起。临床上降低肌张力异常的方法很多，但近年来国内外学者应用ESWT治疗各种原因所导致的肌肉痉挛均收到了良好效果。关于ESWT治疗肌肉痉挛的潜在机制目前尚不明确，有分析认为ESWT可以诱导一氧化氮的产生，影响神经递质的释放并阻碍神经接头神经兴奋的传递，从而抑制痉挛的产生。Gonkova等对40组跖屈肌进行单次发散式ESW治疗，治疗部位为腓肠肌、比目鱼肌肌腹，频率5Hz，治疗强度1.5bar，脉冲次数各1500次，在治疗前、即刻、治疗后2周、治疗后4周时测量踝关节被动活动度，进行步态分析和痉挛分级，结果显示治疗后踝关节活动度、肌张力、足跟压力峰值和足底接触面积的改善均与治疗前有显著性差异，并持续4周。Moon等观察ESWT对于亚急性脑卒中偏瘫患者下肢肌肉痉挛的治疗效果，发现低能量强度ESWT能够即刻改善患者下肢肌肉痉挛，尽管治疗4周后痉挛程度与治疗前相比没有显著性差异，但总体仍呈下降趋势。Manganotti等对20例脑卒中患者应用ESWT治疗上肢肌肉痉挛，使用改良Ashworth量表评定手腕和手指的肌张力，ESWT治疗后，结果显示肌张力明显下降，关节活动度增加，且不伴有失神经改变。过往研究表明ESWT对于上运动神经元异常导致的肌肉痉挛短期内效果明显，但远期效果尚不明显，这可能是因为ESWT只是作用于外周运动系统，而对于脑高级神经中枢功能恢复重建作用较小，使得高级神经中枢对低级神经中枢的抑制作用仍未恢复，从而导致肌肉痉挛。

第二节　ESWT应用于慢性软组织损伤性疼痛康复

一、肌筋膜炎

筋膜炎是指肌肉和筋膜的无菌性炎症反应，是以慢性肌肉疼痛且伴有1个或多个触发点为主要特征的常见软组织疾病，多由风寒侵袭、疲劳、外伤等因素引起，常见于肩、颈、腰、足底等部位。ESWT作为一种新兴的物理治疗手段，相对于传统的治疗方法，在治疗跖筋膜炎时能取得更好的效果。Ogden 等报道 ESWT 在治疗跖筋膜炎方面，总有效率高达 88%，只需 1 次治疗的患者占 80%，20% 的患者仅需 2 次。在一项比较 ESWT 和超声波治疗慢性跖筋膜炎有效性研究中，ESWT 和超声波治疗慢性跖筋膜炎均具有良好效果，但结果表明，ESWT 的疗效要优于超声波治疗。罗宏柏等用 ESWT 治疗颈背肌筋膜综合征取得良好疗效，尤其是对颈椎横突及颈椎棘突的治疗，显示了对颈椎治疗的安全性。Saxena 等比较了 ESWT 与跖筋膜切开术对于运动员跖筋膜炎的治疗效果，发现两种治疗方法均获得良好疗效，但与外科手术相比，接受渐进能量强度的 ESWT 治疗的患者恢复训练的时间要大大缩短，因此在治疗运动员跖筋膜炎时，ESWT 要优于外科手术。尽管大量研究已经证实了 ESWT 的安全性和有效性，但在临床治疗过程中的规范化流程欠缺，ESWT 的治疗强度、频率及疗程都存在较多分歧，因此在实际的临床应用中仍存在一些问题，尚需进一步探讨。

二、肌腱末端病

肌腱是连接肌肉和骨骼的纤维结缔组织。肌腱末端病又称肌腱炎，通常指由于过度使用肌纤维，反复强烈的牵拉导致肌腱胶原纤维发生退行性病变，使得肌腱或肌腱周围组织出现炎症反应，表现为疼痛和关节活动受限等症状。近年来国内外研究人员对 ESWT 治疗肌腱炎的临床应用进行了大量的研究，结果表明 ESWT 在治疗肌腱炎方面取得了良好效果。Lizis 报道对 50 例肱骨外上髁炎患者随机分为 ESWT 组和超声波组，利用 VAS 对两组进行治疗前评估、治疗结束即时评估、治疗 3 个月后评估，结果显示 ESWT 组疼痛缓解程度均优于超声波组，表明了 ESWT 对网球肘治疗有效，且疗效优于超声波。

ESWT 治疗肌腱炎的作用机制尚不明确，其效果可从以下几个方面来解释。① ESWT 镇痛作用机制：ESWT 可能通过对神经末梢组织产生超强刺激以提高患者痛阈，而过度刺激治疗部位会导致脑干信号传递减弱，使得外周感觉神经纤维功能障碍，引起肌腱细胞周围自由基改变，释放抑制疼痛的物质。ESWT 通过作用于 P 物质、背根神经节中降钙素基因相关肽（CGRP）的表达来影响疼痛传递以获得止痛效果。② ESWT 刺激肌腱组织再生的作用机制：ESWT 降低了与肌腱病相关的基质金属蛋白酶（MMP）和白细胞介素（IL）的表达。动物研究表明，ESWT 导致胶原蛋白生成和基质转换的增加，骨肌腱连接处血管化的增加，通过机械对人体的振动产生细微按摩，促进伤口愈合和缺血时组织再生。③ ESWT 消除肌腱钙化的机制：气体在冲击波的应力作用下，以极高速度膨化，改善肌腱局部血液循环和新陈代谢，松解软组织粘连和钙质沉着，减轻炎性反应及水肿。ESWT 对于治疗肌腱炎无论是近期还是远期都有良好效果，且不良反应少。许多研究表明，高强度冲击能量比低、中能量的 ESWT 在缓解患者疼痛和改善功能障碍方面效果更好。

第三节 ESWT 应用于骨质疏松康复

骨质疏松（osteoporosis，OP）是以骨量减少、骨组织微结构破坏为特征的骨骼疾病，OP 使得骨的脆性增加，容易导致骨折的发生。目前对于 OP 的非药物治疗主要包括运动疗法和物理因子干预，如超声、ESWT 等，在治疗 OP 患者时获得了良好效果。目前 ESWT 治疗 OP 的潜在机制尚不明确，有研究认为，Wnt/β-Catenin 通路控制着成骨细胞分化成骨细胞前体细胞的数量。ESWT 能够激活 Wnt/β-Catenin 信号通路和胞外信号调节激酶（ERK）信号通路，促进成骨细胞的分化，增加骨生成，从而抑制或延缓 OP 的发展。还有研究表明，ESWT 能够诱导多种骨生长因子的表达，如骨形态发生蛋白、转化生长因子-β、胰岛素生长因子等，促进骨细胞增殖分化，诱导骨生长。张堃等对雌性兔建立 OP 模型，通过能流密度为 0.47mJ/mm^2 的 ESWT 进行干预，脉冲 2000 次。结果显示 ESWT 干预能够对 OP 被处理区域骨小梁的改建起到促进作用，从而有助于增加骨质密度，这表明 ESWT 是预防骨质疏松性骨折的有效途径。骨质疏松症原先作为 ESWT 治疗的相对禁忌证，但随着 ESWT 设备精密度的提高，应用范围逐渐扩展，但此类研究大多集中在动物生物分子研究，缺乏临床循证医学证据，其安全性与有效性，尚需临床进一步证实。

一、ESWT 应用于骨折延迟愈合或骨不连康复

骨折延迟愈合和骨不连发病率较高，有 5%～10% 的骨折会最终演变为骨折延迟愈合或骨不连，其中舟状骨（16%）、股骨（14%）和胫骨（14%）骨折的骨不连率较高。ESWT 具有无创、安全、并发症少等特点，具有很强的临床优势，可成为骨折延迟愈合的首选治疗方法。ESWT 治疗骨折延迟愈合和骨不连的机制主要有微骨折重新启动骨折愈合程序、改善局部血液循环、诱导成骨促进骨愈合。Notarnicola 等研究比较了 ESWT 和手术治疗腕舟状骨骨不连的疗效，其中 118 例舟状骨骨不连患者被分为 ESWT 组和手术治疗组（$n = 60$），经过 12 个月的随访后发现两组骨折愈合率无明显差异，ESWT 组骨折愈合率为 79.3%，手术组为 78.3%，两组腕关节功能评分也无显著差异。Rompe 等报道 ESWT 治疗 43 例骨不连患者，使用强度 0.4mJ/mm^2，脉冲次数 3000 次，结果显示，4 个月后愈合率达到 72%。大量研究表明，ESWT 和手术治疗都是骨不连的有效治疗方式，但从并发症及费用等方面比较，ESWT 治疗骨不连更有优势。Willems 等进行 Meta 分析后指出，ESWT 治疗骨折延迟愈合及骨不连几乎无严重的并发症，然而手术治疗骨不连后常伴有严重的并发症（如感染和神经损伤等）。研究表明，骨折延迟愈合及早期骨不连患者应尽早进行 ESWT 治疗，在 ESWT 治疗后应避免负重并给予适当外固定，以提高骨折愈合率；对于萎缩性骨不连及血供较差部位的骨不连，可尝试行 ESWT 治疗，若治疗后 3 个月未见骨痂形成，则建议患者接受手术治疗；采用联合治疗方案治疗骨不连疗效更显著，可能更有助于提高骨折愈合率。因此 ESWT 或许可作为某些急性骨折的辅助治疗，尤其是有较高不愈合风险的骨折，如粉碎性骨折以及局部血液循环受损的骨折。

二、康复医学领域中 ESWT 应用的思考和展望

ESWT 在康复医学领域中的应用越来越广泛，但应用的时间较短，仍处于起步阶段，很多作用机制尚不明确。随着仪器技术水平的提高、相关专用设备的发展，在脑、脊髓、心血管等原始 ESWT 相对禁忌证，也得到了突破。然而目前 ESWT 的临床应用也存在一定的问题，对体外冲击波治疗疾病的治疗方法、剂量、频率和治疗周期都缺少统一的标准。但就目前的研究进展来看，随着体外冲击波治疗技术的成熟，以及对其作用机制研究的进一步探讨，体外冲击波疗法将会更加全面广泛地应用于康复医学领域中。

思 考 题

1. 冲击波波源的产生方式及传递方式有哪些？
2. 冲击波的物理特性及生物学效应有哪些？
3. 体外冲击波治疗应用于康复医学领域的适应证、禁忌证和注意事项分别有哪些？
4. 肌肉痉挛后肌肉张力及肌肉硬度的定性和定量评估方法有哪些？
5. 体外冲击波治疗有哪些镇痛及刺激肌腱组织再生的潜在生理机制？
6. 体外冲击波治疗与哪些疗法联合应用可加快骨质疏松和骨折延迟愈合的康复进程？

主要参考文献

余来, 邢更彦. 2014. 体外冲击波通过激活 Wnt/Ca~(2+) 信号通路治疗骨质疏松症的研究进展. 中国医学前沿杂志 (电子版), (06 vo 6): 15-17.

张堃, 刘建, 孟国林, 等. 2008. 体外冲击波对骨质疏松兔股骨髁部松质骨影响的实验研究. 中国骨质疏松杂志, (06): 381-438.

Gonkova M I, Ilieva E M, Ferriero G, et al. 2013. Effect of radial shock wave therapy on muscle spasticity in children with cerebral palsy. Int J Rehabil Res, 36(3): 284-290.

Mariotto S, De Prati A C, Cavalieri E, et al. 2009. Extracorporeal shock wave therapy in inflammatory diseases: molecular mechanism that triggers anti-inflammatory action. Curr Med Chem, 16(19): 2366-2372.

Mariotto S, Menegazzi M, Suzuki H. 2004. Biochemical aspects of nitric oxide. Curr Pharm Des, 10(14): 1627-1645.

Moon S W, Kim J H, Jung M J, et al. 2013. The effect of extracorporeal shock wave therapy on lower limb spasticity in subacute stroke patients. Annals of Rehabilitation Medicine, 37(4): 461-470.

第十七章　冲击波与疼痛学

第一节　疼痛及其分类

医学是一门求真向善的科学，是随着人类痛苦的最初表达和减轻这份痛苦的最初愿望而诞生的，肩负着守护全人类健康的使命与重任。随着社会经济和医学科学的不断发展进步，人民对疼痛的防治越来越重视。慢性疼痛高发难治，危害大，随之出现了疼痛医学，它是一门与麻醉学、骨科学、介入治疗学、神经内科学等多学科交叉的新兴边缘学科。2007 年中华人民共和国卫生部发布《关于在〈医疗机构诊疗科目名录〉中增加"疼痛科"诊疗科目的通知》（卫医发〔2007〕227 号文件）以来，中国的疼痛医学更是有了飞跃发展。

2020 年国际疼痛研究学会（International Association for the Study of Pain，IASP）完善了 1979 年版疼痛的定义，认为疼痛是一种与实际或潜在的组织损伤相关的不愉快的感觉和情绪情感体验，或与此相似的经历。疼痛按照时间分类，可以分为急性疼痛和慢性疼痛。疼痛反复或持续时间超过 3 个月，它已超过正常恢复时间且失去伤害性感受的警示作用即为慢性疼痛。慢性疼痛不仅仅是一种症状，更是一种疾病。为了规范慢性疼痛诊疗，创建更适用于临床机构的疼痛管理分类系统，IASP 提出了第 11 版《国际疾病分类》（International Classfication of Disease，ICD），其中将慢性疼痛分为 7 大类：①慢性原发性疼痛；②慢性癌性疼痛；③慢性术后痛和创伤后疼痛；④慢性神经病理痛；⑤慢性头部和颜面部疼痛；⑥慢性内脏疼痛；⑦继发性肌肉骨骼疼痛。其中继发性肌肉骨骼疼痛又分为以下三类：①持续炎症机制的继发性肌肉骨骼疼痛，如感染导致继发性肌肉骨骼疼痛；晶体沉积导致继发性肌肉骨骼疼痛；自身免疫和自身炎症疾病导致继发性肌肉骨骼疼痛。②结构改变相关的继发性肌肉骨骼疼痛，如骨关节炎相关继发性肌肉骨骼疼痛；脊柱疾病相关肌肉骨骼疼痛；肌肉骨骼损伤后继发性肌肉骨骼疼痛。③神经系统疾病相关的继发性肌肉骨骼疼痛，如帕金森病相关的继发性肌肉骨骼疼痛；多发性硬化相关的继发性肌肉骨骼疼痛；外周神经疾病相关的继发性肌肉骨骼疼痛。

第二节　体外冲击波与疼痛医学

体外冲击波治疗（ESWT）是物理学和医学相结合的新技术，是兼具声、光、力学特性的机械波，具有瞬间高压和高速传导的物理性质，在极短的时间内（约 10ms）高峰压达到 500bar，而且周期短（10ms）、频谱广 [（16～20）×10^{8}Hz]。冲击波在穿越人体组织时，其能量不易被浅表组织吸收，可直接到达人体的深部组织。1971 年首次将冲击波应用于人体治疗肾结石。1986 年，首次发现低能量的冲击波可促进伤口和骨折愈合。1988 年，Haupt 等首次成功地应用 ESWT 治疗骨不连。1990 年，首次应用 ESWT 治疗肩部钙化性肌腱炎，并取得成功。此后越来越多的文献和研究证实体外冲击波治疗多种疼痛相关性疾病取得了满意疗效，并且获得了 FDA 批准应用。我国国家药品监督管理局于 2000 年批准国产体外冲击波治疗仪用于临床肌骨系统疼痛疾病的治疗和康复以来，其发展更为快速和壮大。

中国研究型医院学会冲击波医学专业委员会参考 2009 年版牛津大学循证医学中心证据级别及推荐等级标准同时结合本专业实际情况，制订了体外冲击波疗法骨肌疾病应用的推荐指南，见表 17-1。2021 年 11 月在奥地利维也纳召开 ISMST 常务委员扩大会议，对 2016 年版 ISMST 诊疗共识 ESWT 的适应证和禁忌证进行了修订，形成 2021 年版 ISMST 诊疗共识（简称"新版共识"）。

冲击波应用于疼痛性疾病，其中以肌肉骨骼疾病应用最为广泛和有效。

新版共识的适应证和禁忌证如下：

1. 批准的适应证 ①慢性肌腱病：肩袖钙化性肌腱炎、肱骨外上髁炎、大转子疼痛综合征、髌腱末端病、慢性跟腱炎、跖筋膜炎；②骨病：骨折延迟愈合、骨不连、应力性骨折、缺血性骨坏死（无关节破坏）等；③皮肤疾病：伤口延迟愈合或不愈合、皮肤溃疡、非环形烧伤、脂肪团。

2. 基于临床经验的适应证 ①肌腱病：肩袖非钙化性肌腱炎、肱骨内上髁炎、内收肌腱病综合征、鹅足腱病综合征、腓骨肌腱病、足踝肌腱病、弹响指；②骨病：骨髓水肿、胫骨结节骨骺炎、胫骨应力综合征、膝关节骨关节炎；③肌病：肌筋膜痛综合征、肌肉拉伤（未断裂）；④神经系统疾病：强直状态、腕管综合征。

3. 专家推荐的特殊适应证 ①骨肌疾病：骨关节炎（除外膝骨关节炎）、掌筋膜挛缩、足底纤维瘤病、桡骨茎突狭窄性腱鞘炎；②神经系统疾病：多发性周围神经病；③泌尿外科疾病：盆腔慢性疼痛综合征、勃起功能障碍、阴茎纤维性海绵体炎；④其他：淋巴水肿。

4. 探索性适应证 ①心血管系统疾病：心肌缺血；②神经系统疾病：周围神经损伤、脊髓和脑部病变；③口腔颌面疾病；④其他系统疾病：骨质疏松症、复杂性区域疼痛综合征等。

表 17-1 冲击波治疗肌肉骨骼疾病的推荐等级

疾病名称	证据级别	推荐等级
骨不连、骨折延迟愈合	1A	A 级
跖筋膜炎、跟腱炎		
肱骨外上髁炎		
钙化性冈上肌腱炎		
脑卒中后肌痉挛		
皮肤溃疡		
肱二头肌长头肌腱炎	1B	A 级
股骨大转子疼痛综合征		
股骨头坏死、膝骨关节炎		
距骨骨软骨损伤	2B	B 级
腱鞘炎、髌腱炎		
应力性骨折、骨髓水肿	3B	B 级
胫骨结节骨软骨炎	4	C 级

肌肉骨骼疼痛是指源于骨骼、关节、肌肉或其他相关软组织疾病所产生的疼痛，包括原发性和继发性。按照时间分类，肌肉骨骼疼痛包括急性和慢性，覆盖人体从头到脚、涉及运动系统的150多种疾病，包括常见的慢性肌腱病、骨关节炎、肌筋膜炎等。可以说每个人都会经历肌肉骨骼疼痛。一旦发展为慢性，则往往会伴随不同程度的焦虑、抑郁等，增加治疗困难。其患病率文献报道不一致，随着年龄的增长而增加。全球 20%～33% 人口罹患肌肉骨骼疾病。美国最近的一份报告表明每 2 名成年人中就有 1 人患有慢性肌肉骨骼疼痛。慢性肌肉骨骼疼痛是引起持续迁延不愈慢性疼痛的最主要病因，它与身体退行性改变、生命过程息息相关，常常使得 1/5～1/3 老年人晚年生活处于痛苦和残疾中，显著影响生活质量，易并发精神心理障碍、增加其他慢性疾病和全因死亡率风险。其治疗方法包括传统医学、药物、物理治疗（如超声波、体外冲击波和高能激光等）、关节腔注射、神经射频等微创治疗和手术治疗，其中冲击波因其无创、安全有效，为越来越多的慢性肌肉骨骼疼痛患者减轻疼痛、恢复功能。

第三节 冲击波治疗肌肉骨骼疾病的循证医学证据

一、肌腱末端病

肌腱末端病是肌腱等附着在骨上的末端区发生的劳损性变性疾病，如肱骨外上髁炎、跟腱炎等。ESWT 引起组织微创伤，刺激新生血管形成，增加局部血流，促进组织再生；同时使得钙化沉积物碎裂和空化后被局部炎症反应所吸收。在一项双盲、安慰剂对照多中心试验中，发现 Li-ESWT 治疗的 114 例肱骨外上髁炎患者半年和 1 年后疼痛评分较对照组明显改善 50% 以上。Yan 对共 243 例肱骨外上髁炎患者分析发现，ESWT 比单纯超声波治疗更有效地降低视觉模拟评分法（visual analogue scale，VAS）评分，功能恢复更佳。Yao 对 1035 例肱骨外上髁炎患者的 Meta 分析也显示 ESWT 组 VAS 评分显著降低和握力评分显著改善。Korakakis 等关于发散式 ESWT（rESWT）治疗下肢肌骨疾病有效性系统综述中，显示跟腱病变（achilles tendinopathy，AT）治疗中 rESWT 优于保守治疗为低水平证据；近端腘绳肌腱病的短、中和长期治疗中均优于保守治疗，大转子疼痛综合征的中长期治疗中优于类固醇治疗，以及髌腱末端病的长期治疗优于对照保守治疗为中等水平证据。Yan 等对 66 例接受 ESWT 治疗的慢性 AT 患者行回顾性分析发现，治疗 3 个月后与基线相比美国足踝骨科学会（American Orthopedic Foot and Ankle Society，AOFAS）评分和 VAS 评分均有显著改善。而且病程 3～6 个月 AOFAS 评分明显高于病程＞6 个月时。

二、骨不连、骨折延迟愈合

骨不连、骨折延迟愈合是临床中比较棘手的问题，研究发现 ESWT 能促进局部成骨，取得较为满意的临床效果。126 例长骨骨不连患者分别行 ESWT 和手术治疗，3 个月和 6 个月后 ESWT 组骨折愈合率达到 71%，显著高于手术组，12 个月和 24 个月后两组愈合率差异无统计学意义。另一项研究发现 44 例骨折不愈合患者行 ESWT 治疗的愈合成功率达到 75.5%，平均愈合时间为 10.2 个月，治疗失败的原因有骨折位移＞5mm、不稳定骨折、血管受损和深部低级别感染。

三、早期股骨头坏死

ESWT 对坏死股骨头造成机械性破坏，继而引发组织修复，促进成骨和新生血管形成，从而减轻患者疼痛、恢复功能。Vulpiani 等对 36 例股骨头坏死患者进行 ESWT 治疗，2 年后随访发现 Ⅰ 型、Ⅱ 型患者的治疗效果优于 Ⅲ 型患者（股骨头坏死国际骨循环学会分型），而 Ⅲ 型的 15 例患者中有 10 例因疼痛和功能受限选择了髋关节置换术，5 例行 ESWT 治疗中 4 例取得了较好的治疗效果。Xie 等对 39 例非创伤性股骨头坏死患者（44 髋）进行 ESWT 治疗后平均随访 130.6 个月，Ⅰ 型、Ⅱ 型、Ⅲ 型患者分别有 7/8、20/28、6/8 髋关节症状无进展，8/8、18/28、1/8 的影像学分期无进展，ESWT 治疗后疼痛缓解和功能恢复持续 10 年以上。建议此类患者使用聚焦式冲击波，并选择高能量（能流密度＞0.3mJ/mm^2）。

四、骨关节炎

除了膝骨关节炎是专家推荐的特殊适应证，骨关节炎是基于临床经验的临床适应证。Li 等回顾性研究指出 ESWT 可以逆转骨关节炎的进展并改善相关疼痛，尤其是数字疼痛评分（numerical rating scale，NRS）较激光治疗显著降低。ESWT 对中重度膝关节炎、骨关节炎及软骨损伤具有减轻疼痛和改善关节功能的潜力，治疗 4 周、8 周、12 周后 VAS 评分较治疗前显著降低，50 米步行时间、行走速度、摆幅、站姿比治疗前显著改善。Zhang 等对 89 例膝骨关节炎患者的随机对照研究发现，中等能量的发散式 ESWT（rESWT）对患者的疼痛减轻和功能改善有明显疗效，能流

密度 $0.24mJ/mm^2$ 优于 $0.12mJ/mm^2$。Uysal 等在一项针对 104 例膝骨关节炎患者的前瞻性随机对照试验中，发现 rESWT 结合经皮神经电刺激能有效减轻膝骨关节炎疼痛和改善功能。此外，一项纳入 32 例随机对照试验的 Meta 分析显示，在疼痛缓解和功能改善方面冲击波效果均优于皮质醇、透明质酸、药物治疗、超声波治疗和中医疗法，同时不良反应发生风险并未增加。另一项纳入 6 项研究的 Meta 分析显示，在 ESWT 治疗后的 4 周、8 周和 12 周，患者的疼痛评分和骨关节炎指数（WOMAC）评分均优于对照组。

五、颈肩腰背部疼痛

Taheri 等发现与假 ESWT 组相比，聚焦式 ESWT 联合口服药物（替扎尼定＋美洛昔康）治疗慢性腰痛的疗效，结果显示 VAS 量表和 Oswestry 残疾指数基线水平显著降低。Feng 等研究了 rESWT 和药物治疗（塞来昔布＋乙哌立松）的效果差异，结果显示疼痛效能问卷和 VAS 具有明显的时间依赖性，单纯冲击波治疗也能有效改善腰痛症状。Zhang 等和 Yoo 等对冲击波治疗斜方肌综合征的 Meta 分析显示，ESWT 减轻肌骨疼痛作用更为明显。

冲击波治疗疼痛疾病文献日趋增多，它通过精准的治疗定位、选择合适的能流密度及频率，以减轻患者疼痛，改善患者功能。治疗频次、能量选择如何个体化尚存争议，有待进一步研究。如何更好地提高患者疗效，促进患者的快速和长期康复，也是冲击波医学领域的研究热点。文献报道 ESWT 联合 PRP 治疗、肌内效贴等治疗后疗效更佳。在股骨头坏死 ESWT 联合骨髓干细胞移植术疗效更佳。但仍需更多高质量的研究进一步评估和研究。

另外，随着相关基础及临床研究逐渐开展，人们对 ESWT 的认知深入，治疗方法日趋成熟，治疗领域不断扩大，也有报道 ESWT 应用于神经病理性疼痛、复杂区域疼痛综合征、脊柱融合后慢性疼痛综合征等有积极疗效。相信随着对 ESWT 机制不断深入研究，新型设备的不断研发，其治疗疾病谱会不断扩大。

第四节　体外冲击波用于肌骨软组织疾病疼痛治疗的可能机制

ESWT 的四个阶段包括：物理相、物理化学相、化学相和生物相。过去有研究者提出了几个主要假设来解释 ESWT 的镇痛作用：①体外冲击波对人体组织较强的作用力可直接抑制神经末梢细胞使其发生变性，从而缓解疼痛。② ESWT 还通过强烈机械刺激激活下行抑制系统，触发内啡肽和其他镇痛物质的释放。随着研究的不断深入，目前发现 ESWT 通过机械转导途径传递到细胞内部，调节细胞核中的基因表达从而发挥一系列生物作用，如抗炎作用、血管生成、蛋白质合成、细胞增殖、神经和软骨保护，最终产生组织再生和改善功能的作用，尤其是可显著减轻疼痛，这显示出 ESWT 在疼痛医学治疗中的巨大潜力。本节因篇幅有限，不再逐一进行介绍，图 17-1 为体外冲击波治疗参与的细胞信号通路，而这些细胞信号通路与炎症反应、促进合成、增殖和愈合、再生和扩张血管有一定的关系。

冲击波除了抗炎、神经保护和软骨保护作用外，尚有明显的促进肌骨软组织的修复和血管再生作用。腱细胞对机械刺激高度敏感，ESWT 可以增加转化生长因子 β_1、胰岛素样生长因子 1、胞核抗原的表达以及 I 型胶原纤维的合成，缓解受伤肌腱的肿胀和炎性细胞的浸润，增加润滑素的释放有利于肌腱滑动并促进组织愈合。ESWT 通过 Wnt5a/Ca^{2+} 信号通路和骨髓间充质干细胞的成骨分化，抑制软骨变性并促进软骨下骨重建。冲击波可以促进毛细血管再生。ESWT 通过 ERK1/2 信号通路刺激生长因子受体和 G 蛋白偶联受体，之后 RAS 在衔接蛋白和鸟嘌呤核苷酸交换因子 SOS 协助下与整合素相互作用，最终通过 VEGFR2-Akt-eNOS 实现内皮细胞再生和血管生成。在 Hatanaka 等的研究中，ESWT 显著上调血管内皮生长因子和内皮型一氧化氮合酶的 mRNA 表达和蛋白水平，并增强 Erk1/2、Akt、微囊蛋白的磷酸化和整合蛋白-β_1 的活性来促进血管生成。

Heimes 等采用受精鸡蛋体外实验模型，在胚胎发育第 10 天施加 0.12mJ/mm² 的冲击波 500 次，并评估血管化面积、血管密度、血管连接以及低氧诱导因子-1α 和 VEGF 基因表达，结果显示第 14 天 ESWT 组的血管化面积（+115% vs. +26%）和血管连接（+751% vs. +363%）显著增加（$P < 0.05$）。

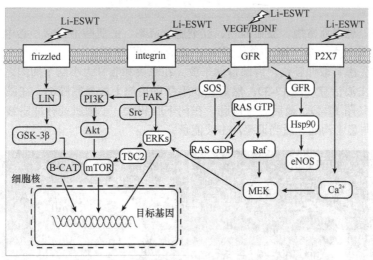

图 17-1 体外冲击波治疗参与的细胞信号通路

frizzled：WNT 受体；integrin：整合素；LIN：谱系变异基因，控制细胞生命周期和形态；BDNF：脑源性神经营养因子；GSK-3β：糖原合成酶激酶-3β，参与细胞增殖、迁移、凋亡；B-CAT：β-连环蛋白，参与细胞黏附；PI3K：磷脂酰肌醇 3-激酶，调节细胞周期和神经干细胞的增殖；Akt：蛋白激酶 b（PKB）；Src：酪氨酸蛋白激酶，调节细胞生长、增殖和分化；TSC2：结节性硬化症复合体 2；GFR：生长因子受体；RAS：MAPK/ERK 途径的分子；Raf：MAPK/ERK 途径的分子；MEK：丝裂原活化蛋白激酶，促进细胞生长，刺激血管细胞生成与迁移；mTOR：哺乳动物雷帕霉素靶蛋白，调节细胞体积，FAK：黏着斑激酶，参与细胞迁移与血管生成；VEGF：血管内皮生长因子；SOS：合子基因编码因子，促进鸟嘌呤核苷酸交换（GDP/GTP）和活性 RASGTP 复合物的形成；Li-ESWT：低强度体外冲击波治疗；P2X7：嘌呤能受体重组蛋白；eNOS：内皮型一氧化氮合酶；Hsp90：热休克蛋白 90

"没有全民健康，就没有全面小康。"中国已经快速进入老年社会。而慢性肌肉骨骼疼痛在老年人高发，不仅影响其睡眠和心情，还严重影响其活动和日常生活，从而带来一系列的次生不良反应，如肌少症、肥胖、糖尿病、冠心病等发病率增加，影响全民健康和全面小康。冲击波无创安全有效，而且操作相对简单，可以在社区等医疗场所普及，快速改善肌肉骨骼的慢性疼痛和功能。

总之，ESWT 在疼痛医学领域的应用时间较短，但许多患者已从中获益，是一种安全有效的治疗方法。然而，其临床治疗参数的选择、操作方法有待标准化，而细胞、分子生物学的研究相对滞后，其分子生物学机制还不十分清楚。因此，除严格把控适应证、禁忌证外，常规使用冲击波治疗之外，进一步做好基础研究工作，使治疗参数、操作方法标准化，积极深入机制研究，对进一步推广其在临床上的应用有重要意义。

第五节 冲击波治疗的病例分析和讨论

一、病史和诊断

患者，男性，54 岁，公务员。右肩疼痛 2 月余，加重伴活动障碍 1 个月。患者 2 个月前，自觉吹冷风后出现右肩持续性酸胀痛，夜间睡眠不影响，无明显活动障碍，疼痛较轻未就诊。1 个月前，右肩疼痛加剧，并出现不能梳头，夜间痛醒，不能右侧卧位。无发热、头晕、胸闷等不适。2 周前在当地医院就诊，MRI 提示粘连性肩周炎，给予西乐葆等药物疗效不佳。为进一步诊治，到我院门诊就诊。

起病以来饮食、二便正常。无明显体重下降。

诊断：粘连性肩周炎。

二、治疗方案及经过

1. 常规检查 患者血常规、凝血四项、红细胞沉降率、心肌酶谱正常，心电图正常。患侧肩关节 MRI 提示粘连性关节炎（图 17-2）。无冲击波治疗相关禁忌证。

2. 体位 首先患者取仰卧位，肩部自然平放。在喙突和肱骨大小结节间沟之间、肩峰到三角肌止点附近行冲击波治疗（图 17-3）。然后让助手帮助抬起上肢暴露腋窝，在腋下朝着肩胛骨方向行冲击波治疗（图 17-4）。最后患者侧卧，在冈下肌和大、小圆肌处行冲击波治疗（图 17-5）。治疗过程中不断与患者沟通，适当调整冲击波能量。

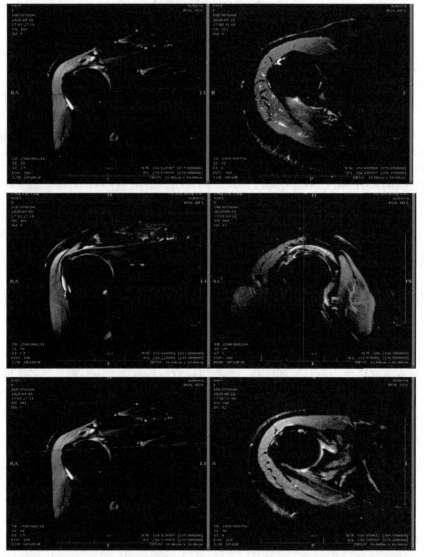

图 17-2 肩关节 MRI 提示粘连性关节炎征象（包括右侧肩关节冈上肌腱损伤）

右侧肱骨头关节面下小囊状信号，考虑慢性损伤或退行性变等

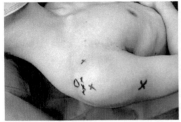
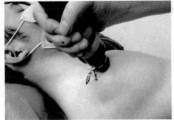
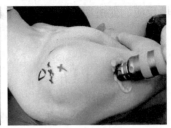

图 17-3 沿着肩峰到三角肌止点行冲击波治疗

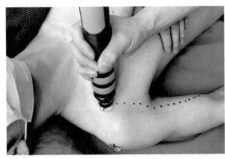
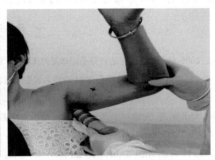

图 17-4 沿喙突到肱二头肌肌腹标识行冲击波治疗

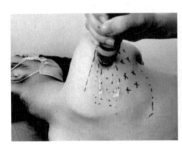
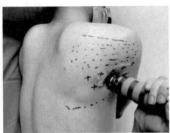
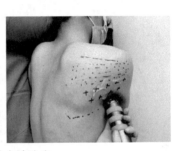

图 17-5 冈下肌、小圆肌和大圆肌部位行冲击波治疗

3. 设置参数 选用发散式压力波，EVO BLUE 手柄 D 15mm，2～3.2bar，能流密度 0.05～0.13mJ/mm^2，频率为 10～12Hz，3000～4000 次。4～5 天一次，5 次为一个疗程。

4. 康复锻炼 联合塞来昔布、氟比洛芬酯贴剂等药物和功能锻炼。沿前臂上举、手背伸和扩胸三个方向拉伸，每次持续约 1 分钟，一天 5～10 次。

三、治疗疗效评估

治疗前肩关节喙突、肱骨大小结节间沟压痛阳性。肩关节主动和被动活动受限，上举 120° 后伸 15° 内收 30°。疼痛弧征和臂坠落试验阳性。VAS：5 分；Constant-Murley 评分：23 分。

治疗后 1 周、1 个月和 3 个月随访，VAS 分别为 1 分、1 分和 1 分；Constant-Murle 分别为 5 分、3 分和 2 分。肩关节活动度改善，上举 170°，后伸 25°，内收 30°，疼痛弧和臂坠落试验阴性。

四、文献复习

粘连性肩周炎治疗主要目标是缩短自然病程、缓解患肢疼痛、恢复肩关节功能，改善患者生活质量。治疗方案为先保守治疗，若 6 个月仍疗效不佳，可以采用肩关节镜等手术治疗。而冲击波是保守治疗中的一种有效无创的重要治疗手段。冲击波治疗时最好根据冈上肌、冈下肌等关键肌肉的功能，抬高或者背伸患肢，起到类似于手法松解的作用。除了机械作用松解外，尚有抑制炎性反应、促进肌腱再生和扩张微循环的作用，从而达到治疗目的。

思 考 题

1. 疼痛的定义是什么？
2. 慢性疼痛有哪些危害？
3. 慢性疼痛的分类包括哪些？
4. 慢性肌肉骨骼疼痛的危害包括哪些？
5. 冲击波治疗肌肉骨骼疼痛疾病的机制包括哪些？

主要参考文献

刘德峰, 徐启旺. 2005. 体外冲击波疗法对骨不连修复的作用. 中国临床康复, 9(18): 2.

瞿润东, 孙伟. 2022. 国际医学冲击波学会 2021 诊疗共识在骨骼、肌肉系统疾病治疗中应用的解读. 中华全科医师杂志, 21 (9): 826-830.

邢更彦, 张浩冲, 刘水涛, 等. 2019. 中国骨肌疾病体外冲击波疗法指南 (2019 年版). 中国医学前沿杂志 (电子版), 11(4): 11.

Auersperg V, Trieb K. 2020. Extracorporeal shock wave therapy: an update. EFORT Open Rev, 5(10): 584-592.

Chen L, Ye L, Liu H, et al. 2020. Extracorporeal shock wave therapy for the treatment of osteoarthritis: a systematic review and meta-analysis. Biomed Res Int, 2020: 1907821.

第十八章 冲击波与口腔医学

1980 年 Chaussy 采用体外冲击波碎石术（ESWL）治疗肾结石获得成功，随后冲击波被用于胆囊结石、胰管结石和唾液腺结石等体外碎石治疗。随着对冲击波研究的逐渐深入，其临床应用范围不断扩大，有研究者将冲击波进行能量分级，较高能级冲击波可以用于体外碎石等治疗，而中低能级冲击波则具有镇痛、杀菌、抗炎、促进软组织修复和促进新骨形成等作用。从应用于治疗腮腺和下颌下腺结石开始，体外冲击波治疗（ESWT）逐渐被应用于口腔医学领域，由于其具有非侵入性、安全有效、费用低和易于操作等优势，ESWT 在口腔医学的临床适用范围不断扩大，具有广阔应用前景。

一、冲击波与涎石病

涎石病是指发生在口腔腺体或导管中的钙化性团块而引起的一系列病变。下颌下腺结石最常见（约 85%），腮腺次之，偶见于上唇及唇颊部小唾液腺，少见于舌下腺。涎石常因阻塞唾液分泌而继发感染，引起腺体炎症。传统的治疗方法包括保守治疗、切开取石术和腺体切除术等。基于 ESWL 治疗泌尿系统结石的成功，1989 年有研究者率先采用 ESWL 治疗位于腮腺和下颌下腺的结石，碎石率（≤3mm）达到 88%。随着技术发展，超声引导技术、CT 导航和唾液腺内镜等也被应用于唾液腺结石的诊断和治疗中；随着导管内气压弹道碎石术和激光碎石术等技术的引入，也让唾液腺内镜引导下的导管内冲击波碎石术（intraductal shock wave lithotripsy, ISWL）成为涎石病的一种治疗选择。临床中针对复杂涎石病，如导管变形狭窄、结石位置不佳和多个结石等，冲击波作为有效治疗手段可以结合不同技术开展综合治疗。

二、冲击波与颞下颌关节紊乱病

颞下颌关节紊乱综合征（temporomandibular joint disorder syndrome, TMJDS）是累及颞下颌关节和（或）咀嚼肌，具有颌面部疼痛、弹响和下颌运动障碍等相关症状的一组疾病的总称。目前普遍认为颞下颌关节紊乱病的病因是多因素的，但发病机制尚不明确。因此，需要针对不同患者制定个性化诊疗方案，首选可逆性保守治疗方案，只有当病因和病程认识较明确时，根据治疗需要才会采用调整咬合、正畸、固定修复或手术等不可逆的手段。

针对颞下颌关节紊乱综合征的可逆性保守治疗，包括咬合板、药物、物理治疗、运动训练和心理咨询等。ESWT 作为一种非侵入、安全有效的新型物理治疗方法，已经被广泛应用于治疗骨骼肌肉疾病，如膝骨关节炎、肱骨外上髁炎、跖筋膜炎和跟腱炎等。1999 年，有研究者将 ESWT 用于颞下颌关节紊乱综合征，结果显示 64% 患者的咬肌硬结明显软化和疼痛显著减轻，并且 40% 患者的治疗效果维持了两周以上。另有研究显示，ESWT 可以明显减轻颞下颌关节紊乱患者关节区疼痛、关节杂音等症状，增加开口度，并且改善下颌运动等。将 ESWT 用于大鼠颞下颌关节骨关节病模型，结果显示 ESWT 可以通过降低炎症水平和减少软骨降解，对髁突软骨和软骨下骨结构起到保护作用。ESWT 具有缓解疼痛、促进局部微血管扩张、促进炎症消退和促进组织愈合等功效，针对颞下颌关节紊乱综合征的临床应用也取得了一定效果，提示 ESWT 有望成为一种有效可行的 TMJDS 物理治疗方法。

三、冲击波与牙周炎

牙周炎是由菌斑微生物引起的慢性感染性疾病，临床表现为牙周袋的形成、进行性附着丧失和牙槽骨吸收等牙周支持组织的破坏，最后可导致牙松动和脱落。牙周炎是我国成年人失牙的首要原因，还会增加罹患糖尿病、心血管疾病、风湿性关节炎和早产等风险。牙周致病菌是牙周病的必需始动因素，牙周组织针对致病菌的初期炎症反应是宿主的防御机制，但大量炎性细胞因子的持续释放最终导致牙槽骨丧失等牙周组织破坏发生。

已有研究表明，ESWT 对金黄色链球菌、表皮链球菌、假单胞菌和铜绿假单胞菌等具有杀菌作用，并且不同能级和频率的 ESWT 对于不同细菌的作用有所差异。有研究探讨了 ESWT 对口腔相关细菌的影响，结果显示能流密度为 $0.3mJ/mm^2$ 的 ESWT，可以对牙龈卟啉单胞菌和变形链球菌起到显著的杀菌作用，同时可以破坏细菌的聚集。也有研究利用多种细菌在牙釉质上黏附形成菌斑生物膜，经 ESWT 处理后细菌黏附显著减少，并且达到与超声波设备相似的菌斑去除效果。

牙周炎治疗的目标包括控制菌斑、消除炎症和恢复牙周组织生理形态等，杀灭牙周炎病原菌有助于防止牙周炎的发生和促进炎症组织恢复。有研究者利用牙龈卟啉单胞菌建立大鼠牙周炎模型，后采用能流密度为 $0.1mJ/mm^2$ 的 ESWT，结果显示冲击波可以显著抑制牙槽骨吸收和促进牙周组织再生。基于 ESWT 的杀菌和促成骨作用，推测 ESWT 有望应用于牙周炎的临床治疗；也有研究者提出 ESWT 有望用于治疗种植体周围炎的设想。

四、冲击波与颌骨缺损修复/再生

外伤、肿瘤、感染等可以引起不同程度的颌骨缺损发生，与此同时，口腔种植手术等对于骨组织增量的临床需求也日益增加，因此颌骨缺损修复和再生是长期以来组织工程领域的研究重点。ESWT 不仅可以促进骨髓间充质干细胞的增殖、迁移和成骨向分化，也可以促进成骨细胞的成骨能力并抑制破骨细胞。目前，ESWT 广泛用于治疗骨折延迟愈合、骨不连、股骨头坏死等骨相关疾病。在大鼠下颌牵张成骨实验中，ESWT 已被证实可显著增加增殖细胞核抗原（proliferating cell nuclear antigen，PCNA）、血管内皮生长因子（vascular endothelial growth factor，VEGF）和骨形成蛋白 2（bone morphogenetic protein 2，BMP-2）的分泌，通过促进干细胞分化、成骨细胞募集和新生血管形成等，进而促进下颌骨牵张成骨。ESWT 在大鼠牙周炎模型中也促进了牙槽骨再生。已有研究提示，ESWT 对颌骨和牙槽骨的再生具有促进作用，有望在口腔骨组织工程和骨缺损修复中得到进一步临床应用。

ESWT 对钛植入物的骨整合有一定促进作用。有研究将 ESWT 应用于在钛支架修复大鼠骨缺损模型，结果显示 ESWT 起到了骨诱导生成作用；另一项研究表明，ESWT 可以促进骨折固定用钛钉周围的骨整合。可见，ESWT 有助于促进钛植入物的骨整合和骨诱导。基于冲击波具有杀菌、调节干细胞活性、促进血管生成和促进骨再生的作用，有研究者提出 ESWT 有助于口腔内钛种植体周围骨再生的假设。因此，将 ESWT 应用于促进种植体植入后的骨整合和骨再生具有潜在临床意义。

在正畸过程中，不同 ESWT 的处理可以影响正畸牙齿移动过程中的牙槽骨改建。有研究将能流密度 $0.19\sim0.23mJ/mm^2$ 的 ESWT 作用在正畸患者牙齿上，观察 6 个月后未发现其对牙髓血流量的影响，提示 ESWT 作为正畸辅助治疗的安全性。有研究者发现 ESWT 可影响大鼠正畸牙齿移动早期 IL-1β 和 VEGF 的表达水平，推测 ESWT 有可能通过调控根周组织的炎症反应，进而影响牙齿移动速度。但也有研究显示，ESWT 通过调控成骨细胞和破骨细胞的平衡，抑制了大鼠牙齿正畸移动速度。以上研究提示 ESWT 在正畸牙齿移动和牙槽骨改建中可以发挥一定作用。

综上所述，作为一种非侵入性、低成本、易操作、安全有效且作用广泛的治疗方法，ESWT 在口腔医学领域具有广阔的临床应用前景，仍有很多治疗适应证有待发掘，但临床应用前也还需要完善诸多基础工作。根据不同的治疗目的，针对不同软硬组织属性，需要进一步确定不同用途ESWT 的最佳能流密度和脉冲数；同时，目前已有研究多为体外和动物实验，需要开展更多临床前期研究以确保其临床应用的安全性和有效性。

思 考 题

1. 冲击波在口腔医学哪些领域中有临床应用前景？
2. 冲击波用于颞下颌关节紊乱综合征的可能机制是什么？
3. 牙周炎的发病机制？冲击波应用于牙周炎治疗的潜在优势有哪些？
4. 冲击波应用于口腔种植的潜在作用是什么？

主要参考文献

Atsawasuwan P, Chen Y, Ganjawalla K, et al. 2018. Extracorporeal shockwave treatment impedes tooth movement in rats. Head Face Med , 14(1): 24.

Falkensammer F, Schaden W, Krall C, et al. 2016. Effect of extracorporeal shockwave therapy (ESWT) on pulpal blood flow after orthodontic treatment: a randomized clinical trial. Clin Oral Investig, 20(2): 373-379.

Hazan-Molina H, Reznick A Z, Kaufman H, et al. 2013. Assessment of IL-1beta and VEGF concentration in a rat model during orthodontic tooth movement and extracorporeal shock wave therapy. Arch Oral Biol, 58(2): 142-150.

Kim Y H, Bang J I, Son H J, et al. 2019. Protective effects of extracorporeal shockwave on rat chondrocytes and temporomandibular joint osteoarthritis; preclinical evaluation with in vivo(99m)Tc-HDP SPECT and ex vivo micro-CT. Osteoarthritis Cartilage, 27(11): 1692-1701.

第十九章　冲击波联合疗法

一、冲击波联合疗法概述

冲击波医学作为再生医学技术的一种，发展到今天已经取得了傲人的成绩，被广泛应用于骨科、运动医学、康复、疼痛、男科、美容及心肌缺血治疗等领域，均取得了良好的治疗效果。作为一种物理疗法，其安全性、有效性、简便性的特点受到广大医患的认同。但是任何单一的医疗技术都会有一定局限性，冲击波治疗虽然适应证广泛，但也存在禁忌证，而且单纯冲击波治疗骨组织再生，存在治疗周期较长等情况。近年来很多医师和学者在积极探索冲击波医学与其他医疗技术的联合应用，以期提高疾病的治愈率，缩短治疗周期，提高性价比，达到 1+1 大于 2 的应用效果。

二、冲击波联合疗法现状

由于冲击波医学适用范围极广，其联合应用的领域也较多，如运动医学医生将其与关节镜技术联合，用于治疗关节软骨损伤、骨关节炎，骨科医师将体外冲击波联合钻孔减压术，治疗成人股骨头缺血性坏死，以及体外冲击波疗法联合富血小板血浆治疗骨折延迟愈合、骨不连等都取得了很好的疗效。邢更彦教授团队的研究课题"体外冲击波疗法联合踝关节镜治疗距骨骨软骨损伤"荣获国家科技进步奖一等奖。

此外更多医师和学者在冲击波与手法松动、针灸穴位、高压氧、肌效贴、超声波、臭氧、射频、高频电磁及药物联合治疗等方面的联合应用都取得了一定进展。

三、超声引导下的冲击波联合富血小板血浆技术

（一）冲击波医学

冲击波是一种特殊的声波，具备安全、有效、无创伤等特点。在肌骨再生修复中的主要作用机制，通常是通过诱导、激活一系列生长因子，如血管内皮生长因子、纤维细胞生长因子等促进血管再生，激活内源性干细胞，参与靶器官的修复与再生。体外冲击波医学技术作为非侵入性的物理治疗方法是具有较高性价比的医疗技术，同时也具有其局限性，如在患有出血性疾病，凝血功能障碍患者，治疗部位有血栓、肿瘤，安装心脏起搏器患者等的应用中受限。

（二）富血小板血浆

富血小板血浆（PRP）是将人的全血经过离心后得到的富含高浓度（5 倍左右）血小板的血浆，激活后释放大量的生长因子，如血小板源性生长因子（PDGF）、转化生长因子 β（TGF-β）、胰岛素样生长因子 1（IGF-1）、血管内皮生长因子等 30 多种生长因子促进组织修复与再生。由于是自身血液来源，故可避免免疫反应和疾病传播，而且多种生长因子之间具备协同作用。其适应证与冲击波医学技术非常相似，在肌腱、骨骼急慢性损伤再生修复治疗中的效果明显，而且具有安全有效、制备简单的特点。除了在肌骨再生方面的应用外，还被广泛应用于难愈性创面修复、口腔修复、医学美容等领域。

（三）肌骨超声

近年来得益于计算机技术的飞速发展，超声设备较以往有了划时代的进步，其在肌腱等软组

织的成像清晰度可比肩我们常用的磁共振，更优于传统的 X 线。而且肌骨超声无辐射，可帮助医患规避辐射风险，提高安全性。它不同于磁共振等大型检查设备，目前小型超声设备已经可达到手机大小，不但便携，还可以实时动态检查、弹性成像等，加上费用低廉，有望成为医师的另一个听诊器。越来越多的麻醉科、疼痛科、康复科、骨科、运动医学医师积极学习掌握这项技术，在指导神经阻滞麻醉、疼痛注射治疗、冲击波治疗效果早期疗效评估等方面起着愈发重要的作用。

四、冲击波与富血小板血浆技术联合治疗的优势

二者同属微创、无创再生医学技术，适用病种相近，可在起效时间、价格优势方面互补。将二者联合应用可达到疗效叠加，提高治愈率，缩短治疗周期，提高最佳性价比的目的。特别是在超声引导下的治疗，实现了可视化精准治疗，既可规避副损伤，提高医疗安全性，又提升了其治疗效果。这种联合疗法被应用于骨折延迟愈合及骨不连、早期股骨头坏死、骨性关节炎、肌腱末端病、难愈性创面等方面，并取得了很好疗效，特别是对萎缩性骨不连的治疗，效果惊人。

五、超声引导下冲击波联合富血小板血浆治疗骨折延迟愈合及骨不连

（一）骨折延迟愈合及骨不连目前治疗方法

骨折延迟愈合及骨不连是骨科医师面临的棘手问题，各种治疗方法纷繁复杂。手术治疗主要包括机械固定（接骨板、髓内钉、外固定支架、Ilizarov 牵张成骨技术等）、骨移植（自体骨移植、带血管蒂骨瓣移植、自体骨髓成分移植、吻合血管的骨移植，同种异体骨移植，人工骨移植等）、开放植骨、膜诱导技术等。非手术治疗主要包括体外冲击波治疗、骨折愈合早期的被动运动和微小轴向活动、电刺激（侵入性电刺激、非侵入性电刺激）、低强度脉冲超声波、骨组织工程技术、局部注射（富血小板血浆、骨诱导因子、自体骨髓、间充质干细胞）及中医中药治疗等。

再次手术加植骨术的治疗方法，目前仍被很多医师奉为"金标准"，采用这种治疗方法，患者需要承受再次甚至多次手术痛苦和手术风险，并承担高昂的医疗费用，笔者曾接诊过一例股骨干骨折患者，反复八次手术，花费逾百万而未愈合的病例，患者承受了巨大精神压力和经济负担。

（二）超声引导下冲击波联合富血小板血浆治疗骨折延迟愈合及骨不连的原则及注意事项

综合考虑治疗效果，安全性，治疗费用，操作简单易于推广等因素，李培教授团队率先开展的"超声引导下冲击波联合富血小板血浆治疗骨折延迟愈合及骨不连"模式，经过数年的临床实践已被证实可提高骨折延迟愈合、骨不连的治愈率，缩短治疗周期，且操作简单，可提高患者就医体验。在 2019 年体外冲击波治疗联合富血小板血浆治疗骨不连及骨折延迟愈合已经写入《中国骨肌疾病体外冲击波疗法指南》（2019 年版）。

1. 冲击波治疗应遵循的原则　①三个精确原则：精确诊断（分型）、精确定位、精确能量。②三个不做原则：凝血功能障碍者不做、治疗区域存在血栓者不做、严重认知障碍和精神疾病患者不做。同时对禁忌证也要重视，详见《中国骨肌疾病体外冲击波疗法指南》（2023 年版）。

2. 富血小板血浆注射注意事项　需要满足以下情况：

（1）血红蛋白大于 110g/L。

（2）近期无口服阿司匹林等影响凝血功能或血小板功能的药物。

（3）无血液相关疾病。

（4）无癌症，尤其是造血系统或骨骼系统方面的癌症。

（5）术前 1 天禁酒。

（6）避免在经期、孕期、哺乳期治疗。

（7）避免在感冒、疱疹发作时治疗。

富血小板血浆注射应严格掌握无菌原则：可选用局部麻醉或周围神经阻滞麻醉，既保障了治疗过程的舒适性又规避了全麻和椎管内麻醉的并发症。对骨折端硬化可结合微骨折后再注射富血小板血浆，对骨折端缺损较大的可考虑适量植骨。部分骨不连由隐匿性感染造成，应选取富含白细胞的富血小板血浆。

3. 联合疗法的可视化精准治疗　通常采用 X 线结合超声定位的方法。由于肌骨超声定位使用方便，可避免辐射的特点被优先选择，同时在周围神经阻滞麻醉过程中也发挥了重要作用。

六、典型病例

（一）股骨骨折术后骨不连

1. 现病史及诊断　患者，男性，33 岁，因交通事故导致右股骨远端粉碎性骨折（图 19-1），行右股骨干切开复位锁定接骨板内固定手术，术后 9 个月患者复查 X 线（图 19-2）显示骨折处仍未愈合，就诊于某医院冲击波医学中心。

经查体，右大腿外侧及小腿前侧可见长约 30cm 斜行术后切口瘢痕，右股骨压痛（−），大腿瘢痕周围触之无波动感，膝关节可触及骨擦感，右下肢膝关节活动受限，右膝关节屈伸活动度为 0°～30°，踝关节活动正常。足背动脉搏动可扪及，各足趾感觉活动正常，末梢血运良好。既往健康，经 X 线及肌骨超声检查，被诊断为：右股骨干骨折术后骨不连、右膝关节伴僵直。

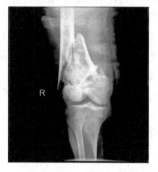

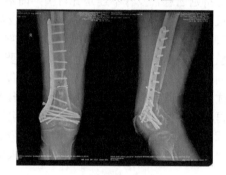

图 19-1　骨折当天 X 线　　　　　　　　　　　图 19-2　术后 9 个月 X 线

2. 治疗方法　该患者诊断明确，相关辅助检查无明显禁忌证，患者签署治疗知情同意书后，行体外冲击波联合富血小板血浆（PRP）注射术进行治疗。患者分别于 2019 年 10 月、2019 年 12 月、2020 年 7 月在该医院行坐骨神经联合腘神经阻滞麻醉术（图 19-3）的骨折端微骨折及 PRP 制备注射术（图 19-4）。在 2019 年 11 月至 2021 年 3 月期间，共行 5 个疗程的肌骨超声引导下冲击波治疗。单疗程冲击波治疗方案为：一周 2 次，聚焦式冲击波（图 19-5）与发散式压力波（图 19-6）交替进行，聚焦式冲击波每次冲击 2000 次（1 个定位点），能量以患者耐受逐渐增加；发散式压力波每次冲击 2000 次（4 个定位点 ×500 次），使用深部治疗头（直径 15mm），频率 2Hz，同样能量以患者耐受逐渐增加（2～4.9bar），12 次为一个疗程。

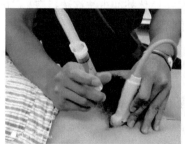

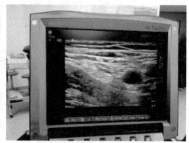

图 19-3　超声引导下行神经阻滞麻醉

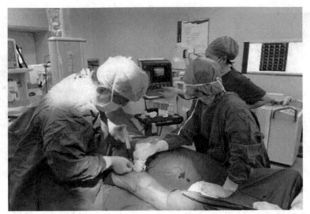

图 19-4　超声引导下行 PRP 注射术

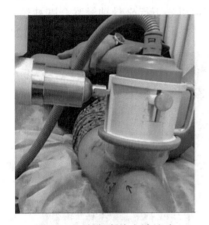

图 19-5　聚焦式冲击波治疗

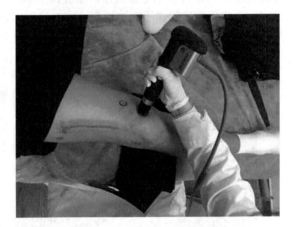

图 19-6　发散式压力波治疗

3. 治疗结果　2021 年 3 月复查 X 线显示骨折线模糊，连续骨痂形成，骨折已愈合（图 19-7）。

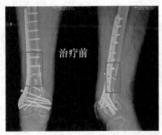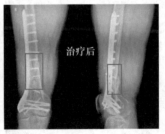

图 19-7　治疗前后对比图

（二）胫骨骨折术后骨不连

1. 现病史及诊断　患者，男性，20 岁，2019 年 6 月因意外摔伤导致右胫腓骨粉碎性骨折（图 19-8），在当地医院行切开复位锁定接骨板内固定手术，手术切口一期愈合。术后 16 个月复查 X 线（图 19-9）显示骨折端仍未愈合，就诊于某医院冲击波医疗中心。

经查体：右小腿无畸形，皮色、皮温正常，右小腿胫前可见长约 30cm 手术切口瘢痕，愈合良好。小腿内侧可见约 4cm 瘢痕，愈合良好。右小腿中段偏上压痛明显，局部无反常活动。右踝关节背伸活动略受限，右下肢末梢活动及关节正常。既往健康，根据 X 线、CT 及肌骨超声等相关检查，骨折线清晰，骨髓腔闭锁，骨折端硬化萎缩，间隙增大，被诊断为：右胫骨骨折术后骨不连。

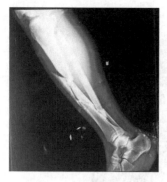
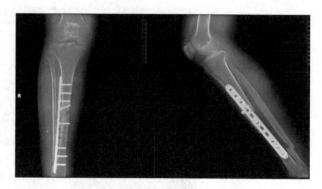

图 19-8　骨折当天 X 线　　　　　　　　　　图 19-9　术后 16 个月 X 线

2. 治疗方法　该患者经明确诊断，无禁忌证，签署治疗知情同意书后，行超声引导下的体外冲击波联合 PRP 注射术进行治疗。患者在 2020 年 8 月至 2021 年 8 月期间，共接受 4 次 PRP 注射术和 4 个疗程的发散式压力波治疗。PRP 注射术是在超声引导下行坐骨神经联合腘神经阻滞麻醉后（图 19-10），使用克氏针对骨折端微骨折（图 19-11），并于钻孔处注入 PRP（图 19-12）。

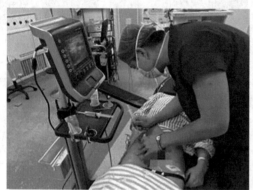
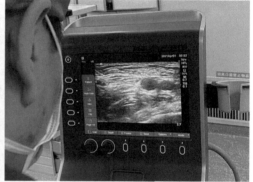

图 19-10　超声引导下行神经阻滞麻醉

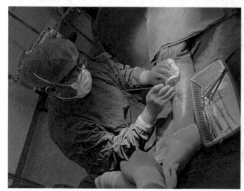
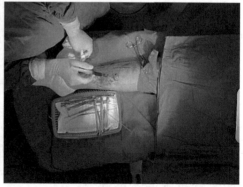

图 19-11　骨折端微骨折术　　　　　　　　　图 19-12　行 PRP 注射术

发散式压力波治疗：经肌骨超声定位，避开重要血管、神经及金属内植入物，确定 11 个治疗点，1 次/周，使用深部治疗头（直径 15mm），频率 2Hz，单次治疗冲击 6000 次，能量以患者耐受逐渐增加（1.5～4.9bar）。第 1 疗程共计 12 次；第 2～4 疗程为 6 次为一疗程（图 19-13）。

3. 治疗结果　该患者历经 1 年的治疗时间，采用联合治疗法，叠加疗效，骨折端已痊愈（图 19-14）。

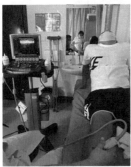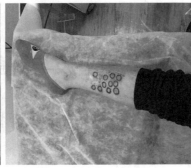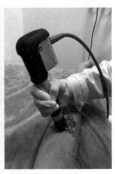

图 19-13　肌骨超声定位后行发散式压力波治疗

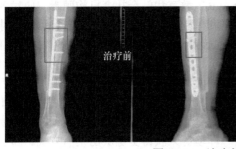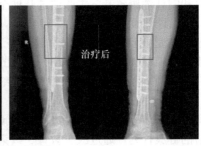

图 19-14　治疗前后对比图

七、深入思考

超声引导下冲击波联合 PRP 在肌肉、骨骼系统损伤修复的应用尚属新兴技术，虽然临床效果令人振奋，但在作用机制、制备方法，特别是联合应用方面尚存在很多问题需要深入研究。

思 考 题

1. 气压弹道式冲击波与电磁聚焦式冲击波在不同组织疾病治疗上的选择问题有哪些？
2. 富血小板血浆（PRP）注射治疗在不同组织疾病的最佳浓度是什么？
3. 肌骨超声应用前景拓展如何？
4. 冲击波与富血小板血浆（PRP）联合应用于肌骨再生修复作用机制有哪些？

主要参考文献

郭应禄, 吕福泰, 吴祈耀. 2021. 医用冲击波的基础与临床. 北京: 北京大学医学出版社.

李沅隆, 潘海, 袁霆, 等. 2022. 体外冲击波联合富血小板血浆治疗骨不连的临床疗效分析. 中华关节外科杂志, 16(2): 246-249.

汪淼, 程飚. 2020. 浓缩血小板在医学美容与组织再生中的应用. 北京: 北京大学医学出版社.

单桂秋, 施琳颖, 李艳辉, 等. 2021. 自体富血小板血浆制备技术专家共识. 中国输血杂志, 34(7): 677-683.

邢更彦, 张鹏礼, 史展, 等. 2011. 体外冲击波疗法联合踝关节镜治疗距骨骨软骨损伤. 中国矫形外科杂志, 19(12): 978-981.

张志杰, 刘春龙, 朱毅. 2021. 肌骨超声物理与康复医学临床实践指南. 郑州: 河南科学技术出版社.

Alves R, Grimalt R. 2018. A review of platelet-rich plasma: history, biology, mechanism of action, and classification. Skin Appendage Disord, 4(1): 18-24.

Griffin J, Nicholls B. 2010. Ultrasound in regional anaesthesia. Anaesthesia, 65(s1): 1-12.

Schlundt C, Bucher C H, Tsitsilonis S, et al. 2018. Clinical and research approaches to treat nonunion fracture. Current Osteoporosis Reports, 16(2): 155-168.

Simplicio C L, Purita J, Murrell W, et al. 2020. Extracorporeal shock wave therapy mechanisms in musculoskeletal regenerative medicine. Journal of Clinical Orthopaedics and Trauma, 11: S309-S318.

第二十章　冲击波与健康促进

一、健康促进与健康教育概述

（一）健康促进

早在 1920 年，温斯洛（Winslow）便首次提出了"健康促进"的概念，将健康促进理解为开展健康教育和制订健康政策，主张通过开展个人卫生教育和健全社会机构职责，应对各种危险因素，以维持和增进健康的生活水准。1945 年，亨利·西格里斯（Henrye Sigerist）将健康促进阐释为医疗环节中的重要步骤，即分为"健康促进""疾病预防""疾病恢复"和"身体康健"四步，强调其在疾病治疗中的前期准备作用。早期的医学或健康科学多关注于疾病的诊断和治疗，关注卫生教育、疾病预防和健康保护三个方面的统一，而对健康促进的认识则局限于一种促进治疗的辅助手段。直到 20 世纪 70 年代，研究发现，高达 50% 的疾病或死亡因素与"行为及不健康的生活方式"有关，人们开始将健康促进从疾病预防中分开并置于同等地位，强调针对健康的人群采取积极有益的健康行为，通过改善教育、政策、环境等来获得更健康的生活方式。随着美国教育与福利部提出"正向积极的健康"（positive heailth）概念，大家一致认为，应把健康教育和政治、经济干预结合起来，共同促使行为和环境发生改变，以改善和保护人们的健康。1978 年，国际初级卫生保健大会通过的《阿拉木图宣言》，进一步明确了保障并增进人们健康而需立即行动的必要性。1986 年，发表在《美国健康促进》杂志上的文章，将"健康促进"的概念正式从学术界引入公众的视野。奥唐纳（O'Donnell）将健康促进阐释为"帮助人们改变其生活习惯以达到理想健康状态的一门科学与艺术，理想的健康状态应是实现身体、情感、社会适应、精神和智力的平衡"。进入 21 世纪之后，有关健康促进的研究又进一步强调了其概念的动态变化，并进行了较为系统和全面的总结。作为一种新的策略和工作方法，健康促进被定义为应对青少年身心健康问题所追求的一个理想目标。

综合不同阶段对健康促进概念的认识与理解，健康促进是一种融合了自然科学、健康科学和行为科学知识，通过改善包括身体活动、饮食习惯和心理状态等在内的生活方式，寻求与整个环境的和谐统一，以提升生命质量的整体策略。健康促进（health promotion）的定义：是指运用行政的或组织的手段，广泛协调社会各相关部门以及社区、家庭和个人，使其履行各自对健康的责任，共同维护和促进健康的一种社会行为和社会战略。

关于健康促进的确切定义，最受公认的是《渥太华宪章》对健康促进的定义，即"健康促进是促使人们维护和改善他们自身健康的过程"。而世界卫生组织前总干事布伦特兰在 2000 年的第五届全球健康促进大会上则作了更为清晰的解释："健康促进就是要使人们尽一切可能让他们的精神和身体保持在最优状态，宗旨是使人们知道如何保持健康，在健康的生活方式下生活，并有能力做出健康的选择。"

《美国健康促进》杂志的最新表述为，"健康促进是帮助人们改变其生活方式以实现最佳健康状况的科学（和艺术）。最佳健康被界定为身体、情绪、社会适应性、精神和智力健康的水平。生活方式的改变会得到提高认知、改变行为和创造支持性环境等三方面联合作用的促进。三者当中，支持性环境是保持健康持续改善最大的影响因素"。

经过两年的起草，2019 年 12 月 28 日具有里程碑意义的《中华人民共和国基本医疗卫生与健康促进法》正式经全国人大常委会表决通过。这部于 2020 年 6 月 1 日起正式施行的法律从某种意义来说，是我国公共卫生领域的宪章，也将是未来十年甚至更长时间内指导相关卫生政策制定及行业发展的准则。自 1978 年改革开放开始，为了更加有效地管理和解决复杂社会问题并协调中央和地区政策执行差异，中国出现了一波立法高峰。而本次立法的目的之一是助力实现于 2016 年 10 月颁布的《"健康中国 2030"规划纲要》倡议，即到 2030 年中国实现关键卫生指标的宏伟目标。该法一经通过便得到了国内医务工作者的广泛关注，知名英国医学杂志《柳叶刀·公共卫生》也对其细则、社会意义及实施前景发表了在线评论。

健康促进策略指的是为达到计划目标所采取的战略措施。《渥太华宣言》中确定了健康促进的三大策略。

1. 倡导（advocacy） 是一种有组织的个体及社会的联合行动。为了创造有利于健康的社会、经济、文化和环境条件，要倡导政策支持，开发领导，争取获得政治承诺；倡导社会对各项健康举措的认同，激发社会对健康的关注以及群众的参与意识；倡导卫生及相关部门提供全方位的支持，最大限度地满足群众对健康的愿望和需求。

2. 赋权（empowerment） 赋权与权利和政治密切相连。健康是基本人权，健康促进的重点在于实施健康方面的平等，缩小目前存在的资源分配和健康状况的差异，保障人人都有享受卫生保健的机会与资源。为使人们最充分地发挥各自健康的潜能，应授予群众正确的观念、科学的知识和可行的技能，获得控制那些影响自己健康的有关决策和行动的能力。把健康权牢牢地掌握在群众自己手里，这是实现卫生服务、资源分配平等合理的基础。

3. 协调（mediation） 健康促进涉及卫生部门、社会其他经济部门、政府、非政府组织（NGO）、社会各行各业和社会各界人士、社区、家庭和个人。在改善和保护健康的健康促进活动中医学教育网整理，必须使个体、社区及相关部门等各利益相关者之间协调一致，组成强大的联盟和社会支持体系，共同协作实现健康目标。

健康促进要运用倡导、赋权、协调的策略，实现其目标，但从健康促进的内涵可以看出，健康促进涉及各级各类行业和部门各方面的人群，因此，社会动员是其最基本也是最核心的策略。社会动员的层次包括领导层的动员；社区、家庭和个人参与的动员；非政府组织的动员、动员专业人员参与。

（二）健康教育

健康教育（health education）是通过有计划、有组织、有系统的社会和教育活动，促使人们自愿地改变不良的行为和影响健康行为的相关因素，消除或减轻影响健康的危险因素，预防疾病，促进健康和提高生活质量。

健康教育的核心问题是促使个体或群体改变不健康的行为和生活方式，尤其是组织的行为改变。健康教育绝不仅限于传播卫生知识，而应更积极地教育人们增强自我保健意识和能力。通过健康教育让人们了解哪些因素是对健康有利的，哪些因素是对健康有害的；提供消除有害健康的因素或降低其影响的必要知识、方法、技能及服务，并促使人们合理有效地利用这些服务。

健康教育归纳起来有以下几点：

（1）健康教育是一种以教育为中心的活动。如同其他教育活动一样，健康教育是一种自愿的学习，而不是强制性的。它强调运用各种有效的教育原则和手段，促使人们自觉自愿地学习和掌握有利于健康的知识。

（2）健康教育所关注的对象是人，促进每个人获得能力和责任感以便对自我的健康做出抉择。

（3）健康教育的焦点在于促进健康知识与个人实际行为的联系，弥补两者之间的差距，最终使其达到和谐与统一。

（4）健康教育重视个人行为的改变，健康教育从其根本的层次而言，它以激发并促进个人健康行为的改变为目的。因此，它关注影响个人行为形成和改变的各种因素，可以说健康教育是行为科学的一种转型。

健康促进与健康教育的区别如表 20-1 所示。

表 20-1 健康促进与健康教育的区别

项目	健康教育	健康促进
内涵本质	教育→参与→行为改变	行为改变→可持续性环境支持
主要方法	传播结合教育，以教育为主	多因素全方位整合性强调组织行为和支持性环境的营造
特点	以行为改变为核心，常局限疾病危险因素	全社会参与、多部门合作对影响健康危险因素立体干预
效果	可致态度和行为的变化，可带来个体健康水平的提高，但难以持久	个体和群体健康水平提高效果的持久性

二、健康相关行为改变的理论

（一）健康促进的策略

关于健康促进的策略，WHO 专门召开了多次国际会议并发表了许多政策性文件，对健康促进的策略进行了认真的探讨。《渥太华宪章》明确提出了健康促进的 5 点策略（行动领域）。

1. 制定健康的公共政策 健康公共政策以保证健康作为先决条件，它把健康问题提到了各个部门、各级领导的议事日程上，使他们了解他们的决策对健康后果的影响并承担健康的责任。健康促进的政策是由多样而互补的各方面综合而成，包括政策、法规、财政、税收和组织改变等。

2. 创造支持性环境 是健康促进采取社会-生态学方法的基础，即需要促进我们的社区和自然环境的相互维护。任何健康促进策略必须提到保护自然、创造良好的环境及保护自然环境。

3. 强化社区行动 健康促进工作是通过具体和有效的社会行动，以达到更健康的目标。这是 WHO 倡导的给社区和个人赋权（empowerment），发扬社区与个人自主、自立的精神。健康促进也就是赋权的过程。

4. 发展个人技能（personal skills） 通过提供信息、健康教育和提高生活技能以支持个人和社会的发展。现代医学发展表明，普及保健知识这种手段的潜力比其他任何可以想象的科学进展都大得多。建再多的医院，培养再多的医生，或在医疗技术上增加再多的费用，也难以在卫生保健方面收回投资，它们更无法与发展个人技能所带来的益处相比拟。

5. 调整卫生服务方向 使医疗机构通过组织改革和功能的改变以适应新的需求。卫生系统的发展必须由初级卫生保健原则和有关政策推动，以朝着改善人群健康的目标前进。卫生部门的作用不仅仅是提供临床及治疗服务，而必须坚持健康促进的方向。

（二）健康促进的组成

1. 疾病预防（disease prevention） 在健康促进中起着重要作用，分为第一级预防、第二级预防和第三级预防。

第一级预防：强调在疾病、损伤或健康状况恶化发生前进行预防性干预，通常采用医学、社会学和教育学与健康促进相结合的策略。例如，个人可通过不吸烟、吃含低饱和脂肪酸的营养食物、有规律的运动等措施降低患心血管系统疾病的危险。健康教育与健康促进在第一级预防中发挥了重要作用。

第二级预防：指早诊断、早治疗疾病以控制疾病后果、严重性以及流行。第二级预防实施早发现、早治疗，是治疗性的。健康教育在第二级预防中具有至关重要的作用。

第三级预防：指进行特定的干预以帮助残疾或有病的个体减轻残疾或疾病对他们的影响，也包括防止疾病复发的活动，以及教育公众和企业使康复者尽可能发挥最大的作用。健康教育在第三级预防中起着重要作用。

尽管我们主要依赖于第一级预防和第二级预防，但治疗的高花费已导致卫生服务系统的主要资源被直接应用于第三级预防。通过重新设定优先项目和发展更有效的健康促进项目，使资源向第一级和第二级预防转移，以降低治疗和康复的需求。

2. 健康教育（health education）　是健康促进中的核心组成部分。健康教育是一个过程而不是一个结果。它是一系列根据目的设计出的连续的行为，包括设计、部署一些体验来影响人们的思想、感情和行为以有利于他们自身的健康并有益于社区健康。

3. 健康保护（health protection）　包括司法和财政控制、其他法规和政策、自愿学习，目的在于增进健康和疾病预防。它的使命是减少人们受到环境危害、不安全或不健康行为的可能危害。健康保护让健康的选择更容易。如法律要求驾车时使用安全带，儿童接受预防接种、公共场所禁烟等属于政策和法规方面的例子。

三、健康传播——以深圳为例

（一）立体的健康教育传播体系

1. 传统主题现场宣传活动是基本手段　每年的各种卫生宣传日，中华人民共和国国家卫生健康委员会组织市健康教育研究所及全市医疗卫生单位、社区健康服务中心共同行动，配合各种宣传主题，通过现场大型宣传咨询活动、印发宣传资料等开展丰富多彩、形式各异的健康教育宣传活动，普及健康知识。

2. 医院、学校、社区、工厂四大场所是主要阵地　医院、学校、社区、工厂四大场所是健康教育传播体系的主要阵地。医院开展"医院视频健康教育联播网"，把全市各医院分散的电视播放资源聚合起来，形成一体化的医院健康教育网络平台；学校开展创建 WHO 健康促进学校工作，使学校树立"健康第一"的办学理念，积极、全面地促进和保护学生的健康；社区开展创建"健康社区"试点工作，探索建立解决社区居民健康问题的模式和方法，创建一个具有健康人群、健康环境和健康社会特征的健康和谐社区；工厂则开展"农民工健康促进行动"和"健康企业"试点工作，针对外来劳务工全方面普及健康知识，保障其健康。

3. 健康教育公益车是新型流动教育平台　针对各地人口结构和特点，为实现健康教育"广覆盖"。例如，深圳市健康教育研究所配置了一辆经过专门设计的大巴作为"深圳市健康教育公益车"，健康教育公益车是一种新型的流动健康教育平台，其车载系统收集了针对各类人群、各种职业、不同年龄、不同性别特点的健康知识，以文本、网页、图片、影视、动画、游戏等不同形式，到广场、车站、码头、工厂、社区等人口密集的地方，为市民特别是外来劳务工提供生动、免费、便捷的互动式健康教育服务。目前"深圳市健康教育公益车"已成为深圳市健康教育与健康促进工作的一大亮点，每年出车约 100 次，年派发各种宣传资料 200 多万份，年宣传活动人次 110 多万人，取得良好的宣传效果。

4. 健康教育讲师团是主要专业队伍　作为健康教育与健康促进立体传播网的一个补充，深圳市健康教育讲师团的成员经过了专门选拔，由全市各级医疗卫生单位中热心于健康教育公益事业、有较高健康知识传播能力的医疗卫生专家组成。每年深圳市健康教育讲师团与广播电台联合举办的"健康先锋——名医大讲堂"广播节目，每期的节目均根据不同的卫生宣传日主题、季节性常见病、突发公共卫生事件、专家诊疗过程中常见的疾病或健康问题、听众关注的健康问题等多个方面制定主题，时效性、专业性、权威性强，深受市民欢迎与好评。同时，深圳健康教育讲师团专家还定期到企业、学校、社区、机关单位等开展健康讲座和咨询，进一步扩大健康教育工作覆盖面。

5. 专业报纸、网站等是重要补充手段　《深圳卫生》是深圳市卫生局主办的内部专业健康教育报纸，全年出版 52 期，年总印数达 52 万份，以其严谨、规范的作风，科学、实用的内容，轻松、细腻的风格办报，广受读者好评。中国公众健康网（http://www.chealth.org.cn/）是国内健康教育的专业门户网站，致力于提供与健康相关的新闻快讯、生活保健、寻医问药等全方位、可靠、权威的实用资讯，是国内首个面向中国公众的、服务于中国公众的、公益性的、非盈利性的科普健康网站。

此外，手机短信、公益广告、健康教育专题片、动漫短片等也在健康教育宣传活动中收到良好效果，成为健康教育传播体系的重要补充。

（二）健康促进示范项目

深圳市健康教育与健康促进确定了"以促进健康为中心，以示范项目为平台，以各种传媒为载体，推动健康教育事业不断向前发展"的工作方针，积极稳妥地开展示范项目工作，极大地促进了健康教育工作。

1. 医院健康教育工作——医院视频健康教育项目　运用现代影视技术和网络技术，把全市各医院分散的电视播放资源聚合起来，形成一体化的医院健康教育网络平台，彻底改变了传统的医院健康教育传播模式。一体化的运作模式在提升了医院健康教育工作水平和质量的同时，增强了全市医院健康教育的凝聚力，极大地提高了医院健康教育效能，有效提高了患者的满意度。

2. 学校健康教育工作——健康促进学校示范项目　创建 WHO 健康促进学校是深圳市学校健康教育工作的主要手段，也是开展较早、较成功的健康教育示范项目之一。创建"健康促进学校"旨在通过学校及学校所在社区成员包括政府组织的共同努力，使学校树立"健康第一"的办学理念，积极、全面地促进和保护学生的健康，达到贯彻素质教育方针、培养身心健康人才、促进社会和谐健康发展的目标。

3. 社区健康教育工作——健康社区示范项目　世界卫生组织（WHO）认为：健康城市是一个不断开发、发展自然和社会环境，并不断扩大社会资源，使人们在享受生命和充分发挥潜能方面能够互相支持的城市。通俗地说，健康城市是包括生态环境、社会环境和人自身三方面都健康的城市，其根本目标就是要维护和保障人的健康，并使人们安居乐业、生活质量得到不断的提升。从 1994 年开始，我国正式与 WHO 合作开展健康城市项目试点工作。社区是城市的基本单位，根据全球经验，以建设"健康社区"为基础，是建设"健康城市"的最有效的手段。国内外大多数已创建成功的"健康城市"都是从创建"健康社区"开始的，"健康社区—健康城区—健康城市"是目前比较可行的创建模式。

4. 农民工健康教育工作——农民工健康促进行动和创建健康企业　启动以加强农民工的健康教育工作，创造维护和促进农民工健康的支持环境，普及健康知识，提高农民工自我保护技能，增进农民工身心健康，提升农民工的生活质量为总目标的"农民工健康促进行动"，并组织了以"我健康、我发展"为主题，以"一项健康专题活动、十次'名医大讲堂'、百场健康讲座、一百万份健康资料发放"为主要内容的"农民工健康促进行动月"活动。每年农民工健康促进行动将以不同的主题开展专门针对农民工健康的健康教育活动，从普及健康知识、预防慢性病、加强职业病防治、关注安全就餐、提高医疗保险和工伤保险覆盖等全方位提高健康素养。

四、健康促进与冲击波治疗的关系

随着现代科学技术的迅速发展，特别是自动化和机械化的广泛应用，使得人们生活愈来愈舒适，但随之而来的是这种不健康的生活形式（最主要的是身体活动的减少方面）已使得各种疾病的发生率明显上升。因此，最近在美国的医学及体育研究文献中出现了一个新名词——活动缺乏综合征（sedentary death syndrome），它是指由于缺乏体力活动而导致的疾病或者非健康状态。大量的研究证实，体力活动缺乏和许多慢性疾病的发生及由此而引起的死亡密切相关。

体外冲击波治疗（ESWT）是利用能量转换和传递原理，造成不同密度组织之间产生能量梯度差及扭转力，并形成空化效应，产生生物学效应。体外冲击波主要是利用中能量、低能量的冲击波产生的生物学效应来治疗疾病，可以改善人体局部血液循环，增加治疗区域的新陈代谢，松解软组织粘连，裂解硬化骨，促进组织血管生长及骨愈合，缓解疼痛。体外冲击波可广泛用于以下疾患疼痛的治疗：肩或肘或膝关节滑囊炎、钙化性肌炎、肌腱炎、肌筋膜；网球肘、高尔夫球肘；

冻结肩（肩周炎），颈肩部僵硬、疼痛；跟腱炎、跟骨刺、跖筋膜炎；膝内、外侧附韧带硬化、炎症；骶髂部疼痛、坐骨结节滑囊炎；骨不连、骨折后延迟愈合；股骨头缺血性坏死、股骨内外髁骨炎、骨坏死等。体外冲击波治疗作用于机体，更多的是充当"催化剂"的角色，利用其特有的生物学效应和物理学特性加速了各种生化反应，在临床中被称为"不流血的手术刀"，强调了其最突出的特点便是无创性，并且治疗过程简单、时间短、重复性好、效果可叠加。在应用于临床后，不仅降低了医疗成本，而且节约了医疗资源，为骨科和康复领域提供了一种新的治疗工具。但体外冲击波治疗的使用也有其禁忌证，主要包括出血性疾病、血栓易脱落患者及一些较重基础疾病患者。而且目前体外冲击波治疗的治疗方案尚未完全统一，强度、作用次数、间隔时间等缺乏标准化，但总的来说应当尽量遵循及早干预、分次多疗程多位点治疗，强度往往取患者所能承受的最大限度为宜。

众所周知，体育活动是增进健康和维持健康的最简易方法之一。坚持体育活动可使人在体力上、精神上改变身体健康状态，它能有效干涉人们的生活方式，预防各种慢性病的发生，适量的体育活动是增进健康和维持健康的最简易方法之一，坚持体育活动可使人在体力上、精神上感觉更好，有助于保持身体的柔软性和灵活性，加强肌肉、关节及骨骼的功能，提高心脏工作的效率，改善血液循环，预防心血管疾病，同时缓解压力和抑郁。近年来，随着人们生活水平的提高和健康意识的加强，人们对体育锻炼变得更加重视。健康促进主题目标集中于预防疾病与促进健康，但其内涵已获得极大的扩展，更加强调科学的运动健康促进理念，强调身体运动的重要性，把体育运动和康复治疗（如冲击波治疗）作为健康促进的主要手段和方式。促进健康的身体运动应该适度，这主要指运动的形式、强度、时间、频率和注意事项。一些国家和国际组织为此制定了相关运动指南，如美国运动医学学会（ACSM）、美国国家疾病控制与预防中心就发表舆论鼓励所有美国人每天进行30分钟的中等强度，同时还发展了促进健康的体力活动金字塔。它们共同的基本内容包括：①以各种有氧运动和耐力运动为常见的运动形式，同时鼓励各种形式的体力活动；②运动强度推荐为中等强度，中等强度指每分钟消耗4～7kcal或3～6Mets的运动；③运动的时间为每天30分钟以上或每周180分钟，如果运动强度大时，运动时间可相应缩短，如果运动强度小时，则运动时间应相应延长；④运动频率以每周3～5次为宜；⑤运动有关注意事项：主要提示运动的安全性问题，运动前的身体检查，运动期间机体的健康变化和医务监督等。而针对不同人群、不同生理和病理状态，适度运动又有不同内涵，ACSM首次提出个性化的运动计划——"运动处方"概念，运动处方的实施，进一步提高了个体体质，增进了个体健康，最终减少疾病发生的机会。运动处方包括运动频率、运动类型、运动强度、运动时间、运动量及进阶，适用于为不同年龄、不同体质健康水平的人，制订健康促进及慢病防治运动锻炼指导方案。针对一些治疗为主的运动处方，更应该站在体医融合的视角下探讨，探究其作用机制，进行针对性的运动处方研制。所以，以体医融合为主的多视角研究，将是未来运动处方研究的重要方向。

在澳大利亚，一般由家庭医生（general practitioner）做宣教。每个家庭都有家庭医生，这个医生调节监管这个家庭的整体健康情况，对每个家庭成员的基本健康情况都有一定的了解。每当家庭成员出现身体状况，在非急诊的情况下，他们首先且优先来见家庭医生。家庭医生会根据病情开药治疗，或者决定是否需要进一步的检查（血液检查/X线/MRI）诊断。如果需要专科专家诊断治疗，家庭医生负责转诊。例如，腹部不适、恶心呕吐等，家庭医生开血液、粪便检查。粪便有血，家庭医生转诊肛肠科。专科医生治疗结束后需要把病情及治疗方案总结给家庭医生。

由于家庭医生对家庭成员比较了解，家庭医生负责监控家庭成员身体状况并进行宣教来预防疾病。例如，当人们血压偏高时，家庭医生需要提醒其注意事项包括：饮食、压力、运动、生活习惯等方面。如果家庭医生发现患者暴饮暴食，导致体重增加导致血压增高，他会把患者转给营养学家，让营养学家教患者如何正确吃饭。并且，家庭医生会与患者预约下一次面诊时间，跟踪患者情况，监控患者的血压，从而达到预防高血压的目的。所以，每个人都有定期去看家庭医生的习惯，并且都有跟家庭医生的定期预约。

当患者有疼痛时怎么办？家庭医生负责，社区治疗师辅助。每个社区都有康复门诊。当患者出现一般疼痛，如落枕或者肌肉拉伤，家庭医生会把患者转诊到康复门诊。患者有时也会自己找康复治疗师。当患者在医院做完骨科手术（如膝关节置换），出院前负责手术的骨科医生会把患者转诊给社区康复治疗师和患者的家庭医生。转诊时，医院会把患者情况总结给康复治疗师和家庭医生。

医院医生总结患者病史、诊断、治疗及其用药计划（包括止疼药）；医院的物理治疗师总结患者的行动情况、物理治疗结果和治疗计划；护士也会做出护理总结。医院统一把以上总结传真给社区康复治疗师和患者的家庭医生。患者定期在社区做物理训练（如冲击波治疗），物理治疗师会让患者做动作缓解疼痛，治疗师手画小人书教患者如何在家做动作。如果患者疼痛剧烈，影响做动作，物理治疗师有可能写信给其家庭医生，建议增加止疼药剂量。患者有疼痛会去找家庭医生，家庭医生会调整患者去痛片的用药量。如果疼痛加剧，家庭医生无法判断病情的严重程度，他会把患者转诊骨科专家，探索疼痛原因。

尽管拥有健康是每一个人的基本权利之一，但每个人都不可能自动拥有健康，需要全社会长期、共同的努力。随着我国社会经济的发展，在促进健康方面更多的挑战将接踵而来。我国将成为"超大型老龄化国家"，如何提高老年人的生活质量是地方政府不可回避的、急需研究的、重要的课题；随着生活水平的提高、生活方式的变化及老龄化的结果，心脑血管疾病、糖尿病等慢性病和肿瘤的防控形势将更严峻。正如《雅加达宣言》提出的："发展健康促进以迎接新面临的健康决定因素的改变是极为重要的。"2008年10月份，经过3年的准备，中华人民共和国国家发展和改革委员会终于公开发布了新的医改方案征求意见。新的医改方案指出：健康是人全面发展的基础。深化医药卫生体制改革的总体目标是：建立覆盖城乡居民的基本医疗卫生制度，为群众提供安全、有效、方便、价廉的医疗卫生服务。希望新的医改方案能真正落实促进健康这个政府履行公共卫生政策的核心职能。在健康中国以人民健康为中心，主动健康为导向，全方位进行健康影响因素干预、全生命周期进行健康维护，全方位、全生命周期进行疾病防控的健康管理与服务模式的引领下，运动处方作为体医结合的典范，通过运动方法与医疗手段相结合，制订与实施针对不同人群、不同环境、不同身体状况的运动促进健康指导方案，将健康关口前移至健康维护和疾病预防，把健康主动权掌握在自己手中，开辟国民健康促进、国家减控医疗费的有效途径。

主要参考文献

杜玉开. 1991. 论健康促进与疾病预防. 中国社会医学, (3): 42-44.

付志华, 付晓静. 2021. 从传播到实践："健康中国"背景下的健康促进研究. 武汉体育学院学报, 55(12): 20-27.

胡新光, 曹春霞, 李浴峰. 2017. 论健康促进在"健康中国"战略中的应用. 医学与社会, 30(4): 64-67.

梁浩材. 1983. 浅谈医学三级预防的概念. 公共卫生与疾病控制杂志, 2(3): 59-60.

林德南, 徐光, 杨国安, 等. 2005. 深圳市健康教育与健康促进中长期规划的总体思路. 中国健康教育, (9): 683-684.

林振华. 2016. 健康中国战略下武术对学生的健康促进研究. 武术研究, 1(12): 13-15.

林中, 林惠玲, 曾念彬, 等. 2011. 社区健康促进在预防慢性病中的作用探讨. 实用预防医学, 18(4): 743-745.

马明珠, 苑建齐, 张宇竹. 2015. 国外学校学生体质健康干预研究进展. 中国学校卫生, 36(9): 1438-1440.